河南大学出版社

常见耳鼻喉科疾病诊疗方法

主编 侯彬 等

河南大学出版社
HENAN UNIVERSITY PRESS

·郑州·

图书在版编目（CIP）数据

常见耳鼻喉科疾病诊疗方法 / 侯彬等主编 . —— 郑州：河南大学出版社, 2021.9
ISBN 978-7-5649-4884-9

Ⅰ. ①常… Ⅱ. ①侯… Ⅲ. ①耳鼻咽喉病 – 诊疗 Ⅳ. ① R76

中国版本图书馆 CIP 数据核字 (2021) 第 197502 号

责任编辑： 李亚涛
责任校对： 柳　涛
封面设计： 陈盛杰

出版发行：河南大学出版社
　　地址：郑州市郑东新区商务外环中华大厦 2401 号
　　邮编：450046
　　电话：0371-86059750（高等教育与职业教育出版分社）
　　　　　0371-86059701（营销部）
　　网址：hupress.henu.edu.cn
印　刷：广东虎彩云印刷有限公司
版　次：2021 年 9 月第 1 版
印　次：2021 年 9 月第 1 次印刷
开　本：880mm×1230mm　1/16
印　张：9.5
字　数：308 千字
定　价：78.00 元

（本书如有质量问题，请与河南大学出版社营销部联系调换）

编 委 会

主 编 侯　彬　易长龙　王锦超
　　　　 李桂娣　张　楠　李　峰

副主编 周兴玮　黄继贤　肖淑芬

编 委（按姓氏笔画排序）
　　　　 王锦超　湛江中心人民医院
　　　　 李　峰　湖北医药学院附属襄阳市第一人民医院
　　　　 李桂娣　南方医科大学顺德医院（佛山市顺德区第一人民医院）
　　　　 肖淑芬　中国人民解放军联勤保障部队第九八〇医院
　　　　 张　楠　深圳大学总医院
　　　　 易长龙　广东省第二人民医院珠海医院
　　　　 周兴玮　西南医科大学附属中医医院
　　　　 侯　彬　南阳市中心医院
　　　　 黄继贤　深圳市罗湖区人民医院

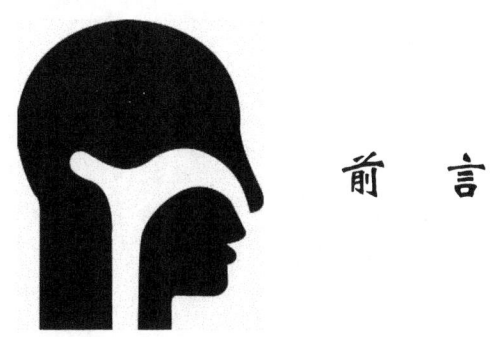

前言

近年来，我国耳鼻喉科的发展尤为迅速，多种诊断方法和治疗手段相继应用到临床工作中来，极大地丰富了耳鼻喉学的内容。要适应当前耳鼻喉学的发展形势，需要耳鼻喉科的医务人员不断地学习新理论、掌握新方法，才能更好地提高业务水平，更好地为患者服务。为了更好地满足耳鼻喉科临床工作者的需求，我们组织了一批长期从事临床一线的医务工作者，总结自身经验，结合耳鼻喉学的最新研究进展，编写了此书。

本书主要对耳鼻喉各系统疾病的临床诊断和治疗进行了详细的描述，分别介绍了耳鼻喉临床常见症状、耳鼻喉内镜检查、耳外伤性疾病、中耳炎、鼻部先天性疾病、鼻部外伤性疾病、咽部炎性疾病、咽部肿瘤以及喉畸形、外伤、狭窄及异物和喉部炎性疾病、颈部疾病、睡眠面呼吸暂停综合征。在整个编写过程中，力求资料翔实、内容丰富、通俗易懂，希望为广大医务人员提供参考和帮助。

本书在编写过程中，借鉴了许多耳鼻喉相关书籍与文献资料，但由于编校水平有限，书中难免存在疏漏及不足之处，恳请广大读者批评指正。

编　者

2021 年 9 月

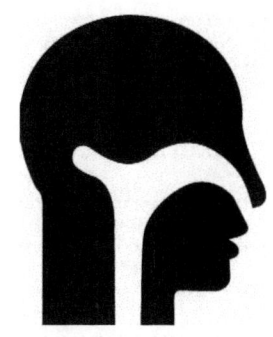

目 录

第一章 耳鼻喉临床常见症状 ·················· 1
 第一节 耳部症状 ·················· 1
 第二节 鼻部症状 ·················· 4
 第三节 咽部症状 ·················· 7
 第四节 喉部症状 ·················· 10

第二章 耳鼻喉内镜检查 ·················· 17
 第一节 耳镜检查法 ·················· 17
 第二节 鼻腔及鼻窦内镜检查法 ·················· 20
 第三节 喉镜检查法 ·················· 26

第三章 耳外伤性疾病 ·················· 33
 第一节 耳郭外伤 ·················· 33
 第二节 耳郭化脓性软骨膜炎 ·················· 34
 第三节 鼓膜外伤 ·················· 35
 第四节 颞骨骨折 ·················· 36

第四章 中耳炎 ·················· 40
 第一节 分泌性中耳炎 ·················· 40
 第二节 急性化脓性中耳炎 ·················· 45
 第三节 急性坏死型中耳炎 ·················· 48
 第四节 隐性中耳炎 ·················· 48
 第五节 儿童急性化脓性中耳炎及乳突炎 ·················· 49

第五章 鼻部先天性疾病 ·················· 51
 第一节 外鼻畸形 ·················· 51
 第二节 面裂囊肿 ·················· 54
 第三节 鼻孔畸形 ·················· 57
 第四节 鼻部脑膜脑膨出 ·················· 61
 第五节 鼻窦畸形 ·················· 63

第六章 鼻部外伤性疾病……66
- 第一节 鼻骨骨折……66
- 第二节 鼻窦外伤性骨折……70
- 第三节 外伤性脑脊液鼻漏……72

第七章 咽部炎性疾病……78
- 第一节 急性鼻咽炎……78
- 第二节 慢性鼻咽炎……79
- 第三节 腺样体肥大……79
- 第四节 急性扁桃体炎……80
- 第五节 慢性扁桃体炎……83

第八章 咽部肿瘤……87
- 第一节 鼻咽纤维血管瘤……87
- 第二节 鼻咽癌……92
- 第三节 咽部淋巴瘤……104

第九章 喉畸形、外伤、狭窄及异物……107
- 第一节 先天性喉畸形……107
- 第二节 喉外伤……109
- 第三节 喉狭窄……114
- 第四节 喉异物……115

第十章 喉部炎性疾病……116
- 第一节 急性喉炎……116
- 第二节 小儿急性喉炎……118
- 第三节 急性会厌炎……120
- 第四节 喉软骨膜炎……121
- 第五节 喉部脓肿……123

第十一章 颈部疾病……125
- 第一节 颈部浅层组织急性化脓性炎症……125
- 第二节 颈深部的急性化脓性炎症……128
- 第三节 颈部慢性淋巴结炎……132
- 第四节 颈动脉瘤……133
- 第五节 颈动-静脉瘘……133

第十二章 睡眠呼吸暂停综合征……135
- 第一节 睡眠呼吸暂停低通气综合征的流行病学……135
- 第二节 病因与发病机制……137
- 第三节 睡眠呼吸暂停低通气综合征的遗传学……138
- 第四节 OSAHS 相关炎性因子及治疗……141
- 第五节 睡眠呼吸暂停生物学标志物……143

参考文献……148

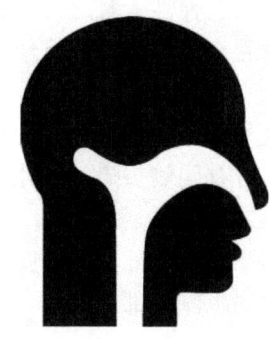

第一章 耳鼻喉临床常见症状

第一节 耳部症状

症状是患者机体或精神方面的感觉和表现。耳部症状或其邻近组织器官和全身病变的局部表现,主要有耳痛、耳溢液、耳聋、耳鸣等。分述如下。

一、耳痛

耳痛是临床上常见的症状。耳痛的程度轻重不一,与疾病的性质和患者对疼痛的敏感性有关。按耳痛的病因可分为两类:①属耳部病变,称耳源性耳痛,耳部检查时必有异常发现。②耳部没有病变,称反射性耳痛,是耳部邻近或远处病变所引起的耳痛,耳部检查多无异常发现。据估计有半数的成年人属反射性耳痛,这是因为分布于耳部的感觉神经较多,如三叉神经、舌咽神经、迷走神经和颈神经。

耳痛常被患者描述为烧灼痛、跳痛或阵发性刺痛,持续时间可为短暂性、间歇性或持久性。不同的病因耳痛常有其特点,分述如下。

(一)耳源性耳痛

(1)各种耳外伤:外力使耳郭造成血肿或裂伤;异物进入外耳道引起皮肤损伤或鼓膜穿孔。根据损伤的情况,都会有不同程度的耳痛。中耳损伤,多数仅损伤鼓膜,如直接戳伤、取异物机械伤。外耳道压力突然增高,如打耳光、冲击波、跳水、腐蚀性液体等,都可使鼓膜损伤;如挤伤鼓室可造成颅底骨折可致鼓室积血等。中耳损伤耳痛较重,常伴随耳鸣、头晕。耳痛及耳聋的程度与鼓膜损伤的大小及耳蜗受损有关。

(2)耳带状疱疹:又称为疱疹性膝状神经炎,是病毒感染所致。按病情不同分为3型:耳郭疱疹、耳郭疱疹并发面瘫、耳郭疱疹并发面瘫及听神经症状。发病初期耳部不适、灼热或僵硬感、低热、轻度头疼等。继之耳部出现阵发性疼痛,逐渐加重,有的患者耳痛无法忍受。此时耳郭、外耳道甚至鼓膜可出现红肿,数日后局部皮肤出现疱疹,面瘫多在1个月内恢复。如累及听神经,则可发生耳鸣、耳聋或伴有眩晕、恶心、呕吐等前庭神经症状。

(3)外耳道疖:又称局限性外耳道炎,疖肿发生于外耳道软骨部,因该处有毛囊、皮脂腺、耵聍腺,皮肤损伤后,常为葡萄球菌侵入而发病。主要的症状是跳动性耳痛,张口、咀嚼、打哈欠时耳痛加重,常放射到头部,因痛影响睡眠。婴儿因不会讲话,常表现为哭闹不安,如触动耳部,疼痛更甚。疖肿位于外耳道后壁者,炎症可向耳后扩散而肿胀,使耳后沟消失,或耳后乳突皮肤红肿,可被误诊为急性乳突炎。一般发病5~6d后,疖肿溃破,外耳道流出少量血脓,耳痛随之减轻。

（4）化脓性耳郭软骨膜炎：是严重的外耳疾病。常在耳郭外伤后，发生细菌感染，以绿脓杆菌及葡萄球菌居多。早期耳郭灼热感，继而局部肿胀、疼痛，并迅速加剧，呈持续性的耳痛，用一般的止痛药物也难制止。且有全身不适，并有发热。耳郭红肿、增厚、触之坚硬，而缺乏弹性，触之疼痛更甚。脓肿形成时，耳郭表面呈暗红色，或有局限性隆起，或有波动感。脓肿破溃后，疼痛减轻，可形成瘘管长期不愈。

（5）疱性鼓膜炎：是病毒感染引起的鼓膜急性炎症，病变限于鼓膜及外耳道近鼓膜处的皮肤。常发于感冒、流感或麻疹之后。多为突然耳深部疼痛，呈持续性刺痛或胀痛，可有同侧头痛，小儿可有哭闹不安。大疱破裂后，外耳道流出血性或浆液性分泌物后，此时疼痛缓解。

（6）耵聍腺瘤：也称外耳道腺瘤、外耳道圆柱瘤等。该瘤包括良性和恶性肿瘤。恶性变早期，有疼痛是其特点，且局部有触痛。肿瘤发生继发感染时，耳痛加重，并放散到患侧头部。因此，外耳道肿瘤，尤其伴有疼痛者，应引起高度重视。

（7）急性化脓性中耳炎：患者多有上呼吸道感染，细菌经咽鼓管进入中耳。因鼓室积脓或黏膜肿胀，刺激神经末梢而产生剧烈耳疼痛。在鼓膜没有发生穿孔前，耳深部锐痛，或跳动性疼痛，在打喷嚏、咳嗽、吞咽时耳痛加重。其疼痛可放散至患耳同侧颈部、头顶部、牙齿或整个半侧头痛。如为婴儿，可出现哭闹不安、拒食。当鼓膜自行穿孔或切开鼓膜，脓液排出后，耳疼痛骤减，全身的症状也随之改善。

（8）急性化脓性乳突炎：是乳突气房化脓性炎症，主要发生于儿童，现很少见。为急性化脓性中耳炎的并发症，鼓室炎症经鼓窦而致乳突气房积脓。耳痛的特点为急性中耳炎后，耳痛持续不减，并呈跳动性疼痛。有明显的耳后（乳突区）红肿、压痛。

（9）中耳癌：一般早期耳胀痛，可能为肿瘤的压迫，或骨质破坏所致。主要是跳动性疼痛，可向面、颞、乳突、枕部放散性疼痛，有时剧烈疼痛使患者难忍受，夜间更甚。耳痛的程度与局部检查所见不相称，是本病的特点。

（二）反射性耳痛

耳部有丰富的感觉神经末梢，如三叉神经第3支的耳颞支分布在耳屏、外耳道前、上壁外部分的耳郭皮肤；迷走神经耳支和舌咽神经、面神经分支相接，并共同分布于耳甲腔、外耳道后壁、耳郭后、内方及附近的乳突皮肤；耳大神经后支分布在耳郭的前后部，并有枕小神经分布在耳郭皮肤；鼓膜外层的神经分布与外耳道相应的区域相同，鼓膜内层和鼓室的感觉均受鼓室神经丛支配。由于耳部有丰富神经的分布，而这些神经同时支配其他部位的感觉，所以远处的病变可引起反射性耳痛。

（1）鼻与口腔疾病：如鼻窦炎、高位鼻中隔偏曲、上颌窦肿瘤、急性鼻咽部炎症、龋牙、阻生牙、牙周病、口腔溃疡、牙根脓肿、口腔肿瘤及下颌关节病等，均可通过三叉神经引起反射性耳痛。

（2）咽部疾病：如急性咽炎、急性扁桃体炎、扁桃体周围脓肿、咽旁及咽后脓肿、扁桃体手术后、茎突过长、咽部溃疡或咽部肿瘤等，因舌咽神经受累，传至鼓室神经丛引起反射性耳痛。

（3）喉部疾病：如急性会厌炎、喉软骨膜炎、喉脓肿、喉结核、喉癌、下咽癌等，通过喉上神经迷走神经耳支引起反射性耳痛。甚至肺、支气管疾病经迷走神经分支的反射，也可引起耳痛。

（4）颈部疾病：如颈关节盘病、颈椎关节炎、胸锁乳突肌纤维组织炎，通过第2和第3颈神经，引起反射性耳痛。再者耳部的感觉神经的炎症、神经痛等，均可引起耳部疼痛。临床上，若患者主诉耳痛，而耳部正常，应仔细检查咽、喉、口腔等处，寻找病因。

二、耳溢液

耳溢液又称耳漏，是指外耳道有异常的液体存积或外流，其液体可来自外耳道、耳部周围组织、中耳、迷路或颅内，这是耳病常见的症状。应分清楚耳溶液性质、色泽、气味。

正常的外耳道有少量的皮脂腺、耵聍腺分泌出一些物质及上皮脱屑，而有些人的耵聍生物化学成分有变异，分泌出黄色的油状物，这也属于正常。单纯外耳道病变引起耳溢液是没有黏液成分的，任何黏液或混杂有黏液成分的分泌物必然来自中耳，这是因为外耳道只有复层鳞状上皮，而无分泌上皮。

第一章 耳鼻喉临床常见症状

（一）耳溢液的性质

耳溢液的性质有浆液性、黏液性、脓性、血性、混合性或脑脊液性。实际上，大多数患者耳溢液有两种以上的性质，或在某些病变发展过程中，由一种变为另一种。

（1）浆液性：为淡黄色，微混浊，含有蛋白质、少量的白细胞及脱落细胞，可凝结成块状，常见于外耳道湿疹、急性中耳炎的早期；疱性鼓膜炎，在大疱破溃后，流出的液体呈血性浆液或浆液性；中耳炎有过敏性改变时，中耳的黏膜呈苍白水肿，浆液性分泌物增多，外溢，含有嗜酸性粒细胞。

（2）黏液性：由于中耳炎和腺体的化生，黏液腺分泌亢进，耳溢液中含有大量黏液，可拉长呈丝状，随着炎症的好转，黏液成分逐渐减少，多见于无混合感染的慢性单纯性中耳炎；因外伤或感染的腮腺炎症，有瘘管通向外耳道时，亦有黏液性分泌物。

（3）脓性：是化脓性炎症的产物，分泌物含有大量的脓细胞和组织崩解物。纯脓性，常见于外耳道疖、外耳道炎；化脓性中耳炎急性期，从鼓膜穿孔处流出黏液脓，常有搏动性；中耳炎合并硬脑膜脓肿、侧窦脓肿或脑脓肿，有较多的脓或臭脓；耳周淋巴结、囊肿化脓或腮腺化脓，向外耳道破溃时，可流出大量脓液。

（4）血性：多见于耳外伤、外耳道乳头状瘤、中耳癌及颈静脉体瘤糜烂溃破时，出现血性物；外耳道或中耳黏膜损伤可发生纯血性耳溢液。

（5）混合性及水样性：颞骨骨折伴脑膜损伤时，若脑脊液混有血液则耳溢液呈红色水样液体，而无血液混入时呈水样液体。

（二）耳溢液色泽、气味和量

（1）耳溢液色泽：因细菌感染的种类不同而异，如绿脓杆菌感染，其脓呈铜绿色；金黄色葡萄球菌或肺炎球菌感染，其脓呈黄色，较黏稠；溶血性链球菌或嗜血杆菌感染，其分泌物呈淡红色，较稀；真菌感染，常因菌种不同而脓的颜色也不一样，如呈黑色、黑褐色、黄褐色，在耳分泌物中可出现霉膜。

（2）耳溢液气味：浆液性或黏液性耳溢液一般无臭味。慢性单纯性化脓性中耳炎的分泌物，可有轻微的臭味，但经清理治疗后，多减轻或消失；臭味多因为脱落细胞上皮和细菌腐败所致，如胆脂瘤性中耳炎有特殊的臭味；中耳癌因有渗血及组织坏死，脓液有恶臭；如死骨形成或有骨坏死溃疡，也有臭味。

（3）耳溢液的量：常因病因及其性质不同而有区别，如急性化脓性中耳炎，鼓膜自行穿孔或切开鼓膜排脓，其数量较多，在穿孔处可见到搏动性溢脓；也见于中耳炎合并硬脑膜外脓肿、侧窦脓肿的患者有大量的脓液，呈搏动性溢出。在临床上应特别注意，凡耳流脓突然减少或突然增多，并伴有头痛、发热、白细胞增多或有颅内压增高的体征时，应考虑到颅内并发症的发生；外耳道疖，脓头破溃后可有少量的脓栓，脓量不多；腮腺化脓感染，溃破到外耳道时，可流出大量的脓液；胆脂瘤中耳炎如局限于上鼓室者，可见到少量干酪物，如为鼓膜松弛部穿孔，而又被干痂覆盖时，若不仔细清除极易漏诊，须引起注意。

三、耳聋

听觉系统的传音或感音部分发生病变时，都可发生听力障碍，其所致的听力减退，统称耳聋。在耳聋较轻时，声音增强可听到声音者，为听力减退或重听；耳聋严重时，甚至完全丧失听力，称为全聋。小儿自幼全聋，丧失了学习语言的机会，因聋致哑，而成为聋哑人。

耳聋按性质可分为器质性和功能性两大类。器质性耳聋，根据病变的部位，可分为传导性聋、感音神经性聋和混合性聋3种。传导性聋病变在外耳、中耳或少数的耳蜗损害，使声波传入内耳受到障碍，常见的疾病如外耳道闭锁，耵聍栓塞，外耳道异物，急、慢性中耳炎，鼓室硬化症等；感音神经性聋病变部位在耳蜗、听神经或听中枢，常见的疾病如突发性聋、噪音性聋、中毒性聋、老年性聋等；混合性聋，是由于传音系统和感音系统均受损害，根据病变部位及侵犯的程度不同，有传导为主或感音为主的混合性聋。功能性耳聋如癔症性聋、精神性聋和伪聋。

四、耳鸣

耳鸣是指外界无响声,而感觉耳内有声音,它是听觉紊乱的一种现象。患者感耳内或颅内有响声,如铃声、哨声、汽笛声、轰鸣声、嗡嗡声、蟋蟀叫声、蝉鸣声等。耳鸣多属噪声,有间歇性或持续性,一耳或双耳,轻者患者毫不在意,重者扰人不安影响睡眠或使人难以忍受。耳鸣仅是一种表现,可由多数耳的疾病及许多全身疾病所引起。在极安静的环境中注意留心细听,几乎每个人都有耳鸣。但有些生理性的动作,如咀嚼、呼吸及吞咽时都会感到有声音。只是人们习以为常,不应叫作耳鸣。

根据耳鸣的性质,可分为主观性耳鸣和客观性耳鸣两大类。前者常见,约占耳鸣总数的95%以上,其耳鸣仅为患者本人能听到响声;后者少见,患者和检查者都能听到响声,因此称为他觉性耳鸣。

第二节 鼻部症状

鼻部疾病可发生多种症状,常见有鼻阻塞、鼻溢、嗅觉障碍、鼻源性头痛、共鸣障碍等。分述如下。

一、鼻阻塞

鼻腔发生机械性阻塞或因鼻腔、鼻咽部有病变时,阻碍了气体流通,患者自觉有鼻呼吸不通畅时,称为鼻阻塞。

鼻阻塞是鼻部疾病常见的症状之一。由于病因、病变部位和程度的关系,可为一侧性或两侧性,短暂性或持续性,交替性或阵发性,部分性或完全性,突然发生或逐渐加重的鼻阻塞等。

鼻阻塞的原因,多由于病变使鼻腔的通道变窄所致。

(1)鼻黏膜病变:黏膜水肿、黏膜肿胀,有黏稠的分泌物或痂皮以及瘢痕的粘连等引起的鼻阻塞。有的虽无机械性的狭窄,如萎缩性鼻炎,因为鼻腔通道变为直管形,而不是正常的抛物线形,并有鼻黏膜纤毛运动功能的减退或消失,使患者有鼻阻塞的感觉,即使清除鼻腔的痂皮,患者仍感觉有鼻阻塞。

(2)鼻腔结构改变:如鼻中隔偏曲、畸形、血肿、脓肿、鼻甲肥大、鼻息肉及鼻肿瘤等疾病引起的鼻阻塞。

(3)鼻腔静脉压增高:当侧卧时,位于下方一侧鼻阻塞,其原因是下方一侧鼻静脉压增高,鼻甲被动充血、肿胀。当恢复为仰卧时,鼻阻塞症状消失,称为位置性鼻阻塞。也有的当仰卧时,出现双侧鼻阻塞者,这提示鼻黏膜的静脉压增高,如头位抬高或坐起时,鼻阻塞缓解或消失。

新生婴幼儿鼻阻塞虽不多见,其后果严重,除可引起呼吸困难或窒息外,还可以因吮奶困难,发生营养不良,而影响正常发育。儿童鼻阻塞长期用口呼吸,呼吸道阻力明显减少,可影响胸廓的发育,可出现扁平胸或鸡胸,有的可发生硬腭上拱,牙齿不整齐,睡眠打鼾等表现。如果双侧鼻阻塞,成人或儿童其言语声可呈现闭塞性鼻音。

由于鼻阻塞长期张口呼吸,吸入的干燥或过冷的空气,未经鼻腔的调节,常会引起口唇、口腔、咽喉、气管和下呼吸道的急性或慢性炎症,并出现相应的症状。

鼻阻塞常伴有鼻溢液和鼻黏膜纤毛的运动障碍,容易发生继发性感染,或经鼻咽侧壁的咽鼓管累及中耳时,可出现耳鸣、耳闷和传导性听力减退。长期鼻阻塞的患者常有头昏、头痛、记忆力减退、失眠、多梦、注意力不能集中等全身症状。由于张口呼吸的阻力明显减小,在胸内不能形成足够的负压,肺活量也减少,不利于肺泡的气体交换,会出现慢性缺氧,使心脏负担加重,对老年或虚弱的患者,可引起低氧血症和诱发心脏病的可能性。

除以上各种病因外,如鼻腔异物、结石、腺样体肥大及鼻咽部肿瘤等,均可发生鼻阻塞。因此,对鼻阻塞的患者要认真对待,针对病因,采用不同的治疗方法,设法恢复正常的经鼻呼吸。

二、鼻溢液

鼻溢液是鼻部疾病常见的症状之一，在正常情况下，鼻黏膜的腺体，如浆液腺、黏液腺、浆黏液腺、杯状细胞和嗅腺，都会产生少量黏液，以维持鼻腔黏膜纤毛运动，调节吸入的空气的温度和湿度以及辅助嗅觉的功能。一般成年人每日从鼻腔分泌物中排出水分500～1 000 mL，部分水分随呼吸气流而蒸发，另一部分则由鼻黏膜纤毛运动，屏往鼻咽部咽下或咯出。当鼻有病变时，分泌物的量和性质也发生变化，根据溢液的状态可判断出何种鼻病及其程度，按其性状可分为水样、浆液性、黏液性、黏脓性、血性、脑脊液等数种。

（1）水样溢液：呈透明清水样，为血管渗出液及黏液混合分泌物，内含有脱落的上皮细胞、白细胞、少量的红细胞及黏蛋白。多见于急性鼻炎的早期、血管运动性鼻炎及过敏性鼻炎的发作期，均有大量的水样分泌物，但后者分泌物中含多量的嗜酸性粒细胞。

（2）黏液性溢液：在正常鼻腔仅有少量分泌物覆盖黏膜表面，呈半透明状，内含有黏蛋白。当感情冲动，或受到物理性及化学性刺激时，可分泌大量的黏液。鼻腔有慢性炎症如慢性鼻炎或急、慢性鼻窦炎等时，也可使黏液性分泌物增加。

（3）黏脓性溢液：为黏液和脓的混合物，常见于慢性鼻炎、慢性鼻窦炎或急性鼻炎的恢复期。

（4）脓性溢液：有的分泌物呈绿黄色、混浊，有臭味，内含大量的坏死白细胞。多见于炎症侵及骨质，如齿源性上颌窦炎、额骨骨髓炎、上颌骨骨髓炎、鼻腔异物及恶性肿瘤伴部坏死时常伴有恶臭脓性分泌物。

（5）血性溢液：是指鼻分泌物中带血，表现为鼻涕中有血丝或血涕，常见于鼻腔异物、鼻腔结石、溃疡、急性鼻炎、萎缩性鼻炎、鼻腔鼻窦或鼻咽部肿瘤等。鼻涕有血性物，可为鼻腔后部、鼻窦及鼻咽部恶性肿瘤的早期症状，应提高警惕，以免漏诊。

（6）脑脊液鼻溢液：脑脊液经额窦、筛窦或筛板的瘘孔流入鼻腔，再经鼻前孔流出时称为脑脊液鼻溢，又称脑脊液鼻漏。脑脊液无色透明、呈水样，内含葡萄糖，不含黏蛋白，久置后不会自行凝结，可经化验方法鉴别。脑脊液鼻漏常见于颅底骨折、鼻窦外伤、先天性脑膜脑膨出症等，有时可为鼻部手术的并发症。

（7）鼻痂皮、血痂或脓痂：常由于鼻分泌物干燥形成的。慢性鼻前庭炎常有表皮结痂；慢性干燥性鼻炎鼻腔前部常见有薄干痂；小儿鼻窦炎黏液脓性分泌物常存积在鼻腔前部，或在鼻前庭处结成脓痂；干酪性鼻炎和鼻窦炎可经常排出干酪性物质，并有臭味；萎缩性鼻炎鼻腔宽大，并附有干痂，有臭味，用力擤鼻时可排出大块筒状痂皮，常伴有少量鼻血。特异性感染，如麻风、鼻硬结症等，鼻黏膜呈萎缩性变或有结痂现象。

三、嗅觉障碍和恶臭

人的嗅觉不如其他哺乳动物敏感，而且人的嗅觉阈值因人、因时、因环境不同而有差异，一般人可分辨出2 000～4 000种不同的气味。女性的嗅觉，对某些气味来说，比男性敏感。女性在月经周期不同的阶段，常有嗅觉方面的变化，妊娠早期嗅觉敏感性增强，妊娠末期敏感性降低，这可能与神经内分泌系统有关。在饥饿时，室内温度、湿度增加时，嗅觉敏感度提高；吃饱时嗅觉敏感度降低。

嗅觉障碍，包括完全缺失，即不能嗅出任何气味；部分缺失，有些气味可以嗅出来；嗅觉减退；嗅觉过敏，即对气味敏感性提高；幻嗅，无特殊气味时也可嗅到不快的气味。其原因有以下几种。

（1）鼻黏膜短暂性的肿胀、充血：如急性鼻炎、过敏性鼻炎、血管运动性鼻炎的急性发作期所引起的鼻阻塞，常有暂时性嗅觉减退或缺失。

（2）鼻腔慢性疾病：如鼻息肉、鼻甲肥大、鼻中隔偏曲等，可直接或间接地影响嗅区的通气，可使嗅觉逐渐减退或缺失。

（3）鼻黏膜萎缩变性：其病变累及嗅区时，可致嗅觉减退或缺失，如链霉素或其他药物中毒、头颈部放疗后、老年性鼻黏膜萎缩等。

（4）颅内病变或外伤：如颅底骨折、脑肿瘤、垂体瘤、脑膜瘤等，使嗅球、嗅索、嗅通路和嗅皮质中枢受到损害时，出现嗅觉障碍。

（5）鼻黏膜长期接触有害气体：如溴气、氯气或吸烟，可致嗅觉减退或缺失。流行性感冒病毒感染，可致嗅神经末梢损害，有的出现永久性失嗅。

（6）大脑皮质疾病引起幻嗅：多发生在神经性精神性疾病，如精神分裂症、抑郁症、癔症或慢性乙醇中毒等。

另外一种恶臭嗅觉，是由于体内某种原因产生实际存在的恶臭味。这种恶臭嗅觉的患者和他人都觉得有臭气味，有时可仅为他觉性的臭味，而患者自己不感觉有恶臭味。常见有以下几种病。

（1）萎缩性鼻炎：晚期为臭鼻症，常有他觉性恶臭，尤其是夏季更为严重，与其接近者极易察觉。但患者本人多不自觉有恶臭味。这是因为鼻腔嗅区黏膜的损害，而丧失嗅觉功能所致。

（2）干酪性鼻炎：又称干酪性臭鼻症，其特点是鼻腔或鼻窦内充满有奇臭干酪样或豆腐乳状的腐败物质，并有头痛、牙痛、脓血性鼻液，其嗅觉减退。晚期可破坏骨质，造成面部畸形。

（3）鼻腔异物：多见于儿童，一侧鼻腔流出血脓臭味分泌物，可伴有黏膜感染故有臭味。患儿多不自诉，常被他人察觉，才到医院就诊。

（4）骨髓炎：婴幼儿上颌骨骨髓炎，常在眶下缘或上颌牙槽处发生瘘管，分泌物有臭味；额骨骨髓炎，有时眼眶内上角发生瘘管，排出臭脓。

（5）牙源性上颌窦炎：成年人化脓性上颌窦炎可因牙根感染所致，排出的分泌物多有臭味。

四、鼻源性头痛

因外鼻、鼻腔、鼻窦疾病引起的头痛，称为鼻源性头痛。其疼痛多为鼻根、前额、眼眶或面部的隐痛、钝痛或胀痛，但很少引起全头痛。

（一）鼻源性头痛的特点

头痛与鼻部疾病有关，并伴有鼻部症状，如鼻阻塞、流脓涕、嗅觉障碍等；头痛可有时间性，如急性上颌窦炎引起的头痛，早晨轻，下午重，而急性额窦炎上午头痛严重，下午减轻；头痛有一定部位，如急性上颌窦炎引起的头痛，位于同侧面颊部或上列牙齿疼痛，而急性蝶窦炎引起的头痛，位于头顶部或眼球深部钝痛；在低头、弯腰、咳嗽、过劳、愤怒、饮酒等受到刺激时，引起头部静脉压增高，可使头痛加重；鼻腔应用血管收缩剂或黏膜表面麻醉后，鼻腔通气或引流改善时，头痛减轻或消失。

（二）性质与程度

浅表而有烧灼感的头痛，一般为浅表软组织损害；深部而呈钝性的头痛，多为深部病变；血管舒缩功能失调，引起头颅动脉异常扩张，可发生跳动性头痛；发作性、闪电样、尖锐而剧烈头痛或面痛，多属于神经性疼痛。常见的鼻源性头痛有以下几种疾病。

1. 鼻疖

鼻疖多发于鼻前庭，常见于局部外伤，糖尿病或抵抗力低下的患者。发病初期感到鼻部灼热及胀痛，继而局部有剧烈跳痛。还常伴有畏寒、发热、头痛、全身不适等症状。病情较重者，感染可向周围扩散，此时可见鼻翼、鼻尖、上唇明显肿胀热痛。严重者可并发海绵窦血栓性静脉炎。

2. 急性鼻窦炎

除牙源性与外伤性鼻窦炎外，所有的鼻窦炎都是鼻炎的并发症。其所致的头痛系因黏膜充血、肿胀和窦口引流受阻而引起阻塞性头痛；鼻窦开口被阻塞，窦内空气逐渐被吸收，窦腔造成负压时，可引起真空性头痛；窦内负压过久，黏膜血管扩张，血浆渗出，窦内充满液体压力增高时，可出现张力性头痛。各急性鼻窦炎的头痛有以下的特点：

（1）急性额窦炎：其疼痛在患侧额窦部、眼眶内上方。头痛有周期性，早晨起床后数小时有严重的头痛，下午减轻，傍晚缓解或消失，如炎症不消退，第2天重复同样发作。头痛的周期性与额窦的特点有关。坐、立位时脓液向下移动，阻塞了额窦开口，窦腔内空气被吸收而出现真空性头痛。待窦口开放脓液排出，空气进入窦腔后头痛缓解或消失。

(2）急性上颌窦炎：由于炎症黏膜的肿胀和分泌物的增多，窦口被阻塞，早期出现上颌窦区疼痛，可累及眼眶、额部、上列牙处疼痛。其头痛并不严重，常为隐痛、钝痛或胀痛，以午后为重，夜间缓解。

（3）急性筛窦炎：有重度急性鼻炎的症状，头痛位于鼻根深部及眉间处，常在患侧内眦角有闷痛，眶内有胀感等，有时疼痛放射到颞部或头顶部。

（4）急性蝶窦炎：常和筛窦炎同时发生，故称为急性筛蝶窦炎。因蝶窦位置较深，如发炎时常表现为眼球后方或枕部钝痛，有时可放射到头顶、额或颞部。

（5）慢性化脓性鼻窦炎：一般无明显头痛，如有头痛，常表现为钝痛或头部沉重感。前组鼻窦炎多表现前额部和鼻根部胀痛或闷痛，而后组鼻窦炎的头痛在头顶部、颞部或后枕部。牙源性上颌窦炎者，常伴有同侧上列牙痛。

（6）航空性鼻窦炎：也称气压创伤性鼻窦炎，主要的症状是在乘飞机下降时，突然感到头痛或面部的鼻窦区疼痛，可伴有鼻出血。额窦的鼻额管细长而弯曲，故容易受损害，上颌窦次之，其他的鼻窦很少受影响。

（7）鼻中隔偏曲：中隔高位偏曲、嵴突或伴有一侧鼻甲肥大，持续压迫鼻黏膜，刺激了三叉神经，可致反射性头痛。

（8）鼻肿瘤：因肿瘤阻碍鼻窦排脓，造成真空性的头痛；肿瘤本身向周围浸润扩大，直接侵犯感觉神经，如上颌窦恶性肿瘤，可引起牙痛。肿瘤一旦侵及破坏颅底，可引起难以忍受的剧烈头痛。

五、共鸣障碍

人的共鸣器官有鼻腔、鼻窦、鼻咽腔、口腔、喉腔、咽腔和胸腔等。其中口腔和咽腔由于肌肉运动，可以改变其形状，称为可调共鸣腔，而鼻腔、鼻窦、鼻咽腔比较固定，称为固定共鸣腔。凡共鸣腔不论肌肉运动障碍、神经肌肉麻痹、肌肉痉挛、结构异常、先天畸形、占位病变、炎症肿胀等，都可影响共鸣。有以下原因可引起共鸣障碍。

（1）闭塞性鼻音：正常发育时，鼻腔、鼻窦因疾病可影响正常的共鸣作用，如果所发出的声音不能通过两侧鼻腔时，仅从口腔发出的声音，称为闭塞性鼻音。常见疾病如伤风感冒、多发性鼻息肉、肥厚性鼻炎、小儿增殖体肥大、先天性鼻后孔闭锁、鼻及鼻咽肿瘤、软腭与咽后粘连等，使鼻腔闭塞，而失去共鸣作用。

（2）开放性鼻音：鼻和咽部的共鸣作用是否正常，取决于腭咽闭合功能，如腭咽在发音时不能闭合，则出现开放性鼻音。常见疾病如腭裂、软硬腭穿孔、软腭缩短、软腭麻痹等。

口腔、咽腔、下咽部有病变时，也会影响发音，如常见的扁桃体周围脓肿，因影响软腭的运动，在发音时出现口中含物的声音。

第三节 咽部症状

咽部疾病的症状，主要由咽部疾病所引起，也可由咽部邻近器官或组织病变所致或为全身疾病的局部表现。咽部疾病的主要症状有咽痛、吞咽困难及咽部异物感等。

一、咽痛

咽痛为咽部常见的症状，多因局部感染或为全身疾病在咽部的表现。咽是极为敏感的器官，其感觉神经纤维来自舌咽神经、三叉神经、副神经及迷走神经。其中，鼻咽部和口咽部的痛觉，系由舌咽神经咽支、三叉神经上颌支及蝶腭神经的分支、副神经和颈交感神经节的分支等所组成的咽丛支配的。喉咽部的痛觉由迷走神经的分支——喉上神经所支配。口腔的痛觉主要由三叉神经分支所支配。食管的感觉有迷走神经和交感神经支配。

任何局部或全身因素刺激痛觉神经末梢时，其冲动传入岩神经节，再经延髓、丘脑和大脑皮质的痛觉中枢而产生咽痛。其疼痛的程度，取决于疾病的部位、性质及范围，并与患者对疼痛的敏感性有关。由于与邻近器官间的神经联系，邻近器官的疾病也可引发反射性的咽部疼痛。其疼痛有刺痛、钝痛、烧灼痛、隐痛、胀痛、撕裂样痛或搏动性跳痛等，可为阵发性或持续性疼痛。一种是自发性咽痛，即在无吞咽动作时感到疼痛，吞咽时加重；另一种称激发性咽痛，即在吞咽时才产生疼痛。自发性咽痛，多能指出疼痛的部位，而咽喉部疾病多属此类。

（一）可引起咽痛的咽部疾病

（1）急性咽炎：轻者咽部微痛，重者可剧痛，尤其在进食吞咽时疼痛明显。

（2）急性扁桃体炎：初感咽喉干燥不适，继而有咽痛，吞咽或咳嗽时加重，常引起反射性耳痛。化脓性扁桃体炎，多为溶血性链球菌感染所致。常伴有发热、头痛等，腭扁桃体陷窝有脓性渗出物，可有颌下淋巴结肿大，并有压痛。

（3）扁桃体周围脓肿：全身症状较重，发冷发热，咽痛多在一侧，吞咽、咳嗽时加重，张口困难，口臭，说话时似口中含物。可见患侧软腭及舌腭弓上部明显红肿、隆起，晚期穿刺有脓。

（4）咽后脓肿：为咽后壁与颈椎之间的化脓性炎症，多见于幼儿，畏寒、高热，颈活动受限。因剧烈咽痛而拒食，吞咽困难，口涎外溢，婴儿吮奶时，易呛入鼻内或吸入呼吸道，引起咳嗽，甚至出现窒息。成人主诉吞咽时疼痛加重，常引起反射性耳痛。咽后壁向前隆起，穿刺有脓，X线颈侧位片可显示脓肿腔。

（5）咽旁脓肿：是咽间隙化脓性炎症，多发生于咽异物、外伤或咽急性炎症之后，有咽痛，患侧颈痛及头痛，伴有明显吞咽困难，若炎症波及翼内肌时，可引起张口困难。在咽侧肿胀处穿刺抽脓，可明确诊断。

（6）病毒性疱疹性咽炎：主要发生于儿童，起病急，发热、咳嗽、流涕、咽痛、头痛。见咽后壁、软腭黏膜和扁桃体表面有小疱疹，溃破后形成小的溃疡。吞咽时咽疼痛更重。

（7）咽白喉：为白喉杆菌感染，多见于儿童，起病慢，发热、疲乏、咽痛。扁桃体及咽黏膜表面有浅灰色或黄色伪膜，黏着较紧，用力除去易出血。

（8）樊尚咽峡炎：为螺旋体与梭状杆菌感染引起，常发生于抵抗力低的小儿或口腔卫生差的人。主要咽部和口腔处疼痛，溃疡处覆盖灰色伪膜，有臭味，涂片可找到病原体。

（9）急性传染病：如猩红热、麻疹、水痘等，并发咽炎，可致咽痛。

（10）咽真菌病：如念珠菌、放线菌、隐球菌属，发生咽部感染而致的咽痛。

（11）咽肿瘤：咽或声门上部良性肿瘤，一般不引起咽痛，如发生咽痛者，几乎都是恶性肿瘤。咽癌或喉咽癌以咽痛为主要症状，但早期咽痛不明显，或为一侧性轻度咽痛。如感染溃烂或深部浸润时，咽痛逐渐加重，可放射到同侧面部或颈部。

（12）咽外伤：食物粗糙、过热、过硬所致的咽黏膜损伤，常发生于舌腭弓、软腭、悬雍垂或会厌等处，引起不同程度的咽痛。咽的热灼伤或化学腐蚀伤虽不多见，但可引起剧烈的咽痛。如发生感染化脓或溃疡其疼痛更甚，可出现吞咽困难或呼吸困难或其他全身症状。

（13）咽异物：一般都有明确的异物病史，异物引起的咽痛程度，取决于异物的大小、形状、部位、组织损伤的程度及有无感染等。

（14）咽结核：多继发于肺结核，咽黏膜散在结核性浸润病灶或溃疡，咽痛剧烈，有明显的吞咽困难。

（二）引起咽痛的咽邻近及全身疾病

（1）口腔疾病：智齿冠周炎，常发生于20岁左右的青年人，第三磨牙阻生或冠周炎症，如向舌侧或咽部扩展，可引起咽痛。如翼下颌间隙（其位置在智齿的下方）的感染，咽痛加剧，伴吞咽、张口困难。口底蜂窝织炎，也称卢德维颈炎，因下颌牙齿的感染，其病变在颈前部，下颌骨和舌骨之间，常有吞咽疼痛及吞咽障碍。

（2）鼻部疾病：其疼痛不严重，常因鼻炎、鼻窦炎所致的鼻阻塞，使患者张口呼吸或鼻分泌物后流刺激咽部，常致咽部于痛。

（3）喉部疾病：如晚期喉结核、喉癌，病变侵及喉黏膜或杓部，在吞咽时，可发生剧烈咽痛。如环杓关节炎，可发生吞咽时疼痛。急性会厌炎或会厌脓肿，也可引起咽痛。

（4）颈部疾病：如颈动脉鞘炎、颈部纤维组织炎、颈淋巴结炎、颈椎病等，也可引起咽痛。

（5）食管疾病：食管异物，外伤性食管炎、食管化学腐蚀伤等，都可引起不同程度咽痛。

（6）血液疾病：如急性白血病、粒性白细胞缺乏症，常因咽峡炎和咽部溃疡，可有明显咽痛。血象检查可确诊。

（7）急性传染病：如麻疹、猩红热、水痘、流行性脑膜炎、伤寒等，早期发生咽峡炎或溃疡，可致咽痛。

（8）舌咽神经痛：以阵发性咽痛为主，常在谈话、饮食、咳嗽时，可诱发剧烈的咽痛，持续时间短暂。

（9）茎突过长综合征：由于茎突过长或角度异常，刺激了邻近的血管或神经，引起咽痛，可伴有耳痛或颈部痛。X线摄片有助于诊断。

二、吞咽困难

吞咽困难是指正常吞咽功能发生障碍，其程度视病变的性质和轻重而不同，轻者仅感吞咽不畅或饭团难咽下去，须用汤水才能咽下，而重者可滴水难进，口涎外流。短期的或轻度的吞咽困难，对身体无明显影响，而长期严重的吞咽困难，将使患者缺乏营养极度消瘦和饥饿等。

吞咽是很复杂的动作，可分为三期，但三期并无任何停顿，只要第一期开始，其余两期自然连续，成为连锁运动。

（1）口腔期：食物经过咀嚼滑润，由颊、腭、咽、舌诸肌协调动作，将食物团送到舌背达到咽部。

（2）咽期：食物到咽部，此时声门关闭、呼吸暂停、舌骨及喉上提，会厌下垂到水平位，食管入口环咽肌松弛开放，咽缩肌收缩，食物进入食管。

（3）食管期：食物团通过食管肌的蠕动，到达贲门，而贲门括约肌松弛，使食物入胃。食管上1/3段为横纹肌，中1/3段为混合肌，下1/3段为平滑肌，横纹肌运动快速有力，故食物在食管上段通过的速度较下段快些。

吞咽反射：除第一期外，其余两期都是通过反射机制来完成。食物通过口腔、咽部和食管时，刺激各部的感受器，使传入冲动，经三叉神经第2支、舌咽神经及迷走神经的咽支，分别进入延髓。传出的冲动主要通过迷走神经、副神经和舌神经，分别支配舌、咽、喉及食管上段的肌肉。此外，吞咽中枢与呼吸中枢在延髓内的位置相互靠近。它们之间的密切联系，可以保证每次吞咽动作时，都能准确地关闭声门和暂停呼吸，因此正常的吞咽过程毫无紊乱现象，不会出现困难。发生吞咽困难有以下的原因。

（1）痛性吞咽困难：吞咽困难可为咽痛所引起，任何有咽痛的疾病，多少都有吞咽困难的现象。咽痛剧烈，其吞咽困难也越严重。咽痛的疾病，都可发生程度不同的吞咽困难。如口腔急性炎症、黏膜溃疡、牙周炎、舌炎、口底蜂窝织炎、口腔癌等。咽和喉的疾病如急性咽炎、急性扁桃体炎、急性会厌炎、疱疹性咽炎、各种咽部溃疡和脓肿等，都有明显吞咽困难，也称为炎症性吞咽困难。其中扁桃体周围脓肿、咽旁脓肿、咽后脓肿、会厌脓肿，吞咽困难更为严重。此外，喉软骨膜炎、急性环杓关节炎、喉结核等，也都会引起吞咽困难。

（2）梗阻性吞咽困难：咽、喉、食管及纵隔障的良性或恶性肿瘤，无论腔内阻塞或从腔外压迫食管到一定的程度时，均可引起吞咽困难。食管内梗阻，见于食管异物、食管癌、食管烧灼伤、食管炎、食管瘢痕狭窄、食管下咽憩室、严重食管静脉曲张、贲门痉挛、先天性食管蹼或狭窄等，均可引起吞咽困难。食管外压迫引起的吞咽困难，如甲状腺瘤、巨大的咽旁肿瘤、颈部大的淋巴结转移癌、纵隔障肿瘤、主动脉瘤、肺门肿瘤、颈椎骨增生等。

（3）吞咽神经、肌肉失调性吞咽困难：其原因可为肌肉与神经的病变所致。软腭在吞咽功能中起到重要作用，在吞咽时软腭上提运动以关闭鼻腔，使食物不致向鼻腔反流。当炎症肿胀影响软腭运动或软腭瘫痪时，鼻咽腔不能关闭，使吞咽压力减弱和食物向鼻腔反流，而引起吞咽困难。当咽部和软腭感觉丧失、软腭前方感觉障碍，应当考虑三叉神经有损害；舌腭弓、咽腭弓和扁桃体的感觉由舌咽神经支配；咽侧壁、咽后壁由舌咽神经或迷走神经支配。当支配这些部位的神经因白喉毒素、脊髓痨、颅底肿瘤等而受伤害时，可影响吞咽反射，出现吞咽困难。中枢性病变，如延髓瘫痪、脑动脉硬化、脑出血、脑栓塞等症，也可致吞咽困难。

三、咽部异物感

咽异物感，是患者诉述咽部有多种多样异常感觉的总称，如诉述梅核样异物阻塞感，咽之不下，咳之不出，或上下移动，或固定不动。咽各种异常感觉可为间歇性，也可呈持续性，或时有时无，常在疲劳后加重。

咽异物感部位，可在咽喉中央或两旁或某一侧，以在甲状软骨和环状软骨的平面上居多，位于胸骨区次之，位于舌骨平面者极少见。

咽位于消化道的上端，神经末梢极为丰富，因此，咽部感觉非常敏感。无形的异常感，如烧灼、干燥、瘙痒、紧缩、闭塞、憋胀、压迫、脖子发紧等。有形的异常感，如片状：枣片、稻壳、树叶、纸片、药片等；条索状：毛线、小草、火柴棒等；颗粒状：大米、豆类、玉米等；球状：棉球、团块、水泡、乒乓球等。患者常用力"吭""咯"或频频做吞咽动作，希望能清除之。多在吞咽动作时明显，尤其在空咽唾液时有明显的异物感，吞咽食物时反而不明显或异物感消失。咽异物感，中医称为梅核气，西医称为癔球症、咽球症、咽神经官能症等。一般认为并无咽喉器质性病变存在，属于一种神经官能症。但患有咽异物感者，并非都是神经官能症。尚可有以下疾病引起：

（1）咽部疾病：慢性咽炎、咽部角化症、扁桃体炎、扁桃体瘢痕或结石或脓肿、悬雍垂过长、咽部异物、舌扁桃体肥大、咽部良性或恶性肿瘤等。

（2）鼻部疾病：慢性化脓性鼻窦炎，因脓性分泌物流向鼻后孔，长期刺激咽部，或鼻部炎症引起鼻阻塞而张口呼吸致咽部干燥，都可引起咽异物感。

（3）喉部疾病：早期声门上癌、咽喉癌、风湿性环杓关节炎、喉上神经炎、会厌囊肿、喉软骨膜炎、血管神经性喉水肿等，都会引起咽异物感。

（4）食管疾病：咽食管憩室、外伤性食管炎、反流性食管炎、食管痉挛或食管弛缓症等。早期食管癌的症状常呈进行性逐渐加重，特别进食时咽异物感明显，而空咽时可无症状，这是与功能性疾病所致的咽异物感鉴别的重要依据。

（5）颈椎疾病：颈椎关节炎、颈椎骨质增生症、颈椎间盘脱出症，可压迫颈神经致咽异物感。甲状腺肿、茎突综合征，也可引起咽异物感。

（6）远处器官疾病：如心脏扩大、高血压性心脏病、心包积液、肺肿瘤、肺脓肿、主动脉硬化、胃十二指肠溃疡、慢性肝胆病等，也可引起咽异物感。

（7）其他：如全身因素引起的疾病，甲状腺功能亢进或减退、变态反应性疾病、消化不良、烟酒过度、风湿病、严重缺铁性贫血、自主神经功能失调，更年期综合征等，均可能引起咽异物感。

第四节 喉部症状

喉部以软骨作支架，由软骨、肌肉、韧带和黏膜构成精细的器官，有发声、呼吸等多种功能。当发生病变时，这些功能受到影响而出现障碍，如声嘶、呼吸困难、语言障碍、喉鸣等。

一、声嘶

声嘶症状的出现，无论是全身或局部的病因，都提示声带组织形态或运动功能异常，轻者仅有声调变低、变粗糙，重者发音嘶哑，严重者仅能耳语，甚至完全失声。喉部有病变未累及声带时，则无声嘶症状，但如有声嘶症状则必有喉病。

第一章 耳鼻喉临床常见症状

喉的正常发声必须具备以下条件，如在喉内肌群的协调作用下，声带具有一定的紧张度，并可随意调节；声带具有一定的弹性，随呼吸动作而自由颤动；声带边缘光滑整齐，发声时两侧声带向中线靠拢，也应密切配合；喉的发声功能之所以能精细而协调地完成，还必须有正常的神经支配。如果喉黏膜或神经肌肉有轻微的病变或功能失调，都影响声带的紧张度、弹性、活动性或边缘光洁度，都可发生不同程度的声嘶。

声嘶的程度依声带病变的部位和范围而有所不同，如声音发毛、发沙、嘶哑等，但声嘶的程度并不表示病变损害的性质和严重的程度。声调明显变低的声嘶，常提示声带有组织块增大或声带紧张度变小，见于声带麻痹、炎症性或增生性病变，也见于某些内分泌障碍。声调异常增高的声嘶，可能与精神情绪有关。声量减弱可能为精神性或神经肌病变所引起，当喉阻塞时，由于胸腔负压的影响，呼气压力较小，其声量也明显减弱。

声嘶起病急速者常为神经性喉水肿；在上呼吸道感染后出现的声嘶，并迅速加重，则多为急性喉炎；声嘶进行性加重，常见于喉肿瘤；如出现永久性声嘶，则多为喉瘢痕所引起。

声嘶可能是唯一的症状，也可有伴随症状如咳嗽、咳痰、咽喉异常感、咽喉痛、呼吸困难、吞咽困难、发热等，这些症状都是重要的诊断线索。喉内的任何病变都可影响呼吸、保护和发声功能而出现症状，但呼吸和保护功能在病变相当严重时才受到影响，而发声功能在有轻微病变时就会受到影响。因此声嘶的早期出现可促使患者较早的求医。声嘶有时可能为严重病变的早期表现，必须进行仔细检查与严密的观察。声嘶常见的疾病与病因如下。

1. 喉急性炎症

如急性喉炎、喉水肿、喉软骨膜炎、喉脓肿等，都可引起声嘶。常见的为急性喉炎，小儿急性喉炎较成人的症状为重，除声嘶外，并有发热、咳嗽、呼吸作响，吸气有时喘鸣，可发生喉梗阻的各种症状。白天症状较轻，夜间较重，有时出现呼吸困难。喉白喉，多继发于咽白喉，多见于儿童，发病初期时，发音粗糙，逐渐加重，咳嗽呈哮吼声。如喉黏膜肿胀或有伪膜形成，即可出现喉梗阻的各种症状，发音常软弱无力，甚至失声等。

2. 喉慢性炎症

如慢性单纯性喉炎、声带小结、萎缩性喉炎等。特异性感染，如喉结核、喉梅毒、喉狼疮、喉硬结症、喉麻风等，多无全身症状，但声嘶持续较久。以单纯性喉炎多见，其发音粗糙，音调较正常为低，初为间歇性，渐变为永久性，声嘶常于晨起时较重，患者常感喉部微痛不适及干燥感，有时出现刺激性咳嗽。检查时见喉黏膜慢性充血，两侧对称，轻者声带呈淡红色，重者呈弥漫性暗红色，边缘增厚，有时杓间隙黏膜也出现增厚。声带小结以声嘶为其主要的症状，常见于教师、歌唱者及用嗓子多者。发音在一定范围内走调，常为低音调。早期患者易发破音（发毛），或间歇声嘶，如不及时休息，继续用声，最后只能发出粗糙低音。检查时可见两侧声带前1/3与中1/3交界处有对称性小结，呈灰白色，表面光滑。

3. 急性传染病

如麻疹、猩红热、伤寒、天花、流感等，属全身性疾病。常伴有急性喉炎，其炎症明显，声嘶较重，常发生在儿童，有发热、恶寒、不适等全身中毒症状，并伴喘鸣及呼吸困难等。

4. 喉外伤

如挫伤、切割伤、爆炸伤、穿通伤、刺伤、挤压伤等，破坏了喉内结构，引起声嘶或其他症状。另外毒气体伤，如氯气、芥子气、高温气等，引起喉、气管黏膜水肿，影响呼吸及发音。

5. 喉良性肿瘤

包括非真性肿瘤的增生组织，如声带息肉、囊肿、黏膜肥厚、淀粉样变等，可直接影响声带的运动，并致声嘶，可能与局部慢性炎症、变态反应或创伤有关。真性肿瘤，如喉乳头状瘤、纤维瘤、血管瘤、脂肪瘤、神经鞘膜瘤、软骨瘤等。声带息肉，是引起声嘶的常见病，多发生于用声过度或发声不当，与职业有关，小学教员、营业员发病较多。声嘶的程度与息肉生长的位置、大小有关。一般呈持续性声嘶，进行缓慢。间接喉镜下可见灰白色和表面光滑，多呈圆形带蒂的肿物，附着在声带游离缘。

6. 喉恶性肿瘤

声嘶是喉内癌最早出现的症状，为进行性，逐渐加重，最后可完全失声，如有浸润水肿，可有呼吸困难。但喉外癌出现声嘶，则病变多属晚期。喉癌前期病变，如黏膜白斑、喉角化症，成人喉乳头状瘤容易发生癌变。喉恶性肿瘤以鳞癌最常见，腺癌及肉瘤少见。

7. 声带麻痹

喉中枢性麻痹引起的声嘶，比周围性麻痹为少，其比率约1：10。由于左侧喉返神经的行径长，其发病率比右侧约高3倍。喉肌运动神经，来自迷走神经的喉返神经与喉上神经，起源于延髓神经疑核。核上性喉麻痹的疾病，有脑外伤、脑血管意外、脑脓肿、脑肿瘤等；核性喉麻痹，因脑干的两疑核相距较近，病变常可致双侧声带麻痹；周围性神经损害致声带麻痹，有迷走神经干、喉上神经、喉返神经的病变或损害，如颅底外伤、颈外伤、甲状腺手术、颈部恶性肿瘤、甲状腺癌等；纵隔疾病损伤喉返神经，如纵隔肿瘤、食管癌、先天性心脏病、高血压性心脏病、心室肥大、心包炎等；肌源性损害，如重症肌无力、皮肌炎等；严重的感染，化学物的中毒等。凡声带麻痹均影响发音。耳鼻咽喉应详细检查，常可找到病因的线索。

8. 喉先天畸形

如喉蹼，声嘶的程度根据其范围及位置而定，范围大者出生后在啼哭时出现声嘶、发声微弱或失声，可伴有呼吸困难或喘鸣。喉含气囊肿，也称喉膨出，其声嘶多发生于咳嗽或喉内增加压力后，当用力呼吸时，囊内充气多时，阻塞了喉部，可出现呼吸困难。

9. 其他原因

如喉异物、喉水肿、喉室脱垂、环杓关节炎、喉损伤性肉芽肿、癔症性声嘶等疾病，都可引起声嘶。

二、呼吸困难

呼吸困难是指患者呼吸时很吃力、空气不足及窒息的感觉，并有呼吸频率、深度和节律的变化，可伴有呼吸辅助肌的加强和循环功能的变化，严重者出现的缺氧、发绀等症状。

呼吸困难根据临床上的表现，可分为吸气性呼吸困难、呼气性呼吸困难及混合性呼吸困难3种类型。

（1）吸气性呼吸困难：主要表现为吸气困难，吸气时费力，呼吸频率变化不大或稍减慢，吸气阶段延长，吸气动作加强，肺换气量并不增加。吸气时由于空气不易进入肺内，使胸腔内负压加大，胸廓周围软组织出现凹陷，胸骨上窝、锁骨上窝及剑突下发生凹陷，称为三凹征。严重者，吸气时出现肋间隙凹陷。主要因为口腔、咽部、喉部及颈段气管发生狭窄或阻塞的疾病所引起。

（2）呼气性呼吸困难：主要表现为气体呼出困难、费力，呼吸动作加强，呼气时间延长，呼气动作由被动性变为主动性的动作，呼吸速率缓慢，呼气时可有哮鸣声，严重时出现缺氧。主要因为细小支气管狭窄，或阻塞或痉挛以及声门下阻塞的疾病，如支气管哮喘、肺气肿及某些支气管炎等。

（3）混合性呼吸困难：主要表现为吸气及呼气均困难、费力，气体进出都困难，呼吸表浅，呼吸频率加快，呼吸时一般不发出声音及三凹征。但如以吸气性呼吸困难为主者，则可出现凹陷，主要因为肺泡面积缩小，呼吸运动受限或上下呼吸道均有狭窄或阻塞的疾病所致。

为了对这3种呼吸困难有个明确认识，并判断其严重程度，将其分为四度。一度，患者在安静时无明显呼吸困难，在活动或哭闹时，出现呼吸困难，有吸气延长、喘鸣现象；二度，无论安静与否都有呼吸困难，活动时加重，尚能入睡，无烦躁不安，缺氧症状不明显；三度，除有二度呼吸困难表现外，出现烦躁不安，不能入睡，常被憋醒，吸气时喉鸣，三凹征明显，缺氧严重；四度，呼吸极度困难，由于缺氧，面色发绀、苍白、出冷汗，甚至昏迷，如不及时抢救，可因窒息及心力衰竭而死亡。

呼吸困难原因很多，本科疾病引起的呼吸困难，大多属吸气性呼吸困难。现将各种疾病所致的临床表现分述如下。

（1）小儿急性喉炎：多发生在学龄前的儿童，常继发于上呼吸道感染之后，首先出现声嘶、咳嗽，呼吸有响声,哭闹喉鸣。重者有吸气性呼吸困难,鼻翼扇动,如不及时治疗,则可出现烦躁不安、脉快,面色苍白,发绀等缺氧症状。

(2)急性喉气管支气管炎:多发生于1~3岁抵抗力差的幼儿,或继发于麻疹、流感等急性传染病。常夜间突然发病,病情迅速加重,初为上感症状,有高热,继而出现声嘶、喘鸣、哮吼性咳嗽、呼吸困难,吸气时出现三凹征。晚期中毒症状明显,呼吸极度困难,表现烦躁不安,面色苍白,冷汗,呼吸浅而快,心率快,此时若不积极治疗,可因缺氧,呼吸心力衰竭而危及生命。

(3)急性喉水肿:喉水肿是指声门上区及声门下区的喉黏膜水肿,由多种原因引起的一个体征。以喉变态反应或血管神经性喉水肿引起的,病情发展甚速,有呼吸困难、喘鸣、声嘶,较重者则有喉梗阻的症状。喉水肿主要应尽快查明病因,根据喉梗阻的程度,采取适当处理。

(4)喉外伤:颈部外伤常波及喉部,如挫伤、刺伤、割伤、喉部骨折、烧灼伤、化学腐蚀伤,可引起呼吸困难、喘鸣、声嘶等症状。除血流入呼吸道引起的呼吸困难外,也可因为喉软骨移位、黏膜血肿及水肿等所致的呼吸困难。

(5)喉异物:喉部异物过大,嵌入声门,常可立即窒息而亡;若异物未完全阻塞喉腔,可发生吸气性呼吸困难,并有咳嗽与喘鸣。

(6)喉肿瘤:包括恶性、良性肿瘤,如纤维瘤、软骨瘤、巨大息肉、乳头状瘤、喉癌等,待肿瘤逐渐增大阻塞声门时,则出现进行性呼吸困难等症状。

(7)喉咽脓肿:如咽后脓肿、咽侧脓肿、会厌脓肿等,首先出现吞咽困难、发音含糊不清、咽喉疼痛,待病情加重时,则可出现呼吸困难等症状。

(8)气管阻塞压迫性疾病:如颈部、纵隔、食管的肿瘤,气管异物或肿瘤等。影响呼吸时,都会出现不同程度的呼吸困难。病变越靠近喉部,呼吸时喘鸣和喉的上下移动越明显。

(9)肺受压性疾病:如血胸、气胸、渗出性胸膜炎等,所致的呼吸困难,呼吸表浅、快速,因辅助呼吸肌须充分作用以扩张胸腔,增加呼吸深度,使肺泡易于充气,故吸气性呼吸困难明显。

(10)心源性呼吸困难:左心衰竭引起的呼吸困难,常在平卧时加重,直坐或半卧位减轻或消失;右心衰竭引起的呼吸困难,除了有呼吸困难表现外,常有下肢浮肿等。

(11)中毒性呼吸困难:如糖尿病酮中毒和尿中毒,常出现呼吸深长的呼吸困难,呼吸有特殊的气味,严重者可有昏迷。

(12)其他:官能性、神经性的呼吸困难等。

三、语言障碍

语言,即说话,是人类思维活动的反映。从皮层中枢,耳、鼻、咽、喉、口腔等,组成一个完整的语言系统,缺一不可。多数的语言障碍,是神经系统疾病在其周围器官的反映。

语言的形成必须具备以下解剖、生理条件作为基础,要有正常的听觉及视觉,能正确反映信号;大脑半球一侧有良好语言中枢;神经核联络通畅;小脑协调功能正常;语言器官发育正常。

语言障碍见于临床各科,发病年龄和快慢各不相同。如听觉、学语、精神、协调功能、口腔发育、喉功能、呼吸和其他诸因素,对语言障碍均有一定的作用;语言障碍常见于神经系统疾病,因常累及语言中枢。外周神经疾病,常造成呼吸肌、喉肌麻痹,而影响发音。

(一)学语滞后

学语滞后,是指儿童学语能力明显落后于相应年龄正常儿童,严重者有语言困难。儿童语言的发展年龄还没有统一的标准,一般认为,出生后即有啼哭,说明发音器官正常,但只是简单的声音;3~4个月时,对外界声音有语言反应,能发出"咿""呀"声;6个月时,开始模仿单词;1岁,开始说简单的词,叫出最熟悉的物件或人称,如"妈妈",但含糊不清;2岁时,能说的词汇增多,能说出2个以上各词连接起来的词组或短句,学说话的积极性特别高;3~4岁时,说话相当清楚了,每个幼儿的具体情况也不相同。一般女孩语言的发展比男孩早而快。

儿童学语滞后有以下几种原因:智力发育不全,常伴有学习困难;听力丧失,一般要延迟至3~4

岁，才发现听力有问题；环境因素，小儿听力、智力都正常，而与外界接触少，缺少语言刺激；脑器质性病变；语言器官异常，如唇裂、腭裂等。

（二）失语症

失语症常由于大脑皮质语言中枢受损害，以左侧大脑半球为多。如脑血管疾病、脑肿瘤、传染病、脑外伤及退行性病变等。

（1）感觉性失语症：患者不了解、不认识说话和文字的意义，但听觉正常。患者经常答非所问，并说话很多，但听者不了解其内容，也有的患者说话很流利，有语法，但语句中常用词不当，或语无伦次等。

（2）运动性失语症：也称表达性失语症，患者内心明白，但说不出来，即能理解他人语言内容，但不能用语言表达自己的意思，其发音器官正常。

运动性失语症，可伴有失写症，手写不出文字，或失用症，不能穿衣服、刷牙、梳头等，也有呈混合性失语，即感觉和运动性失语同时存在，完全不能诵读或书写。

（三）构语困难

构语困难，也称语声失常或构语障碍。构语活动，主要接受脑神经支配，若神经核以上、神经核或神经末梢受损害，其所支配的肌肉出现运动障碍，而致构语困难，可出现语言声模糊、咬字不准、说话不清楚等。但患者一般听力与理解能力均正常。

1. 核以上病变

多数脑神经核通过锥体束接受两侧大脑皮质的支配，故一侧的锥体束病不会引起语言障碍，因此只有双侧的损害才有明显的构语障碍。病因为皮质退变、缺血，中年后的双侧内囊病变或血管病变引起构音器官肌内麻痹。其临床表现，说话缓慢、吃力，语言含糊生硬，有暴发音，常有吞咽困难、气哽、流涎及步态迟缓等。

2. 核性、核以下肌性病变

主要是Ⅶ、Ⅹ、Ⅻ脑神经损害，这些神经与说话有关，如有损害可出现语声失常。面神经麻痹，尤其是双侧麻痹，严重影响唇音和唇齿音，造成语言不清。迷走神经损害，如发生在高位常引起双侧软腭麻痹，致软腭不能关闭鼻咽，而出现开放性鼻音。舌下神经损害，如单侧损害，引起同侧舌肌麻痹，症状较轻，并可逐渐代偿，而双侧损害，可致永久性语言失常，表现为说话缓慢而不清晰，常伴有吞咽困难。肌源性构语困难，如重症肌无力，说话多易疲劳，可出现发音模糊、低哑、甚至说不出声。

3. 锥体系病变

如帕金森病，若累及语言肌，可产生语言失常症状，说话缓慢、语声单调，咬字不清，尤其唇音及唇齿音更明显。语言分节不良，有时语声发抖或急促暴发音。

4. 小脑病变

小脑及其神经通路对随意运动有协调作用，如小脑受损害，失去小脑的控制，而致发音模糊、韵律不合、语言拖长、音强不均匀、时有暴发音、时高时低快慢不均。其原因是语言肌群的共济失调。见于小脑变性、多发性硬化症、小脑肿瘤和退行性病变等。

（四）发声失常

发声失常，也称发声困难，多以喉部病变所致的声音改变，如气息声、漏气，轻者可为声嘶，重者为声哑，也可表现为失声。

1. 功能性失声

也称癔症性失声，常因急性或长期精神压抑而发生，一般起病突然。其表现患者虽不发声，但咳嗽、哼、呵或无意发笑时却有声音。对身心健康人，碰到突然事件时，也会有瞬间瞠目结舌现象，但能很快恢复正常。

2. 生理性变声

进入青春期除体重身高迅速增长外，第二性征开始出现，男性表现为喉迅速发育，声带逐渐增长，再加上咽腔、口腔、鼻腔等共鸣器官体积增大，声音也随之变化。男性变化比女性明显，其声调变低、变粗，逐渐由童声变为成人声音。也有变成男声女调者声音。

3. 老人语言

由于老年人声带肌纤维的减少，声带松弛，弹性减低，使发出的音声变小，发声无力，语言微弱而有颤抖。

4. 滥用嗓音

滥用嗓音是指过度喊叫、说、唱等，可引起发声失常，出现不同程度的嘶哑。如大喊、大叫，声带受到较强气流的冲击而损伤。有的人患声带小结或声带上皮增生都与滥用嗓音有关。

5. 喉病变

声带各种病变，是引起发声失常的常见病因，如炎症、畸形、血肿、水肿、息肉、结节、肿瘤、声带麻痹等。

（五）口吃

口吃，俗称结巴子或结巴，属于语言功能障碍，但无任何器质性病变，是由于大脑对发音器官的支配与调节失去相应协调的关系。其原因有模仿、惊吓、教育不当、年龄、精神刺激等有关。儿童常因模仿他人的口吃而造成；打骂受惊吓，可促使幼儿的口吃；过分的严厉、叱责可引起口吃；成年人的口吃，多有神经质。也有人认为，习惯用左手的人，若强制改为右手易发生口吃。

其表现为语言节律失调，字词部分重复、字词分裂、发声延长。往往在谈话开始时延迟、阻断、紧张、重复或延长声调。还常伴有面肌或手指抽搐动作，在情绪紧张时发生或加剧。由于口吃者恐惧、不安、羞耻等心理活动影响下，有时出现心跳加快、肌肉紧张、出汗，有的人甚至在严寒季节，说起话来也会满头大汗、出现唾沫四溅、手脚发抖、全身肌肉紧张现象。口吃者智力并不低下，在独自一人时不论说话、朗诵、唱歌等均完全正常。本病易诊断，可进行语言治疗。

四、喉鸣

喉鸣也称喉喘鸣，是由于多种病因引起的喉或气管腔发生狭窄，在用力呼吸时，气流通过狭窄的管腔，使管壁震动而发生的喉鸣声。此种症状多见于儿童。特别是婴幼儿，因其喉腔相对窄小，组织松软，易发生水肿；更因为婴幼儿神经系统发育尚不健全等因素，更易引起喉部梗阻而发生喉鸣。

喉鸣的原因，由于病变的部位而不同。一般声门或声门上的狭窄，引起吸气性喉鸣，声门以下的狭窄，则引起呼气性喉鸣或双重性喉鸣。喉鸣的患者，常伴有不同程度的呼吸困难。

1. 先天性喉鸣

亦称喉软化症或喉软骨软化症。可在出生后即出现，或在出生后不久，出现间歇性吸气性喉鸣，仰卧时明显，安静或睡眠后，可缓解或消失，严重者呈持续性喉鸣，哭闹或惊动后症状加重。喘鸣声以吸气时明显，而呼气时声音较小，或无喘鸣声。啼哭声、咳嗽声正常，发声无嘶哑。一般多在2岁左右喉鸣消失。如先天性喉蹼、喉软骨畸形、先天性小喉、先天性舌骨囊肿或巨舌症等。这些先天性畸形等咽喉疾病，其特点多在出生后或出生后不久出现喉鸣，症状轻重不一，随着年龄的增长，喉鸣减轻或消失。

2. 小儿急性喉炎

起病较急，多有不同程度的发热、咳嗽，呼吸时有响声，哭闹时喉鸣，多在夜间症状加重，严重者有吸气性呼吸困难。如患急性会厌炎或喉软骨膜炎，都可出现喉鸣。

3. 喉狭窄

多发生于喉外伤。婴儿由于产钳伤，成人多为挫伤、切伤、刺伤、喉软骨感染坏死，以及放疗后，都可引起喉瘢痕收缩，而致喉鸣。

4. 喉特异性炎症

如喉白喉、喉结核、喉麻风、喉硬结症等，其病情严重时，一般都会发生喉鸣。

5. 喉肿瘤

儿童多发生喉乳头状瘤，有时可引起喉鸣。喉癌晚期喉腔被阻塞时，才出现吸气性喉鸣。

6. 声带麻痹

如双侧喉返神经麻痹发病急者，有明显吸气性喉鸣；逐渐发生者，平静时不一定出现吸气性喉鸣。

7. 喉痉挛

喉鸣为其主要症状，系由于喉内肌痉挛性收缩所致，常发生于血钙过低，维生素 D 缺乏，或营养不良的佝偻病儿童。

8. 喉异物

喉内异物、声门下异物，或气管异物，都会出现喉喘鸣。

9. 其他

如咽后脓肿或大的食管异物压迫气管，也可引起喉鸣。

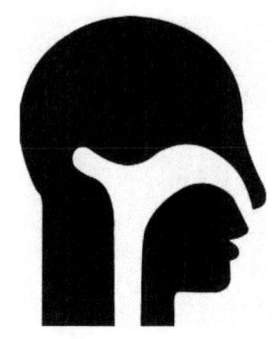

第二章 耳鼻喉内镜检查

第一节 耳镜检查法

一、窥耳器检查法（ear speculum）

窥耳器形如漏斗，由金属或硬塑料制成，口径大小不一。检查室内一般需配备口径不同的窥耳器一套（4～5只），检查时，可根据受检耳外耳道的宽窄，选用口径适当者。

当外耳道弯曲度较大，较窄，或耳毛过多，而在徒手检查法不能窥清外耳道及鼓膜时，窥耳器可压倒耳毛，并使外耳道变直，因而有助于观察外耳道深部和鼓膜。但对外耳道炎，特别是患外耳道疖的患者，窥耳器的插入可引起剧烈疼痛，不宜采用。

1. 双手检查法

检查者左手先按徒手检查法牵拉耳郭，使外耳道变直，然后，右手执窥耳器，顺外耳道长轴之方向，将其轻轻置入外耳道内，至窥耳器前端抵达软骨部即可，不得超过软骨与骨部交界处（图2-1）。这样，窥耳器既可在耳道内稍稍向各个方向移动，便于观察鼓膜全貌和外耳道深部各壁；而且还可避免因窥耳器插入过深，压迫骨段而引起疼痛和反射性咳嗽。

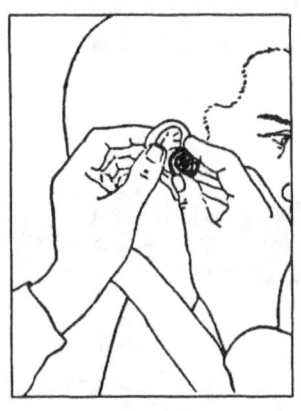

图2-1 双手耳镜检查法

2. 单手检查法

检查左耳时，检查者左手拇指及食指持窥耳器，先以中指从耳甲艇处将耳郭向后、上方推移，随后即将窥耳器置于外耳道内［图2-2（1）］。检查右耳时，仍以左手拇指及食指持窥耳器，但以中指和无名指牵拉耳郭，使其向后向上，外耳道变直后，随即将窥耳器置入［图2-2（2）］。单手检查法可空出右手，便于操作，但要求检查者有娴熟的技巧。

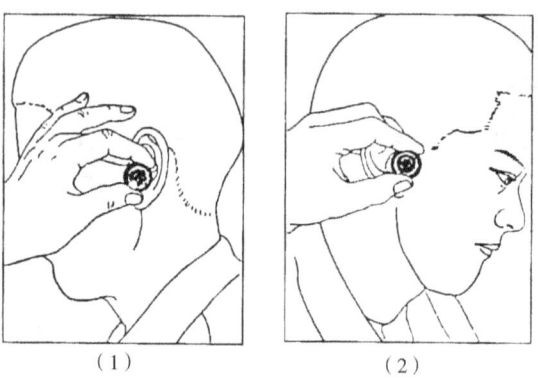

图 2-2　单手耳镜检查法

（1）左耳；（2）右耳

二、电耳镜检查法

电耳镜是自带光源和放大镜的耳镜，借此可仔细地观察鼓膜，发现肉眼不能察觉的、较细微的病变。有些电耳镜所带放大镜的焦距尚可在一定的限度内随意加以调节，以便视力不同的检查者调节使用。由于电耳镜便于携带，无须其他光源，尤其适用于卧床患者及婴幼儿。但是，用电耳镜检查前，一般仍须作徒手检查法，清除外耳道内的耵聍，拭净分泌物，否则，电耳镜检查时，将不能看清鼓膜。

三、鼓气耳镜检查法

鼓气耳镜是在耳镜的一侧开一小孔，经装有一放大镜，借此又可将镜底密封（图2-3）。有些鼓气耳镜可自带光源（电池），与电耳镜相似；不自带光源者，则利用额镜反射光线进行检查。检查时，将大小适当的鼓气耳镜置于外耳道内，务使耳镜与外耳道皮肤贴紧，如耳镜较小，又无适当口径可替换时，可用胶布将耳镜缠绕数圈，使其与外耳道完全弥合。然后，通过反复挤压、放松橡皮球，使外耳道内交替产生正、负压，同时观察鼓膜的活动。正常情况下，当挤压橡皮球时，外耳道内产生正压，鼓膜向内凹陷，放松橡皮球时，外耳道内为负压，鼓膜向外稍膨出。鼓室积液或鼓膜穿孔时，鼓膜活动度降低或消失；咽鼓管异常开放时，鼓膜活动异常增强。鼓气耳镜检查还可发现细小的、一般耳镜下不能发现的穿孔；通过鼓气耳镜的负压吸引作用，还可使潜藏于鼓室内的脓液从极小的穿孔中向外流出。此外，应用鼓气耳镜还可进行瘘管试验，Hennebert试验及鼓膜按摩等。

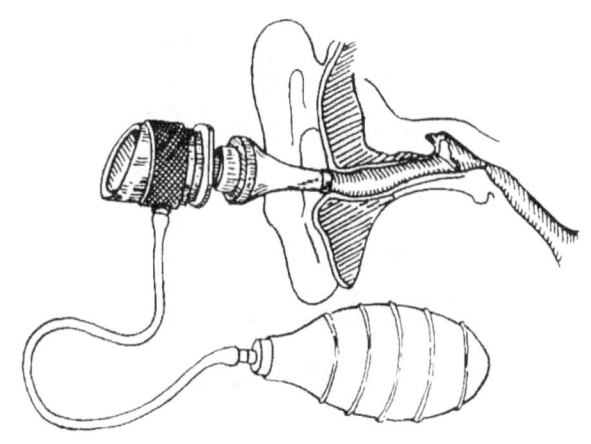

图 2-3　鼓气耳镜检查法

四、耳内镜检查法

耳内镜（otoendoscope）为耳科用硬管内镜。由冷光源提供 150 W 或 300 W 照明。镜身长 6 cm 或 11 cm。分 0°、30°、45° 和 70° 等各种角度。直径为 1.9 mm、2.7 mm 或 4.0 mm，直径 1.9 mm 者可通过鼓膜穿孔（或鼓膜切口），观察鼓室内各种结构，2.7 mm 或 4.0 mm 者则可用于中耳乳突手术中。镜身可配备电视监视系统和照相设备。通过各种角度的耳内镜，可以观察到耳镜或显微镜不能到达的深部隐窝和细微病变。当外耳道狭窄或因其他原因而阻挡视线时，用 2.7 mm 或 4.0 mm 直径的耳镜可以越过狭窄区观察到耳道深部和鼓膜全貌。当鼓膜上存在内陷袋时，通过耳内镜可观察内陷袋内的病变，有无角化物质或胆脂瘤碎屑等。在中耳乳突手术，外淋巴瘘探查术，闭合式乳突术后的 second-look 术，以及咽鼓管探查术等手术中，耳内镜亦可发挥独特的辅助作用，为中耳和颞骨的微创外科提供了重要的条件。此外，耳内镜还可用于桥小脑角手术中。其缺点为单眼视（无立体感），单手操作（镜身无支架），术野出血时止血困难，以及放大倍数不能调控等，对这些缺点目前正在着手改进中。

耳显微镜和附设于耳鼻咽喉科多功能检查台的单目或双目显微镜，均能更加精细地观察鼓膜的各种细微变化。

可屈性纤维耳内镜直径为 3.2 mm 和 2.7 mm，它和纤维喉镜、纤维支气管镜一样，具有柔软、可适当弯曲、照明好等优点，可观察一般电耳镜不能窥清的外耳道深部、鼓膜及鼓室的病变，耳显微镜和软管耳内镜均附有照相机及摄像机接口，可以拍照或录像存档。

近年来尚有耳蜗微内镜问世，凭借此可洞察耳蜗内的微小病变。

五、鼓膜的病理改变

1. 充血

急性炎症时，鼓膜弥漫性充血，肿胀，早期以松弛部最为明显，以后发展至全鼓膜，此时，鼓膜的各个标志可消失。检查时，如对鼓膜进行过多的刺激，或婴幼儿哭闹、用力挣扎时，鼓膜亦可发红，宜注意识别。

2. 色泽的其他改变

鼓室内有积液时，鼓膜为淡黄、橙黄或琥珀色，少数呈灰蓝色或灰白色。蓝鼓膜提示鼓室内可能有出血或瘀血等改变。

3. 混浊、增厚

鼓膜混浊时，其透明度减低，呈云雾状。鼓膜增厚时，透明度消失，如磨砂玻璃，紧张部呈灰白色。

4. 钙质沉着

为鼓室硬化的表现。鼓膜上有斑片状白斑，其界线分明，年久可变黄色，又称"骨化"鼓膜。

5. 萎缩性瘢痕

鼓膜仅剩外侧之表皮层和内侧之黏膜层，中间之纤维层消失。这种萎缩性瘢痕大多发生于鼓膜紧张部的某一局部，可大可小。见于鼓室硬化或愈合的穿孔。

6. 鼓膜内陷

表现为光锥变形，分段，缩短，移位或消失，锤骨短突和前、后皱襞特别突出。鼓膜内陷严重者，鼓膜向内移位，几与鼓岬相贴。评估鼓膜轻度内陷的临床意义时，宜结合鼓室导抗图综合分析。

7. 外凸

前后皱襞变得不明显，锤骨短突无显著隆起，光锥可消失，紧张部有膨隆外貌，此时鼓膜的振动度受限或消失。在急性化脓性中耳炎和鼓室积液甚多的分泌性中耳炎，鼓膜可向外膨出。

8. 鼓膜穿孔

鼓膜穿孔可由外伤引起，或因各种化脓性中耳炎所致。

（1）外伤性穿孔：急性期之穿孔多呈裂隙状、三角形或不规则形，数日后则可逐渐变为圆形或椭圆形，个别严重的外伤性穿孔，鼓膜紧张部可完全撕裂。

（2）化脓性中耳炎的鼓膜穿孔：急性化脓性中耳炎时，鼓膜穿孔一般较小，最小者仅有针尖大，大多伴有液体搏动，如星星样闪烁反光。慢性化脓性中耳炎时，穿孔可在松弛部或紧张部。松弛部及紧张部后上边缘性穿孔常为中耳胆脂瘤。紧张部中央性穿孔可为肾形，圆形或椭圆形，多见于单纯型化脓性中耳炎，穿孔在前下象限，病灶常在咽鼓管；紧张部大穿孔，鼓室内有肉芽或息肉者，提示中耳炎可能伴有骨质破坏或伴胆脂瘤的中耳。结核性中耳炎早期，鼓膜可出现多发性穿孔。化脓性中耳炎愈合过程中，如有部分残余鼓膜边缘与鼓室内壁发生粘连，有时可形成多发性穿孔，宜注意鉴别。

9. 内陷袋形成

鼓膜的某一局部向鼓室内极度陷入，形成一囊袋状，称为内陷袋。内陷袋多位于鼓膜松弛部，或锤骨短突与前皱襞交界处之上方，或紧张部之后上方，为鼓室膨胀不全或胆脂瘤的早期征象。袋状内陷或鼓膜穿孔的鉴别方法是：以一钝头细探针轻轻探查，如为穿孔，探针可探入较深，有落空感；袋状内陷者，探针探入后即有受阻感。耳内镜检查可鉴别之。

10. 其他

鼓室内有小肿瘤而鼓膜完整时，鼓膜出现局限性隆起，透过该处鼓膜，可见肿物影，颈静脉球体瘤时，肿物可出现搏动。

六、注意事项

（1）检查外耳道和鼓膜时，首先应注意外耳道内有无耵聍、异物，外耳道皮肤是否红肿，有无疖肿、新生物、瘘口、狭窄，骨段后上壁有无塌陷等。如耵聍遮挡视线，须加以清除。外耳道有脓液时，应注意观察其性状和气味，并用3%过氧化氢溶液或生理盐水将脓液彻底洗净，用吸引器吸尽或拭干，以便细察鼓膜。

（2）无论采用上述何种方法，从一个方向均只能窥及外耳道或鼓膜的一个部分。欲窥察其全貌，必须按需要稍稍变换受检者的头位，或将耳镜的方向朝上、下、左、右轻轻移动，方能看清鼓膜的各个部分。

（3）在鼓膜各标志中，以光锥最易辨认，初学者欲观察鼓膜，可先找到光锥，然后相继察看锤骨柄、脐部、短突及前、后皱襞，区分鼓膜的松弛部和紧张部。

第二节 鼻腔及鼻窦内镜检查法

鼻腔和鼻窦内的许多疾病借助前、后鼻镜有时难以详查，某些鼻部手术按常规方法亦难获得满意效果或者易给患者带来较大创伤与痛苦。受到内镜在其他方面检查和治疗获得成功的启示，1901年Hischmann成功地试用膀胱镜进行了中鼻道检查和手术，此举开创了鼻内镜应用的先河，但只因当时器械不完善而未能推广。20世纪70年代奥地利学者Messerk-linger根据Hopkins理论制成了体积小，光度强、视野开阔的柱状镜望远型鼻内镜，鼻内镜的临床应用才被广泛开展起来，并得到迅速发展。

一、适应证

1. 鼻腔内镜检查适应证

有鼻部症状或怀疑周围器官病变与鼻有关者，经常规前、后鼻镜检查无满意发现时，均可行鼻腔内镜检查。

（1）有鼻塞、流涕、头痛症状，疑为鼻炎，鼻窦炎或鼻中隔偏曲，但不能明确阻塞之部位或分泌物来源时。

（2）原因不明、部位不详的鼻出血，除了解出血部位和原因外，还可在镜下进行简单的止血操作。

（3）脑脊液鼻漏。

（4）不明原因的嗅觉障碍，可观察嗅区有无损伤、破坏或颅底有无骨折。

(5）鼻腔或鼻咽部的新生物，包括颈部有转移性包块和传导性耳聋怀疑有鼻咽部病灶者，可在镜检下探明原发部位、浸润范围并行活检。

(6）鼻腔异物，可在镜下探取。

(7）配合鼻腔、鼻窦手术及观察手术前后的改变，也可配合眼科的泪囊鼻腔吻合手术等。

(8）任何其他检查如 X 线、CT 等发现鼻腔有异常者。

(9）进行鼻腔生理功能的研究，如观察鼻黏液毯的活动等。

2. 上颌窦内镜检查适应证

(1）有鼻塞、头痛、流脓涕等症状，已行或未行 X 线检查，拟诊为上颌窦炎，可在镜下检查窦口有无阻塞并指导冲洗治疗。

(2）虽无临床症状，但 X 线发现上颌窦内有异常阴影或骨壁破坏。

(3）牙源性上颌窦炎了解窦内有无异生牙及瘘管。

(4）鼻出血在鼻腔内未找到出血部位。

(5）上颌窦异物。

(6）上颌窦肿瘤取活检。

(7）相邻部位的肿瘤，了解上颌窦有无受侵犯。

(8）上颌窦骨壁骨折及眶底骨折，探明骨折部位。

(9）鼻窦手术后了解窦口或造口是否通畅，有无粘连。

3. 蝶窦内镜检查适应证

(1）蝶窦阻塞性病变，如化脓性蝶窦炎、蝶窦囊肿，既可在内镜下明确诊断，又可进行引流和手术。

(2）X 线拍片或 CT 检查发现蝶窦有占位性病变者，可了解病灶的部位并行活检。

(3）脑脊液鼻漏在其他部位未找到瘘孔者。

(4）眶尖综合征怀疑为蝶窦病变者。

4. 额窦内镜检查适应证

(1）探查和治疗化脓性额窦炎、额窦囊肿。

(2）额窦肿瘤，了解原发部位、浸润范围并行活检。

(3）额窦骨壁骨折。

(4）脑脊液鼻漏怀疑与额窦病变有关者。

(5）配合额窦手术，术中便于检查死角。

二、检查方法

1. 鼻腔内镜检查

患者取平卧、坐位或半坐卧位皆可，检查前用 1% 丁卡因棉片麻醉鼻腔黏膜，棉片上可加少许血管收缩剂如 1% 麻黄碱或 1‰肾上腺素，重点检查部位如中鼻道、嗅裂、蝶筛隐窝等处麻醉尤要充分，少数过于紧张的患者检查前可用镇静剂。

检查者站在患者头部右侧，检查时，检查者将左手放在患者鼻翼处固定内镜，右手食指与拇指如执笔状持镜送入鼻腔依序检查各部。

根据各自习惯，检查者可选择中鼻道或下鼻道径路进行检查，也可直接先检查可疑病变部位。由于单一视角的内镜难以完成全面检查，检查中可交替使用不同视角的内镜反复检查。

选择中鼻道进镜时，先找到中鼻甲前端，正常中鼻甲前端略呈球形，黏膜稍厚，色红润，表面光滑，有明显的颈，颈之后是中鼻道。中鼻甲向内凸有如边缘稍厚之薄片状。有时见到隆起的鼻甲泡及其开口。中鼻道入口处外侧壁有一隆起为钩突，发育较好的钩突有时易误认为中鼻甲，大的筛泡有时也会误认为钩突。钩突与筛泡间有一条深沟，即下半月裂，裂之后下部渐深并凹入侧壁中，是为筛漏斗，较浅的漏斗常可直接看到上颌窦开口。钩突在此处变厚即钩突尾，半月裂在筛泡前上方扩大为三角形，即鼻额裂，有时可见到顶部之额窦开口及周围小筛窦开口。筛泡之上沿鼻额裂向后，即筛泡与中鼻甲根部形成的穹隆称为上半月裂，裂内有 1～4 个筛窦开口，或窦口合并为深沟状，沟内再分别开口。上半月裂与鼻额裂间，有一凹窝称侧窦。筛泡与筛漏斗之后，为比较平坦的后囟，上颌窦内病变可在此表现为充血、肥厚和息肉等。后囟和钩突下的下囟均可能有上颌窦副口。

中鼻甲后端较厚，有时稍呈球形肥大。嗅裂外侧有上鼻甲，上鼻甲有时仅为小隆起状，而上鼻道比较宽敞，可见 1～3 个后组筛窦的开口。上鼻甲之上有时见到最上鼻甲及鼻道，均发育很差，最上鼻道和鼻中隔之间为蝶筛隐窝，窝的下方贴近鼻中隔处可见到蝶窦开口。越过中、下鼻甲后端后即进入鼻咽部，以咽鼓管圆枕为标志，其下方是咽鼓管咽口，嘱患者做吞咽动作时可看到咽鼓管咽口的开放并可判断其通畅程度。咽鼓管圆枕之后为咽隐窝，呈深沟状凹陷，鼻咽癌即好发于此区。两侧咽隐窝之间为鼻咽顶及后壁，在鼻咽顶后壁中央常有一凹窝，称为咽囊，腺样体位于其上。稍微退出内镜可见到鼻中隔后端及下鼻甲后端。退镜时可经下鼻道同时检查上颌窦副口和鼻泪管开口。检查毕，退出鼻腔，并按同法检查对侧。

经下鼻道进镜可依序检查下鼻甲前端、下鼻甲全表面、下鼻道、鼻泪管开口、上颌窦副口及鼻中隔。到达鼻咽部后，再经蝶筛隐窝、中鼻道退出。

常见鼻腔疾病的镜下表现有：

（1）炎症：鼻腔的急性炎症表现为黏膜充血、肿胀、鼻甲水肿，有时有黏液性或黏液脓性分泌物；慢性炎症时，鼻腔黏膜暗红、增厚；若下鼻甲黏膜苍白、肥厚呈桑葚状或结节状则是肥厚性鼻炎的表现。上颌窦急性炎症时从鼻腔可在其自然开口处见到稀薄脓液，呈搏动性外溢，窦口周围黏膜急性充血水肿；慢性炎症时，可见一条脓柱或脓血柱从窦口直通后鼻孔；慢性蝶窦炎有时也可见到这样的脓柱。

变应性鼻炎发作期表现为鼻腔黏膜苍白水肿，也有充血而暗红者，以下鼻甲为甚，有时伴有息肉或中、下鼻甲呈息肉样变。

萎缩性鼻炎表现为鼻腔宽大，黏膜干燥，鼻甲缩小，下鼻甲尤甚，有时鼻腔有灰绿色脓痂充塞，清除后可见黏膜干燥萎缩，甚至糜烂而易出血。

（2）息肉：鼻腔息肉多发生于中鼻道附近的区域，以钩突、筛泡和中鼻甲最为常见，早期可表现为黏膜炎症呈水肿、苍白改变，例如中鼻甲息肉样变；久之则形成单个或多个垂出之息肉，有蒂或为广基。息肉较多而引起鼻塞时，常不易确定其根部何在，若压迫或堵塞鼻窦开口影响鼻窦通气和引流，易造成鼻窦炎，可见到脓性分泌物。来自上颌窦的息肉循息肉蒂可找到上颌窦开口或副口，息肉有时向后垂脱可到达后鼻孔，有时息肉蒂粗大被嵌顿于窦口，出现瘀血、坏死，可反复引起鼻腔出血。临床有时见到的出血坏死性息肉即因于此。

（3）鼻出血：鼻出血的部位以鼻中隔前下区最为多见，用常规前鼻镜检查即能查明。其次，下鼻道外侧壁后方近鼻咽处的吴氏-鼻咽静脉丛（Woodmff naso-nasopharyngealvenous plexus）也是易出血的部位，尤其多见于老年人，前鼻镜不易看清，通过内镜即可看到此处血管扩张成团甚至出血。有些出血来自鼻窦或其他隐蔽的地方，特别是反复不明原因的少量出血，更需借助鼻内镜寻找其出血来源，如上颌窦的出血有时可在其开口处见到坏死的息肉或见到血丝从窦口引出。若是小的肿瘤出血，亦可早期发现之。但如遇较多活动性出血时，须先采取止血措施，待出血停止后再予检查。鼻腔浅表出血还可在内镜下用激光、灼烧、冷冻或电凝止血。

（4）肿瘤：常见的有毛细血管瘤、海绵状血管瘤、纤维瘤或纤维血管瘤、内翻性乳头状瘤，恶性肿瘤较少，多来自鼻窦。毛细血管瘤多见于鼻中隔，瘤体小，质软有弹性，易出血。海绵状血管瘤多见于下鼻甲，瘤体较大、基广，质软可压缩，多无包膜，易出血难止住。鼻咽部纤维血管瘤常见到红色或苍白坚韧之新生物堵塞鼻腔后部，表面有时见有假膜，有时极易出血，特别是发生于鼻咽部者，活检应小心。内翻性乳头状瘤多见于中鼻道和鼻中隔，易与鼻息肉相混，极易恶变，有人将其归于恶性肿瘤，宜常规活检确诊之。鼻腔原发恶性肿瘤多见于鼻腔外侧壁，少数发生在鼻中隔、鼻前庭及鼻腔底，肿瘤外观常呈菜花状，易出血，伴有溃烂或坏死。

（5）脑脊液鼻漏：脑脊液鼻漏多系鼻部、头部外伤或手术引起，可在鼻内流出血水样或棕黄色液体。内镜检查之目的主要在于寻找瘘孔，查明原因和为手术提供依据，常在嗅裂顶部之筛板处见到瘘孔，周围黏膜苍白、水肿，孔内有清亮液体外流，并有搏动感。若见到来自嗅裂处的水囊样物，应疑为脑膜膨出。

（6）鼻咽部病变：鼻咽癌好发于咽隐窝和鼻咽顶部，可表现为黏膜粗糙、溃烂，咽隐窝变浅，局部隆起或菜花样肿块。分泌性中耳炎有时可见到咽鼓管咽口受压或肿胀，吞咽开放不畅。咽囊炎者可见到咽囊窝内有脓性分泌物，周围黏膜充血、肥厚，若该处呈半球状隆起，应考虑咽囊囊肿。鼻咽部偶可见到脊索瘤和畸胎瘤。

2. 上颌窦内镜检查

有经下鼻道径路和上颌窦前壁径路两法。

（1）下鼻道径路：即上颌窦穿刺径路，此法的优点是临床医生比较熟悉上颌窦穿刺的部位和方法，应用起来比较习惯；穿刺后可在下鼻道和上颌窦之间形成一个较大直径的通道，利于窦内引流和术后冲洗；缺点是下鼻甲容易妨碍操作，各种上颌窦穿刺的并发症亦可在本法中出现。患者取卧位进行检查，但穿刺时取坐位较易，故可先坐位穿刺再卧位检查。检查前充分收缩和麻醉下鼻甲及下鼻道黏膜，用套管穿刺针在下鼻道前端向内约 1.0 cm 处将针尖对准同侧外眦部用力穿透骨壁，进入窦腔后再进针约 5 mm 即可拔出针芯，用导尿管将窦内分泌物抽吸干净或用双腔导管将窦腔冲洗干净后，导入内镜进行检查。有时因穿刺针较粗或下鼻道较窄，需将下鼻甲向内上方挤压或骨折、拓宽下鼻道后才能穿刺成功。

（2）尖牙窝径路：患者取卧位，鼻面部进行常规消毒，用1%的普鲁卡因（加少许1‰肾上腺素）浸润麻醉同侧眶下神经、唇齿部黏膜及尖牙窝骨膜下。早期的检查方法同上颌窦根治的径路，需先切开尖牙窝黏骨膜，暴露骨壁后，用电钻钻孔再放入套管针。现已普遍改为直接穿刺法，即左手拇指推开上唇并压在眶下孔处，右手握穿刺针在尖牙根后上、眶下孔下方刺破黏骨膜到达骨壁后使针与骨壁垂直，旋转针尖，钻透骨壁进入窦腔，然后拔出针芯，清洗窦腔进行检查。此法的优点是进针部位的解剖结构简单，在直视下操作，视野开阔，且套管针有一定的活动范围，可以转动检查窦内不同部位，尤其是上颌窦的前后径大，进针不易损伤到其他部位从而避免了下鼻道穿刺可能产生的某些并发症，配合上颌窦手术时，可取此路径。

检查上颌窦时，可用 70°、0°、12° 视角或广角的内镜。利用进退及转动镜面的手法，用 70° 镜基本可看清窦内各壁和其自然开口，若需观察穿刺孔周围区域，可改用 120° 镜检查。

正常上颌窦黏膜为淡红色或稍苍白，薄而透明，有许多毛细血管走行，其内侧壁上方有自然开口，有时还可见一副口。

急性上颌窦炎时黏膜水肿，血管扩张并且走行不清，有黏液或脓性分泌物堆积。慢性上颌窦炎时黏膜肥厚，肿胀，表面凹凸不平，呈息肉样变或伴有小脓囊肿，窦内可有积脓，自然开口常被肿胀的黏膜或脓性分泌物堵塞。

上颌窦息肉多发生于窦口，一般息肉基底较宽，位于窦口之后缘，有些息肉的蒂脱出窦口，息肉到达鼻腔甚至后鼻孔形成后鼻孔息肉。如息肉蒂嵌顿、扭转于窦口，易发生缺血坏死而形成出血坏死性息肉。上颌窦外上角和窦底也是息肉好发之部位。

上颌窦囊肿常位于上颌窦的下壁，如无继发感染，囊壁大多较薄，表面光滑，边界也很清楚，内含黄色透明或棕褐色液体，镜检时囊壁易被穿破而使内容物外流。

上颌窦真菌病者，窦腔可见到肉芽坏死样组织和干酪样物，肉芽表面有时可见到成簇的毛细状物即真菌团块，有人形容其状为一个正在喷发的火山口，作真菌培养或病检可确诊之。

牙源性上颌窦炎有时可在窦内找到异生牙或瘘管，瘘口常有肉芽组织或息肉，经常可见到臭脓堆积。

有上颌窦骨壁骨折者，可看到骨折线，若窦顶壁下陷、表面平滑且黏膜完整，触之较硬有骨性感，常是陈旧性眶底爆裂。

做过上颌窦根治术的患者，窦内可见到再生的黏膜和瘢痕组织，有时有黏液挂在窦口；若窦口阻塞，可见到黏膜肥厚或复发之息肉甚至脓囊肿。有些患者尽管在下鼻道作过对孔，内镜下仍可看到脓液柱与窦口相连，这表明鼻窦自然开口仍是主要的引流部位。

利用上颌窦内镜对恶性肿瘤进行早期诊断是其一大优势。如在窦内发现有可疑肿瘤时，应仔细观察其部位，表面是否光滑，有无出血，边界是否清楚，骨壁有无破坏并及时抓取活检，明确诊断。对上颌窦周围的肿瘤，内镜也可察知上颌窦有无受累。

3. 蝶窦内镜检查

蝶窦是所有鼻窦中位置最深、最隐蔽者，临床常规检查难以涉及，CT 和 MRI 为发现蝶窦某些疾病提供了条件，而内镜的开展，使对此区直接进行检查成为可能。

检查方法：患者仰卧，面部消毒，充分收缩和麻醉中鼻甲、中鼻道、蝶筛隐窝及嗅沟等处黏膜。用 30° 或 70° 内镜从前鼻孔进到鼻腔后上方找到中鼻甲后端，以此为标志，在鼻中隔与上鼻甲下缘之间寻找蝶筛隐窝，蝶窦口即位于蝶筛隐窝顶部附近。如视野太窄，可先推开或折断中鼻甲后端。蝶窦口大小不一，多呈圆形或椭圆形，找到窦口后可先对窦口及其周围进行观察，如窦口有无水肿、狭窄或阻塞，有无异常分泌物及有无新生物突出。若要了解窦内情况，可用穿刺套管针在蝶窦开口内下方穿刺进入窦腔，吸净分泌物后仔细检查。

正常蝶窦呈多格状态，黏膜较薄，色泽浅淡，如果红润到可见程度，往往已有炎症。鞍底骨壁甚薄，蝶鞍肿瘤极易破坏窦顶骨壁而垂入窦中。窦内息肉并不多见，常见于窦口周围。窦内两侧壁，特别是侧壁的上半部有重要血管神经走行，切勿损伤。

4. 额窦内镜检查

额窦位置表浅，常规 X 线拍片或 CT 检查多能察知其中病变。如果行内镜检查，大部分患者需切开皮肤、钻穿骨壁才能进入，易在面部遗留瘢痕，故临床应用不多。检查前应先作 X 线拍片或 CT 扫描以了解额窦的大小、前后径距离及窦中隔的位置。检查途径有二：

（1）鼻外眉弓径路：检查前先剃眉备皮，患者仰卧，常规消毒铺巾，眉弓内 1/3 及眶上神经处作局部浸润麻醉，于眉弓内侧稍上处做一个 1.0～2.0 cm 的横形切口，切透骨膜并稍加分离后，用 6 mm 直径的环钻钻穿额窦前下壁，插入穿刺套管针，再导入内镜；或不用穿刺套管针直接使用 4 mm×70° 或 120° 内镜进行检查。

（2）鼻内筛窦径路：患者仰卧，常规消毒铺巾，充分收缩，麻醉鼻腔特别是嗅裂和中鼻道黏膜，用 70° 内镜在中鼻甲前上方寻找额窦开口。少数情况下需作前组筛房切除才能找到窦口，如遇额窦开口被肿胀黏膜或增生组织掩盖时，可借助探针寻找，找到窦口后，用刮匙开放额窦底部，扩大开口即可插入 70° 内镜进行检查。

正常额窦黏膜光滑，只有一个窦口和几个不完整的小骨隔，结构简单，病变亦少，常见有骨瘤、骨折及脑脊液漏。检查时要注意查看额鼻管有无堵塞，并清除小骨隔以免遗留死角，但操作时应注意勿损伤前颅底。额窦手术常规使用内镜协助观察窦内情况，可使视野更开阔、清楚，从而大大提高手术效果。

三、鼻内镜检查的注意事项

（1）做好检查前准备，完成必要的辅助检查如 X 线拍片、CT 扫描（冠状位及水平位），这些都是内镜检查的重要参考资料，可以了解鼻窦的发育情况，有无异常改变，或者发现病变后增加检查的针对性和避免盲目操作，在患者一般情况欠佳时，可迅速完成镜检，缩短时间。

（2）小儿鼻窦发育不成熟，镜检有较大风险，检查要慎重，尤其不宜作蝶窦镜检。成人蝶窦发育不佳者，也不宜镜检。

（3）熟悉鼻腔、鼻窦的正常解剖结构是顺利镜检的基础。鼻内镜的开展使得原先不被重视的解剖现在受到了强调，尤其是中鼻道及其外侧壁的结构，若不熟悉，容易疏漏。以筛漏斗为中心的附近区域，包括筛漏斗、钩突、中鼻甲及其基板、中鼻道、半月裂、前组和中组筛房、额窦开口、上颌窦自然开口和鼻囟门等一系列结构被合称为"窦口鼻道复合体（ostiomeatal complex）"，凸显该区的重要性，亦是鼻腔、鼻窦多种疾病发病的关键所在，初学者最好先在实物标本上先认清这些结构，检查时才不致误认、误伤重要解剖结构和耽误检查时间。

蝶窦周围的解剖亦很复杂且重要，蝶窦外侧壁由下至上最重要的结构有颈内动脉、视神经和海绵窦；蝶窦外侧壁较薄，有时甚至缺失，使得上述重要结构裸露于窦腔之内，这常是发生失明、致死性大出血等严重并发症的最危险的解剖变异，镜下操作要格外小心。穿刺窦口的进针部位要选在蝶窦开口下方靠内侧约 0.5 cm 处，针尖不能超过双侧瞳孔的连线水平以上，穿刺时要控制好力量勿使针刺过深，经验不足者最好在内镜下认清窦口，用刮匙刮开窦口前壁，再以咬骨钳咬除窦口内下部骨壁，扩大窦口后再放入内镜检查；此法危险较小，扩大窦口后且利于引流。但咬除骨壁时要注意不可向外下用力，以免损伤蝶腭动脉的分支而引起大出血。

（4）保持镜面干净和视野清晰，镜检时由于外界温度较鼻腔、鼻窦低，易使镜面生雾，可先在镜面涂防雾硅油或不时在温热的蒸馏水中加温。遇到少量出血或有分泌物时应及时抽吸或冲洗干净；但在冲洗蝶窦时，切勿加血管收缩剂，以免引起暴露在窦内的视神经及血管痉挛而致失明。镜面沾有血污时应用蒸馏水或者 75% 酒精棉球擦净。

（5）操作要轻柔、细心，进镜时遇鼻腔阻塞如鼻中隔严重偏曲或鼻甲过于肥大时，要避免粗暴推进以免损伤、出血和影响镜像。对新生物的活检更要小心，鼻咽部纤维血管瘤活检可致不易控制的严重出血。蝶窦内的新生物应先仔细辨别其特征、性质、原发部位、范围和有无搏动再决定是否取材活检；蝶窦上壁和外壁取活检时易损伤大血管和重要神经结构，导致致命性出血或失明；蝶窦上壁的肿瘤有时可能系蝶鞍的肿瘤破坏了窦顶壁而垂入窦中，活检时可能会误入颅前窝而造成脑脊液鼻漏或损伤视交叉。遇到搏动性的肿块，切勿活检。

四、并发症及其处理

单纯鼻腔内镜检查并发症少见，作鼻窦内镜检查时常需借助手术获取进路，或是同时配合手术进行操作，可产生一些并发症。

1. 出血

出血不一定都是并发症，特别是在作上颌窦穿刺或蝶窦、额窦造孔时损伤黏膜引起出血在所难免；这种出血量不多，用浸有肾上腺素的棉片轻压即可，一般不妨碍操作。但有些出血可能是严重的，如作上颌窦造口时损伤了下鼻甲或鼻中隔后动脉；鼻内筛窦径路检查额窦时损伤了筛前动脉；检查蝶窦时损伤了蝶腭动脉，这些出血常较凶猛，影响视野，有时甚至忙于止血而无法使镜检继续下去。出血量多时，可采取凡士林纱条填塞、压迫的办法止血。对出血性新生物进行活检时也可引起较多出血，此时应迅速完成活检，用凡士林纱条填塞鼻腔或窦腔。严重而致命的出血见于检查蝶窦时损伤了外侧壁和外上壁的颈内动脉和海绵窦，遇此情况往往来不及抢救，已有因此而死亡的病例见诸报道，故预防是关键。

2. 鼻腔粘连和鼻窦进路粘连

鼻腔镜检、操作时可使黏膜发生反应性水肿而粘连；上颌窦和额窦镜检时常需造口，如果清除病灶时不彻底或术后不及时换药，也可造成粘连甚至闭塞，从而妨碍鼻窦引流。故术后要注意清理和分离粘连带。

3. 感染

在行鼻窦穿刺造口时若操作不当可引发周围组织感染，如面部软组织或翼腭窝在上颌窦穿刺时损伤可引起感染；若损伤眼眶结构或颅脑，也可引起眶内和颅内严重感染。故检查后应常规使用抗生素。

4. 脑脊液鼻漏

是鼻窦内镜检查和手术中较常见而重要的并发症。多发生在经前筛顶、额窦底造孔时损伤了颅前底或对蝶窦和额窦内与颅内相连的肿物活检过深或行蝶窦穿刺时误伤了鞍底。如系造孔所伤，可用磨碎的肌肉压住漏口，再用筋膜盖在肌肉外面，并可使用生物胶粘连，窦腔则用浸有抗生素的吸收性明胶海绵填塞，并用碘仿纱条压紧造口处。检查、处理后，患者宜半卧位卧床休息，并使用有效的抗生素和脱水降颅压药物。如系对肿瘤活检过深引起，局部可先用吸收性明胶海绵填压作简单处理，全身用抗生素，待日后摘除肿瘤时一并治疗。

5. 视觉障碍

在行鼻内镜检开放筛房时损伤眶内壁，或是上颌窦穿刺时刺破眶下壁，或是行额窦造孔时损伤眶上壁，都可直接损伤眶内容物和引起眶内出血、感染，进而使眶内压增高，引起视力减退或复视、视野缺损等。这些症状有时在检查结束几天后才表现出来。处理的办法是及时抽出鼻内填塞物，防止感染，必要时行眶减压术。如果在穿刺蝶窦前壁或检查蝶窦时损伤了视神经管隆突，将造成永久性失明。反射性视网膜中动脉痉挛也是镜检中引起视觉障碍的重要原因。特别是在冲洗蝶窦时直接刺激了裸露于窦内的视神经和血管，或是在窦内止血时使用了血管收缩剂。当血管痉挛时，可造成视网膜缺血、缺氧，完全缺氧如超过 4 min 即可致永久性视力损害；不完全缺血缺氧超过 60 min 也可严重损害视力。故在检查中，应将患者的眼睛暴露在消毒巾之外，嘱其及时反映任何视觉异常的变化，随时观察视力，这样将有助于避免和及时处理并发症。一旦发生，应紧急使用扩血管药、糖皮质激素和能量合剂等治疗。如果处理正确、及时，视力还可望恢复，否则将引起患者视力严重下降甚至失明。

第三节 喉镜检查法

一、间接喉镜检查法

间接喉镜检查法是西班牙著名音乐教师 Carcia 于 1851 年发明的，仍是目前最常用的喉部检查方法。施行间接喉镜检查法（indirect laryngoscopy）时，受检者直坐，上身微向前倾，检查者坐其对面，彼此间距离以额镜反光焦点能集中于悬雍垂（uvula）为准。受检者口张大，舌尽量外伸。用无菌纱布块将舌前 1/3 包裹，用左手拇指及中指夹持舌部，食指将上唇推开，无名指和小指托于颏部轻轻加压，轻轻将舌向外牵拉，注意避免下切牙擦伤舌系带。受检者头部徐徐前屈或后仰，直至额镜的反光焦点清楚照射至悬雍垂时为止。若有活动的义齿，应先取出。用右手持镜柄如握铅笔状，镜面与舌背平行放入口腔（图 2-4）。受检者此时应保持安静，呼吸较平时稍加深但勿中断，并发"唉"或"依"音。

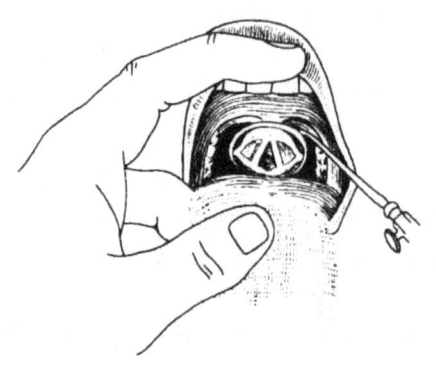

图 2-4 间接喉镜检查法

间接喉镜（indirect laryngoscope）是一个有柄的圆形平面镜，镜面与镜柄相交成 120 度。镜面的直径有各种不同大小，国产者直径有 10 mm、12 mm、14 mm、18 mm、22 mm、26 mm 共 6 种，检查儿童，常用 10 ~ 12 mm 的镜面，成人则用 18 ~ 22 mm 镜面。放入口腔前，先将镜面加热至镜面上水气消散为止。加热时温度不可过高，以免烧坏镜面。加热后应先自用手背试镜背，须微温不烫方可使用，以免烫伤黏膜。也可将镜子在温水中加温或浸入肥皂液内取出后用纱布擦净，或用酒精擦拭镜面，也可保持镜面清晰，不受水气附着。

在放入间接喉镜时，需将镜面向下，迅速而稳妥地与水平面成 45° 贴放在软腭部，而不接触舌、硬腭及腭扁桃体处，以免引起恶心反射而妨碍检查。如受检者不能配合，恶心较剧，可喷少许 1% 丁卡因

第二章　耳鼻喉内镜检查

液于咽部再进行检查。检查时可将喉镜左右转动，以便看到喉全部。用右手持镜者，镜柄偏置于受检者左口角，以免镜柄和右手遮挡镜野。镜背紧贴软腭，将悬雍垂向后轻压。镜面尽量选大号的，不仅观察面积大，且可防检查时喉镜滑到软腭之后，影响观察。

因镜面向前下倾斜45°，故镜内所见的喉部影像与真实的喉部位置乃前后倒置而左右不变。按镜像绘图，则左右侧与实体相反（图2-5）。

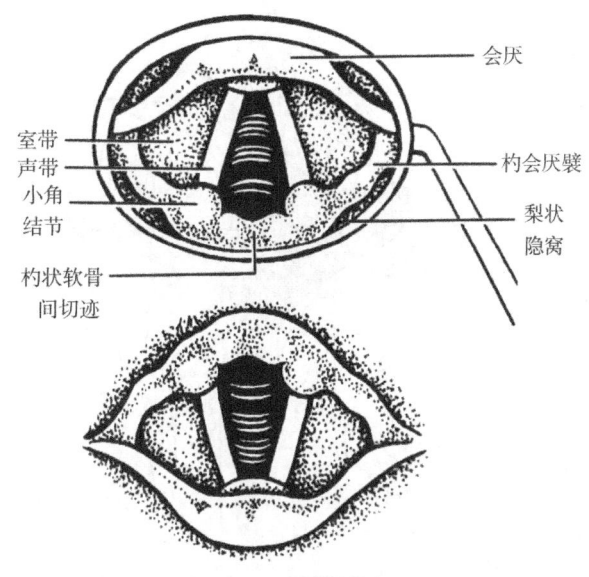

图2-5　上图为间接喉镜检查时镜面所示喉象，下图示喉实体的位置

喉镜因受镜面大小的限制，不能同时看到喉的全部，故应将镜面贴在软腭上缓缓转动，逐区检查，以窥全貌。若欲检查喉腔前部，可将镜柄上抬，使镜面向垂直方向转动，即可看到会厌舌面及根部，但会厌喉面及声带前联合有时仍不易看到。此时可嘱受检者头微后仰，同时发"依"音（图2-6），或嘱受检者取坐位，检查者取立位，以便观察。有时因会厌遮盖喉入口，不能观察到声带前联合，须告受检者做深呼吸数次，待会厌竖起，声门裂开大，方能看清。对较敏感者，可于表面麻醉下将双叉形的会厌牵引钩伸于会厌谷内向前下方轻压，间接施力于会厌，使其竖起；或将牵引钩伸于会厌的喉面，轻轻向前牵开会厌，即可看到声带前联合。

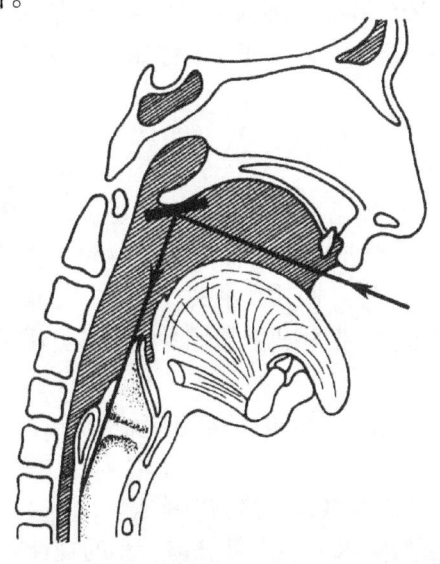

图2-6　间接喉镜检查法——检查喉腔后部

检查喉的后部，需将镜柄下落，使镜面向水平方向转动，则杓会厌襞、杓状软骨间切迹、梨状隐窝

均可窥及（图2-7）。或嘱受检者取立位，检查者取坐位检查。镜像中声带呈白色，位于其上的室带呈红色。因喉镜检查系单眼观察。故镜中所见室带位于声带的两侧，发声时声带紧张，两侧声带向中线靠拢。呼吸时彼此分开。间接喉镜检查常不能看清声门下腔全部，但有时可见上段气管环的前壁。

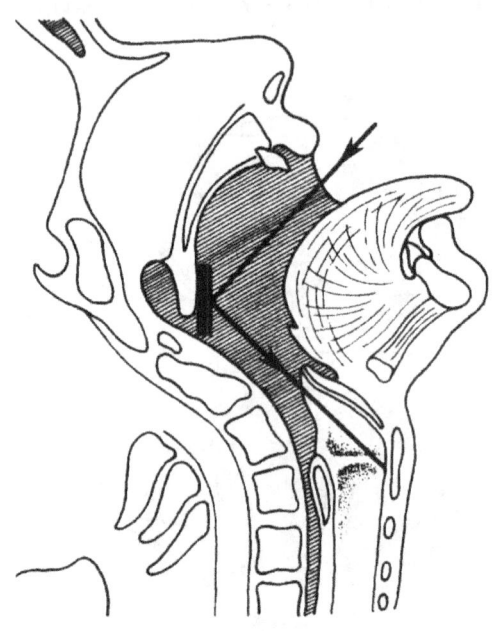

图2-7 间接喉镜检查法——检查喉腔前部

间接喉镜检查常因受检者精神紧张或咽部敏感而发生困难。故检查前须将检查的目的、操作方法，以及受检者合作方法（如体位、呼吸方法、发声方法等）讲清。对于幼儿此种检查方法常不能成功。局部解剖异常，如舌短而厚、舌系带过短、会厌过长、婴儿型较小的会厌等，也可造成检查上的困难，此时可用会厌牵引钩帮助检查。扁桃体过度肥大者须用较小的镜面。悬雍垂过长者可用较大的镜面。

间接喉镜检查时应注意养成良好的习惯，喉部各处，后、前、左、右、上、下应依次检查，列为常规，方不致有遗漏。须仔细观察喉咽及喉部有无异常，如充血、肿胀、增生、溃疡以及声带运动有无障碍等；某些病变虽不能在镜像中直接看见，但可通过一些不正常迹象，加以推知。例如：声带运动的障碍，可发生于隐蔽在喉室、声门下腔的肿瘤、环杓关节疾病或声带麻痹。梨状隐窝的唾液潴留，可能是环后肿瘤、食管上段异物或咽肌瘫痪所引起。对于疑有喉结核的患者，检查杓状软骨间切迹有无浅表溃疡或肉芽甚为重要。

二、直接喉镜检查法

直接喉镜（direct laryngoscope）按其用途不同，有各种类型，如薄片形喉镜（片形有直、弯两种，一般用于麻醉科）、普通直接喉镜、侧裂直接喉镜、前联合喉镜、支撑喉镜（selfretaining laryngoscope）及悬吊喉镜（suspension laryngoscope）等。按其大小又有婴儿、儿童和成人喉镜之分。此外，新型者尚可附加特殊设备，如显微镜、激光系统、照相机及摄像系统等，更便于检查、手术治疗及教学。

（一）适应证

（1）间接喉检查法不成功，或未能详尽者可行直接喉镜检查法。检查前，必须尽量争取作间接喉镜检查，以资对比。

（2）喉部活组织标本采取及直接涂拭喉部分泌物做检查。

（3）喉病的治疗，如良性肿瘤切除术（如声带息肉、小的良性肿瘤切除术）、喉瘢痕性狭窄扩张术、电灼术、局部用药及取出喉、气管、食管上端的异物等手术。

（4）气管内麻醉术或支气管镜检查时不易下管者，可借直接喉镜协助。

第二章　耳鼻喉内镜检查

（5）气管内插管，用于麻醉插管和抢救喉阻塞患者。

（6）小儿支气管镜检查时，先用侧裂直接喉镜暴露声门，然后导入支气管镜。

（二）禁忌证

凡有颈椎病变，如脱位、结核、外伤等，均不易施行此术。重病、重度衰弱和妊娠晚期。虽非绝对禁忌证，但须十分谨慎。

（三）术前准备

（1）术前详细询问病史，并进行全面体格检查及耳鼻咽喉部检查。

（2）做好患者思想工作，解除恐惧心理，充分说明手术操作步骤及术中的感觉，介绍作平静、有规律的呼吸，对手术意义，解释肌肉放松的意义和避免肌肉紧张的方法。

（3）术前 30 min 给安定 10 mg，阿托品 0.5 mg 肌肉注射，儿童患者可根据年龄、体重酌量肌肉注射安定及阿托品。

（4）按全麻术前准备。

（四）麻醉及体位

全麻或表面麻醉均可，拟作激光或射频等治疗或电凝固术者也可应用静脉复合麻醉。为使肌肉松弛，必要时可应用肌肉松弛剂，检查时采用平卧仰头位或坐位。

（五）检查方法

1. 直接喉镜检查法

一般直接喉镜检查法，手术者左手持镜。放一厚层纱布块保护上列牙齿。以右手示指推开上唇，以免被镜压在牙上受伤，然后将镜沿舌背右侧送入口腔，渐移向中线深入直达舌根［图2-8（1）］。将舌根轻轻向上压（坐位者则向前压舌根），从喉镜中看到会厌时［图2-8（2）］，右手拇指和示指分别从前后协助握持镜管。使喉镜近端向上倾斜（坐位时向前倾斜），远端指向咽后壁，但勿与之接触。继续深入 1 cm，越过会厌游离缘，勿使会厌喉面紧贴于喉镜远端上，此时喉镜不可推进太深，以免误入环后隙。看清会厌结节后，左手以平行向上的力量提起喉镜，加压于会厌，使其完全提起，即可暴露喉腔［图2-8（3）］。此时如发生喉痉挛而声门裂紧闭，两侧小角结节与会厌喉面紧密接触，不能窥见声门裂时，应将喉镜固定原位不动，稍待片刻，喉痉挛解除，即可看到喉内形象。如喉镜过深，触及喉腔黏膜引起反射性痉挛，应撤回喉镜少许，喉痉挛解除后，再进行观察。告受检者发"啊"或"依"声，观察声带运动情况，此时手术者可腾出右手从事各种必要的操作。

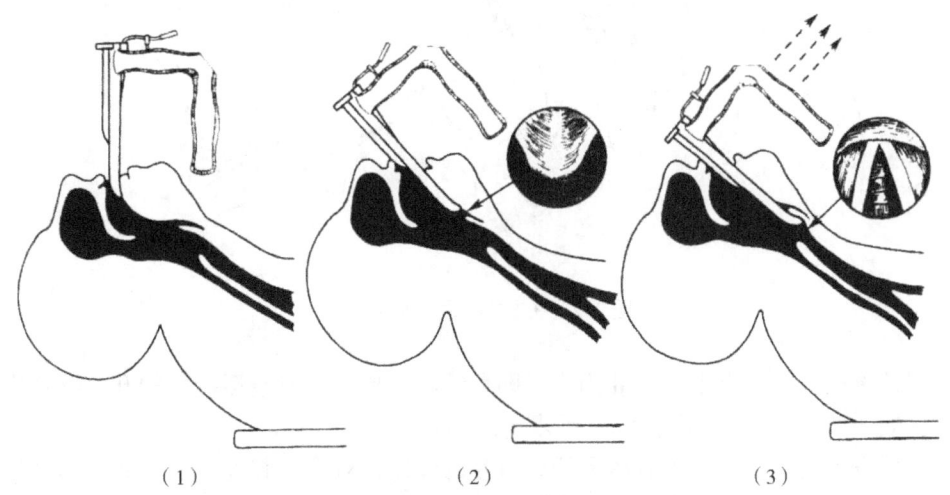

图 2-8　直接喉镜检查法

（1）沿舌背右侧进入口腔；（2）将舌根向上压，看到会厌；

（3）向前提起会厌，暴露声门裂。（虚线箭头示正确用力方向）

若受检者颈短而粗，声带前连合不易暴露时，须将其头部稍稍抬高，左手用力向上提起喉镜，右手拇指从喉镜下方向上用力,右手其余各指扣住患者右侧上列牙齿,协同用力托举会厌,绝不可用上列切牙作支点将喉镜向上撬动。如此法不成功,可请助手将甲状软骨向下压迫或改用前联合喉镜检查。前联合喉镜不但可清楚看到声带前连合,并可插入声门裂,检查声门下腔。检查幼儿时,为防止术后发生喉水肿,喉镜尖端也可不压迫会厌,只将舌根向前提起,会厌随之竖立,即可暴露喉腔。

手术并发症通常很少发生。在幼儿,特别是有痉挛素质(spasmophilia)者,术中可发生严重的、甚至有生命危险的喉痉挛。操作中,动作必须轻柔,不可粗暴,以免损伤咽、喉黏膜,发生血肿、出血或继发感染,导致不良后果。

2. 支撑喉镜和悬吊喉镜检查法

(1) 本法优点:可以使检查者腾出双手来使用器械,便于进行喉内检查和手术操作。对喉腔的某些较小的肿瘤从喉内径路进行切除,包括喉咽良性肿瘤的剥离和缝合止血等,均较一般直接喉镜易获成功。

(2) 适应证:除颈椎固定或颏下有较大瘢痕以致头部不能后仰的患者外,其他适合于作直接喉镜检查的患者均可应用本检查法。

(3) 禁忌证及术前准备:同直接喉镜检查法。

(4) 麻醉及体位:全麻或表面麻醉均可,拟作激光或射频等治疗或电凝固术者也可应用静脉复合麻醉。为使肌肉松弛,必要时可应用肌肉松弛剂,检查时采用平卧仰头位。

(5) 检查方法。

①支撑喉镜:分喉镜、连接部与支架3部分。喉镜与普通直接喉镜(或前联合镜)基本相同。但镜柄上有一小洞,可装配其他附件,如放大镜与照相机等,连接部一端固定于喉镜上,一端与支架相连接。中间有一调节螺丝,检查时可以调节支架与镜柄间的夹角。支架近端可插入连接部中,末端有两脚左右分开,以两个圆盘形的脚支撑于胸前。

检查时先如直接喉镜检查法将喉镜放入喉咽或喉腔(视需要暴露的部位而定),然后将支架近端插入原先已固定于镜柄的连接部中,将支架两脚在胸部固定好,旋动调节螺丝,使支架利用杠杆的力量撑住喉镜,暴露检查部位,即可一人进行操作(图2-9)。

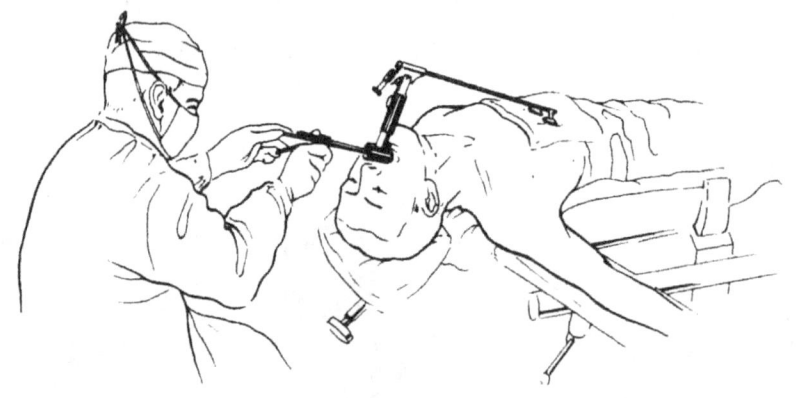

图2-9 在支撑喉镜下施行手术

②悬吊喉镜检查法:由两个主要部件构成,即喉镜与挂架。喉镜包括特殊的开口器及压舌板,两者相连并附长柄,柄上部有挂钩,钩再固定于手术台的挂架上。

本法除具支撑喉镜的优点外,因有尽量开大口腔的作用,对经口腔施行喉咽和喉部操作更为方便,检查时先将压舌板放入口内,沿舌背深入。暴露检查部位,还可深达会厌喉面,将其掀起,再开大开口器,将柄挂在挂架上,便可进行检查与操作。

三、纤维喉镜检查法及电子喉镜检查法

纤维喉镜(fiberoptic laryngoscope)是目前在耳鼻咽喉科应用最广的导光纤维内镜;纤维喉镜系利用

第二章 耳鼻喉内镜检查

透光玻璃纤维的可曲性、纤维光束亮度强和可向任何方向导光的特点，制成镜体细而软的喉镜，光源用卤素灯的冷光源。它由镜体、冷光源和附件三部分所组成，其构造与其他导光纤维内镜基本相同（见内镜检查法）。因它可以经前鼻孔插入而检查鼻咽、口咽、喉咽和喉部，故又称之为纤维鼻咽喉镜。纤维喉镜有不同的种类和规格，其常用的纤维喉镜的镜体长 605～700 mm，有效长度为 410 mm。Olympus ENFIT 10 的外径为 5 mm，视野角 90°，弯曲度 160° 和 90°；而 Olympus ENF-P2 的外径仅 3.4 mm。吸引活检管道的管径为 2 mm，因此可分别应用于成人和儿童的喉部检查。

（一）适应证

基本上同直接喉镜检查法。因纤维喉镜镜体柔软、可弯曲、光亮度强，能经鼻腔插入进行检查，故对咽部敏感、牙关紧闭、张口困难、颈椎强直、颈短、舌体过高等原因而行间接喉镜检查、直接喉镜检查困难者尤为适宜。由于纤维喉镜能接近检查部位进行观察，故可发现隐蔽的病变和早期微小的病变，并能开展活检以及对较小的声带息肉和声带小结进行手术。配备摄录像系统尚可动态地观察病变的发展过程。

（二）禁忌证

（1）上呼吸道有急性炎症伴有呼吸困难者，心肺有严重病变者为其禁忌证。
（2）对丁卡因过敏者。
（3）不明原因的Ⅲ～Ⅳ度喉阻塞者。

（三）麻醉及体位

1. 麻醉

常选用 1% 丁卡因喷雾作咽喉黏膜表面麻醉。通常先喷雾少许丁卡因于患者的舌下，观察 3～5 min，如无特殊不适再开始表麻。一般咽喉部喷雾麻醉 3H 4 次，声门喷药、滴药或涂布 1～2 次即可，每次间隔 2～3 min。如采用经鼻检查则应同时行鼻腔喷雾表麻药 2～3 次。注意嘱咐患者将药液含在口中切勿吞入，下次喷雾前先将唾液及药液吐出，以免导致丁卡因中毒。成人黏膜面麻醉用丁卡因的总剂量不要超过 60 mg。

2. 体位

检查时患者大多采取坐位，或仰卧垫枕位。仰卧位更适宜于年老体弱者和儿童。

（四）检查方法

纤维喉镜可经鼻或经口进行检查。经鼻检查可同时观察鼻腔及鼻咽部的情况，镜体易固定，纤维喉镜远端沿咽后壁插入时咽反射轻，无舌体的干扰，操作方便。但如遇鼻中隔呈 S 形偏曲、下鼻甲肥大、鼻息肉或鼻腔新生物，近期反复鼻出血或多脓涕者则以经口检查为宜。根据患者的体位，检查者可立于其头后部或对面。通常用左手握持镜体的操纵部、右手握持镜体的远端，沿鼻腔底轻轻插入，在中鼻甲下缘行进，可观察到中鼻道的部分结构。对于行功能性鼻内镜手术后的患者，可观察到上颌窦自然窦口及筛窦开放的情况，可作为功能性鼻内镜手术后患者长期随访的复查。镜前端进入鼻咽部后调节操纵杆的方向按钮，向下弯曲，观察舌根部、会厌舌面及会厌谷，将镜前端略弯向上即可抬起会厌，观察会厌喉面、杓会厌襞、室带、喉室和声带，包括前联合和杓间区等，除注意喉黏膜的颜色、形态、有无溃疡、充血及新生物外，还应注意声门裂的大小，声带的活动度和声门下区有无病变。如需观察喉咽部时，则嘱患者将右手食指放入口中，闭紧嘴唇，用力作吹喇叭样鼓气，待食管入口开放的瞬间，即可观察到梨状窝和环后的病变。

电子喉镜（electronic laryngoscope）是电子内镜家族中的一员，全称电子计算机辅助的光导纤维鼻咽喉镜，它属于软管纤维内镜，具有可弯曲、光亮度强、镜体柔软等特点。近几年广泛用于临床，其外形与纤维喉镜相似。它是采用电子导像系统替代导光纤维束，因此，可以获得高清晰度的图像。电子导像系统包括屏幕显示、录像装置等，与纤维内镜组装成一体。通过与电子喉镜连接的计算机，可以把电子喉镜图像显示在计算机屏幕上，通过计算机可以对图像进行裁剪、标记、保存，使其与病史资料、临床诊断、检查日期、检查者姓名等一起组成一份漂亮的彩色图文报告。这些信息可永久保存，随时调用，也可由打印机将报告打印出来交给患者。总之，电子喉镜检查有以下优点，①图像清晰度高，比现在广泛使用的纤维喉镜的图像要清楚得多。医师可以看清楚咽喉和鼻咽的各个部位。②检查时患者基本上无痛苦。③可在电子喉镜下进行喉部疾病的治疗，如切除声带息肉、小结等。④可以将每次检查的情况备份存档。

（一）适应证

基本上同纤维喉镜检查法。因电子喉镜镜体柔软、可弯曲、光亮度强，能经鼻腔插入进行检查，故对咽部敏感、牙关紧闭、张口困难、颈椎强直、颈短、舌体过高等原因而行间接喉镜检查、直接镜检查困难者尤为适宜。由于纤维喉镜能接近检查全部位进行观察，故可发现隐蔽的病变和早期微小的病变，并能开展活检以及对较小的声带息肉和声带小结进行手术。配备摄录像系统尚可动态地观察病变的发展过程。

（二）禁忌证

（1）上呼吸道有急性炎症伴有呼吸困难者，心肺有严重病变者为其禁忌证。

（2）对丁卡因过敏者。

（3）不明原因的Ⅲ~Ⅳ度喉阻塞。

（三）检查方法

同纤维喉镜检查法。

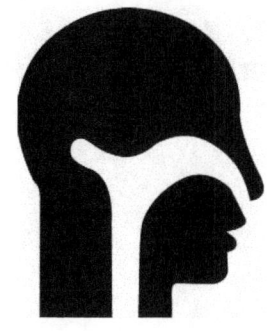

第三章 耳外伤性疾病

第一节 耳郭外伤

耳郭显露于头部，容易遭受各种损伤。多为机械性损伤，如挫伤、切割伤、撕裂伤。

一、耳郭挫伤

（一）临床表现

轻者仅表现为局部皮肤擦伤、肿胀、皮下有瘀斑。重者皮下及软骨膜下小血管破裂，血液聚集形成血肿，局部呈紫红色丘状隆起或圆形肿胀，但无急性炎症现象，触之柔软有波动感。小的血肿可有自行吸收，血肿机化有时可使耳郭局部增厚变形。血肿较大则因耳郭皮下组织少，血液循环差，难自行吸收。此外，耳郭软骨无内在营养血管，其营养主要来自软骨膜，如血肿导致大面积软骨膜与骨剥离，可引起软骨坏死，易继续感染造成耳郭畸形。

（二）治疗

血肿早期（24h内）可先用冰敷耳郭，减少血液继续渗出。如渗出较多，应在严格消毒下用粗针头抽出积血，予加压包扎。同时给予抗生素防止感染。

二、耳郭撕裂伤

（一）临床表现

常由利刃锐器切割或交通、工伤事故所造成。可伤及耳郭部分或全部。轻者仅为一裂口，重者可造成耳郭撕裂缺损，甚至全部断离，此种创伤还常伴有颌面、颅脑及其他部位的损伤。

（二）治疗

注意身体其他部位合并伤，特别是颅脑、胸、腹等，以免耽误重要器官损伤的诊治。在全身情况允许的条件下，争取尽早清创缝合。创面应彻底冲洗，严格消毒，注意清除异物。切割伤一般伤口整齐，可直接用小针细线缝合，缝合针距不要过密，缝线不可穿透软骨。撕裂、挤压伤伤口形状复杂，常伴有组织缺损，清创时应尽可能保留原有组织，确无活力的组织及破碎软骨，应修整去除。缺损较少时，可将两侧拉拢缝合；缺损较大者应尽可能对位缝合，将畸形留待以后处理。伤口缝合后，以消毒敷料轻松包扎，避免压迫，同时应用足量抗生素预防感染，24h后换药观察伤口，如术后感染，应提前拆线引流。耳郭创伤一般可不放引流。

三、化脓性耳郭软骨膜炎

（一）病因

化脓性耳郭软骨膜炎多因耳外伤，手术伤或邻近组织感染扩散所致，绿脓杆菌为最多见的致病菌。感染化脓后，脓液积聚于软骨膜与软骨之间，软骨因血供障碍而逐渐坏死，终影响外貌及耳郭生理功能。本病如发生于中耳乳突手术，行耳内切口的多见，而却少见于耳后切口而主动切除部分耳甲腔软骨者，估计与术后选用抗生素有关。

（二）临床表现

先有耳郭灼热感及肿痛感，继而红肿加重，范围增大，疼痛剧烈，坐立不安。整个耳郭除耳垂外均可迅速波及，触痛明显。若有脓肿形成，触之有波动感。

（三）治疗

早期脓肿未形成时，应用大量对致病菌敏感的抗生素，以控制感染，用4%~5%醋酸铝液或鱼石脂软膏外涂促进局部炎症消退。脓肿形成后，宜在全身麻醉下沿耳轮内侧的舟状窝作弧形切开，充分暴露脓腔，清除脓液，刮除肉芽组织，切除坏死软骨。如能保存耳轮部位的软骨，可避免日后耳郭畸形，术中用敏感的抗生素溶液彻底冲洗术腔，将皮肤创面对位缝素，置放多层纱布，适当加压包扎。若坏死软骨已剔净，创口将无脓液流出，逐渐愈合。仍有脓肿者，多因病灶清除不充分，需再次手术。

第二节　耳郭化脓性软骨膜炎

耳郭化脓性软骨膜炎是耳郭软骨膜和软骨的化脓性感染。耳郭感染化脓后，脓液积蓄在软骨膜与软骨之间，软骨因血液供应障碍而逐渐坏死，耳郭失去软骨支架及瘢痕挛缩致耳郭畸形（菜花耳）。

一、诊断

（一）病因

（1）耳郭外伤：多因裂伤、切割伤、钝挫伤、烧伤、冻伤、昆虫叮咬伤等继发感染，耳郭血肿、囊肿多次穿刺继发细菌感染。

（2）外耳道疖、耳郭及外耳道湿疹、接触性皮炎等继发细菌感染或感染扩散等。

（3）手术或针刺治疗等伤及耳郭软骨继发细菌感染，如中耳乳突手术做内耳或耳后切口伤及耳郭软骨；假性囊肿或血肿穿刺抽液时消毒不严；耳郭整形术后继发感染等。

致病菌：铜绿假单胞菌最为常见，其次是金黄色葡萄球菌和变形杆菌。

（二）临床表现

（1）耳郭在炎症初期红肿、增厚、灼热、剧烈疼痛；可伴体温升高，全身不适。

（2）耳郭在中期化脓并脓肿形成，有波动感，可自行穿破，脓肿穿破后耳痛稍有缓解。

（3）后期软骨蚕食性坏死、失去支架、瘢痕挛缩，正常标志消失，形成耳郭萎缩畸形（菜花耳）。

（三）检查

脓液培养有铜绿假单胞菌或金黄色葡萄球菌、变形杆菌等。

（四）诊断依据

（1）耳郭有外伤，手术、耳针等继发感染史。

（2）耳郭发热、剧痛，体温上升，血中性粒细胞增多。

（3）耳郭红肿，触痛明显。脓肿形成有波动感。脓肿破溃，则形成脓瘘管。

（4）耳淋巴结肿大压痛。

（5）脓液培养致病菌多为铜绿假单胞菌或金黄色葡萄球菌。

（6）如感染不能控制，软骨坏死，耳郭瘢痕挛缩变形（菜花耳）。

二、治疗

（1）早期脓肿尚未形成时，应用大量敏感抗生素静脉滴注，积极控制感染（如头孢他啶 1～2 g 静脉滴注，每天 2～3 次；或马斯平 1～2 g 静脉滴注，每天 2 次；或西普乐 100～200 mL 静脉滴注，每天 2 次；或拜复乐 0.2～0.4 g 静脉滴注，每天一次；或头孢曲松 1～2 g 静脉滴注，每天 1～2 次等），或按细菌药物敏感试验选用抗生素全身应用。

（2）脓肿切开引流，彻底清除坏死软骨及肉芽组织，如已形成脓肿，宜在全麻下手术治疗。方法是沿耳轮内侧的舟状窝行半圆行切开，切口应超出红肿的皮肤，充分暴露脓腔，直至见到正常软骨，清除脓液，刮除肉芽组织，切除坏死软骨。若能保留耳轮软骨，可避免日后耳郭畸形，若保存部分软骨，可保留部分耳郭形态。但要彻底切除坏死软骨，避免炎症不能控制需再次手术。以灭菌生理盐水及敏感抗生素溶液反复冲洗术腔后，将皮肤复位，无菌包扎，适当加压，勿留有无效腔，不予缝合。术后每天用敏感抗生素冲洗术腔换药，至局部和全身症状消退后，将皮肤贴回创面，对位缝合。若局部仍继续红肿，多需再次手术。

（3）耳郭畸形：炎症彻底治愈，可行瘢痕松解、耳郭整形手术。

三、预防

耳郭外伤，应及时处理，彻底清创，预防感染。行耳针治疗、耳郭手术时，均应严密消毒，切勿伤及软骨。

第三节　鼓膜外伤

一、病因

1. 直接外伤

如外耳道异物或取异物时的外伤、挖耳、冲洗外耳道耵聍时用力过猛，使用抽吸法取外耳道脏物时负压过低，矿渣溅入外耳道或误滴腐蚀剂等。颞骨骨折累及鼓膜者，也可引起鼓膜外伤穿孔。

2. 间接外伤

多发生于空气压力急剧改变之时，如炮震、爆炸、掌击耳部均可使鼓膜破裂。Casler（1989）进行实验研究发现，当鼓膜受到 2.25 kg/cm^2 的压力时，可使其破裂，在 6.75 kg/cm^2 的压力下，将使 50% 成人的鼓膜发生穿孔。咽鼓管吹张或擤鼻时用力过猛、分娩时用力屏气、跳水时耳部先着水面也能使鼓膜受伤破裂。

二、临床表现

（一）症状

1. 出血

单纯鼓膜创伤一般出血不多，片刻即止，外耳道有或无鲜血流出。如并有外耳道皮肤裂伤或颞骨骨折、颅底骨折脑脊液漏，则血样液量较多。血液也可经咽鼓管流入鼻咽部而从口中吐出。

2. 耳聋

耳聋程度与鼓膜破裂大小，有无并发听骨链损伤、有无并发内耳损伤等有关。直接外伤引起的单纯鼓膜破裂，听力损失较轻；间接外伤（如爆炸）常招致内耳受损而呈混合性聋，多因爆炸时的巨响使听觉分析器产生超限抑制所致，如迷路同时受震荡，则可发生严重耳聋。

3. 耳鸣

程度不一，持续时间不一，偶伴短暂眩晕。

4. 耳痛

各种原因引起的鼓膜破裂，伤时或伤后常感耳痛，但一般不剧烈。如并有外耳道皮肤损伤或感染，疼痛会较明显。

(二) 检查

1. 外耳道

耳镜检查发现外耳道或鼓膜上有血痂或瘀斑。有部分鼓膜外伤后的出血是直接流入中耳腔较多，而在外耳道未见血迹，因而需仔细检查，必要时可应用耳内镜检查。

2. 鼓膜

穿孔大小、形态、有无并发污染等与造成损伤的原因很有关系。一般说来，鼓膜穿孔后短期内就诊，可见穿孔多呈裂孔状、三角形、类圆形和不规则形等。可见创伤特征性体征，即穿孔边缘锐利、卷曲、周边附有血痂或穿孔边缘鼓膜有表层下出血等（图3-1）。

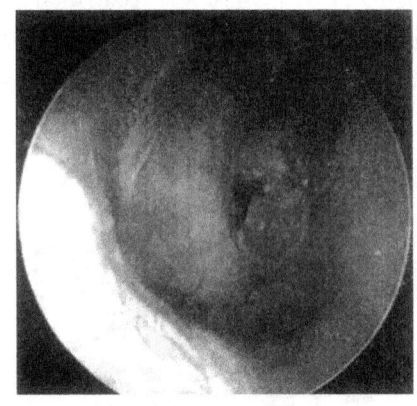

图 3-1 外伤性鼓膜穿孔

(三) 治疗

应用抗生素预防感染，外耳道酒精擦拭消毒，耳道口放置消毒棉球，保持耳道内清洁干燥。预防上呼吸道感染，嘱患者勿用力擤鼻涕。如无继发感染，局部禁止滴入任何滴耳液。小的穿孔如无感染一般可自行愈合；较大穿孔可在显微镜下无菌操作将翻入鼓室内的鼓膜残缘复位，表面贴无菌纸片可促进鼓膜愈合。穿孔不愈合者可择期行鼓膜修补术。

第四节 颞骨骨折

一、颞骨的解剖

颞骨位于头颅两侧，为颅骨底部和侧壁的一部分，其上方与顶骨，前方与蝶骨及颧骨，后方与枕骨相接，参与组成颅中窝和颅后窝，故与大脑、小脑紧密相邻。颞骨为一复合骨块，由鳞部、鼓部、乳突部、岩部和茎突所组成。外耳道骨部、中耳、内耳和内耳道均包含在颞骨内。

1. 鳞部

外面光滑略外凸（图3-2），有颞肌附着，内面为大脑面（图3-3）有大脑沟回的压迹与脑膜中动脉沟。颞线之下，有外耳道上棘，它向深部的投影，由浅而深依次可遇鼓窦、外半规管、后半规管和内淋巴囊。棘之后方为道上三角区，此处骨面有许多小血管穿过的小孔，故又称筛区。

2. 鼓部

鼓部位于鳞部之下，岩部之外，乳突部之前，前上方以鳞鼓裂和鳞部相连，后方以鼓乳裂和乳突部毗邻，内侧以岩鼓裂和岩部相连。岩鼓裂位于下颌窝中，在鼓室前壁，内有鼓索神经穿出，并有颌内动脉的鼓室支进入鼓室。

3. 乳突部

乳突部位于鳞部后下方，乳突尖内侧有一沟，名乳突切迹，二腹肌后腹附着于此；切迹的内侧有一浅沟，有枕动脉经过乳突。乳突内侧面为颅后窝的前下方，有一弯曲的深沟，称乙状沟，乙状窦位于其中。乳突气房发育良好者，乙状窦骨板较薄且位置偏后，其与外耳道后壁之间的距离较大；乳突气房发育较差者，则乙状窦骨质坚实，位置前移，其与外耳道后壁的距离较小，或甚为接近。后者在乳突手术时易损伤乙状窦而引起严重出血，妨碍手术进行，或可发生气栓，导致生命危险。

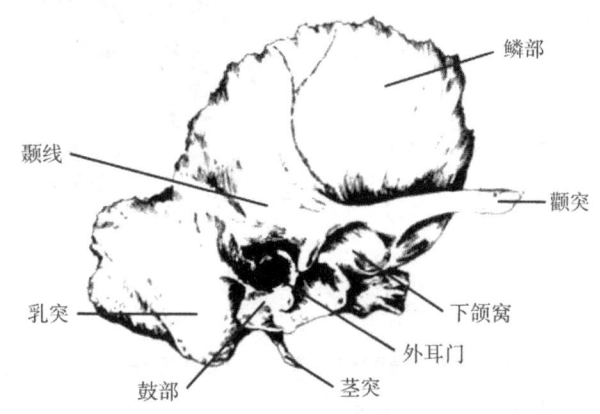

图 3-2　颞骨外面观

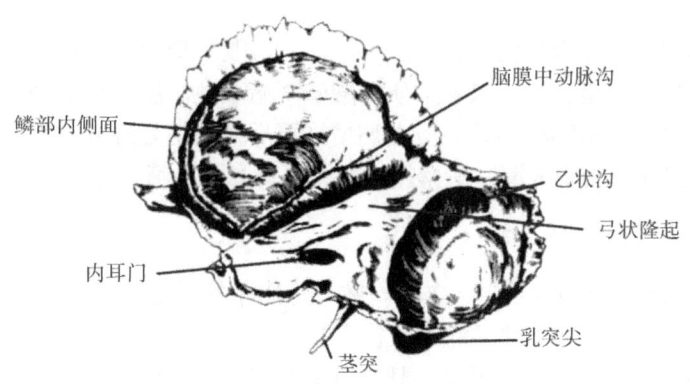

图 3-3　颞骨内面观

4. 岩部

岩部位于颅底，嵌于枕骨和蝶骨之间，内藏听觉和平衡器官。

二、纵行骨折

最多见，占颞骨骨折的 70%～80%。暴力作用于颞顶区，骨折线多由骨性外耳道顶后部越过鳞部，撕裂鼓膜，横贯鼓室盖，沿鼓膜张肌管向内，抵达膝状神经节，或沿颈动脉管向前抵达棘孔，向着斜坡，严重者可从破裂孔经蝶骨底延至对侧。骨折经过处可引起砧骨长突、锤骨颈、镫骨足弓和底板发生骨折。又因鼓室盖骨折，脑膜和鼓膜破裂，可发生脑脊液耳漏（图 3-4）。

1. 临床表现

（1）全身症状：颞骨骨折时常合并有不同程度的颅脑外伤（脑挫伤、脑水肿、颅内出血）等神经系统症状。

（2）出血：外耳道后上骨折，耳后软组织水肿、皮下瘀血，鼓膜破裂和鼓室损伤者，血液自外耳道流出。

（3）听力下降：骨折与岩部长轴垂直，主要伤及中耳，极少伤及迷路，故听力下降较轻，多为传音性聋，偶有全聋，一般无耳鸣，若有以低频为主。

（4）脑脊液漏：外耳道和/或鼻孔流粉红色或清水样液体，如凝固后不呈痂状，提示脑脊液耳鼻漏可能。

（5）周围性面瘫：发生率较低，见于 20%～25% 的病例。一般损伤较轻，预后好。

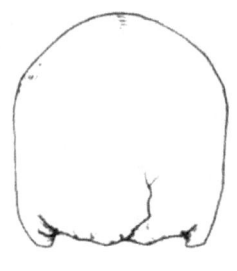
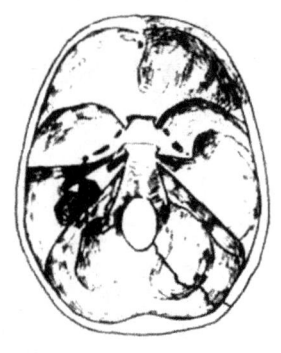

图 3-4 纵行颞骨骨折

2. 诊断

X 线颅底摄片不易发现纵形骨折，故 X 线片阴性不能排除骨折。一般说来，凡颅脑外伤合并有脑脊液耳漏者提示有岩骨骨折。CT 扫描则可反映颞骨骨折的走向，也可发现颅内血肿积气等。漏出液葡萄糖定量试验、核素扫描（ECT）可协助明确诊断。

3. 治疗原则

急性期多合并不同程度的颅内损伤，脑水肿和出血，应及早抢救，如扩创缝合、清除颅内血肿和异物、纠正休克，脱水，控制感染、纠正水电解质和酸碱平衡紊乱。所以早期处理耳部损伤并非主要，临床上常由神经外科先处理，耳鼻喉科的处理应在病情许可后再酌情处理并发症，如治疗脑脊液耳漏、面瘫和听觉障碍等。耳道出血或脑脊液漏一般禁用堵塞，忌擤鼻、喷嚏，也不宜进行腰穿。

三、横行骨折

较纵形者少见，占颞骨骨折的 15%～20%。暴力作用于枕乳部，骨折线由颅后窝伸向颅中窝，越过骨迷路呈多发性骨折（图 3-5）。常见的是从枕大孔、颈静脉孔、前庭、内听道，向前到达或接近破裂孔。可分两类：①外骨折：经全段内听道、耳蜗到面神经管；②内骨折：横越内听道，损伤前庭、耳蜗和面神经。

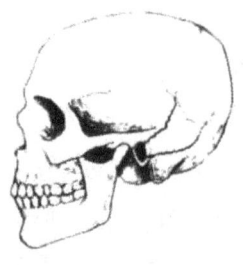
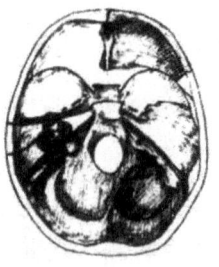

图 3-5 横形颞骨骨折

（一）临床表现

（1）全身症状（同纵行骨折）。

（2）出血：因骨折较少伤及鼓膜和外耳道软组织，外耳道很少出血，血鼓室常见积血多于 1～2 周内消退。

（3）听力下降：骨折易伤及内耳的前庭及内耳道，耳蜗和半规管也可累及，但较少伤及中耳，听力损失较严重，呈重度感音性聋；耳鸣严重，多为持续高频耳鸣。

（4）眩晕：有严重的眩晕和自发性眼震，症状可持续 2～3 周，后期前庭功能检查可表现为功能消失。

（5）面瘫：周围性面瘫可见于约 50% 的病例。多为面神经水平段至内耳道段直接损伤所致，常为永久性面瘫。

（6）脑脊液漏：脑脊液可经咽鼓管流入鼻腔。

（二）诊断和治疗原则

基本上同纵形骨折。

四、混合骨折

更少见，约见于5%的病例，即多发性骨折，外耳、中耳、内耳均有损伤。

五、外伤性脑脊液耳漏

脑脊液通过颅骨外伤、缺损流入颞骨的气化空间，再经外耳道或咽鼓管流出体外者称为脑脊液耳漏。多见于颞骨骨折和手术后，先天性自发者少见。

（一）临床表现

间歇或持续性地经外耳道向外流脑脊液，如鼓膜或外耳道没有裂孔，脑脊液便可经鼓室、咽鼓管而流入鼻咽部或由鼻孔流出，则为脑脊液耳鼻漏。如脑脊液流出过多，可出现头痛和水电解质紊乱。由于逆行感染，可反复发生化脓性脑膜炎。为了与其他漏出液体鉴别，可将收集的液体进行化验，检测糖和蛋白的含量。为确定漏孔位置，可行椎管内荧光造影，或用同位素进行扫描检查。

（二）治疗原则

早期患者应采用头高位或半坐位。颅脑外伤或迷路后手术并发者，应在药物控制感染下进行脱水治疗，观察7~10天，一般多能自愈。如保守治疗无效的应采用手术治疗。

颞骨骨折引起者，应在急性期过后，病情稳定后采用颞部进路开颅探查，首先将硬脑膜从颅中窝底分离向上，在岩锥表面及其前面寻找骨折线；裂隙小者可用小骨片或骨蜡封闭，裂隙大者用颞肌块充填，然后取颞肌筋膜覆盖在断裂面上，脑膜破裂者用丝线缝合。

迷路或迷路后进路手术引起者，应将乳突腔重新打开，找出漏孔进行修补。脑膜缺损较大无法修补时，可采用大块颞肌筋膜或大腿阔筋膜覆盖于脑膜和乳突腔骨面上，凿取附近的骨片覆盖在筋膜上。另外应堵塞鼓窦入口（鼓室未打开）或咽鼓管鼓口（鼓室已打开）。术后继续脱水和使用抗生素。

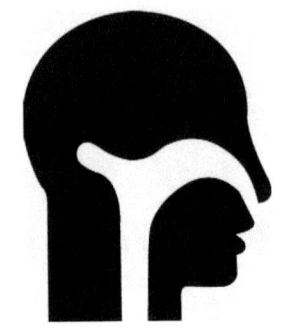

第四章 中耳炎

第一节 分泌性中耳炎

分泌性中耳炎（secretory otitis media）是以中耳积液（包括浆液，黏液，浆-黏液，而非血液或脑脊液）及听力下降为主要特征的中耳非化脓性炎性疾病。本病的其他名称很多，均是根据其病理过程中的某一特点，其中主要是根据积液产生的机制和液体的性质而命名的，如渗液性中耳炎，渗出性中耳炎，浆液性中耳炎，黏液性中耳炎，卡他性中耳炎，咽鼓管鼓室卡他，浆液-黏液性中耳炎，咽鼓管鼓室炎，鼓室积水，非化脓性中耳炎以及黏液耳，分泌物极为黏稠者称胶耳等。按我国自然科学名词审定委员会意见（1991）本病称为分泌性中耳炎。

分泌性中耳炎可分为急性和慢性两种。慢性分泌性中耳炎是由急性分泌性中耳炎未得到及时而恰当的治疗，或由急性分泌性中耳炎反复发作、迁延、转化而来。急性分泌性中耳炎迁延多久方转化为慢性，尚无明确的时间限定，或谓8周以上，或称3～6个月。目前将本病分为急性（3周以内）、亚急性（3周～3个月）和慢性（3个月以上）三种。由于急、慢性分泌性中耳炎两者的临床表现相似，治疗有连续性，故在此一并叙述。

本病在小儿的发病率较高，是引起小儿听力下降的常见原因之一。据统计，黑种人儿童患分泌性中耳炎者较少见，土生的美国儿童较白种儿童的发病率高。我国儿童的发病率及高发病年龄尚缺乏大样本的、有代表性的、精确的统计资料。不过，随着近20年来诊断方法的进步和对本病认识水平的提高，过去认为我国儿童发病率很低的观点已得到修正。

（一）病因

本病病因复杂，与多种因素有关。

1. 咽鼓管功能不良

咽鼓管是中耳与外界环境沟通的唯一管道。前已述及，咽鼓管具有调节鼓室内气压、保持其与外界气压平衡，清洁（引流）和防御、防声等功能。传统观念认为，咽鼓管口的机械性阻塞是分泌性中耳炎的基本病因。随着该病病因学研究的不断深入，目前发现，除防声功能外，咽鼓管的其他几种功能不良都可能是酿成本病的重要原因之一。

（1）咽鼓管阻塞：正常情况下，中耳内、外的气压基本相等，约相当于大气的压力。在生理状态下，中耳内的空气虽不断地被中耳黏膜交换和吸收，但通过咽鼓管的间断开放，新鲜的空气又不断地向中耳内输入而加以补充，从而使中耳内、外的气体压力保持平衡。如果由于各种原因使咽鼓管的通气功能发生障碍，中耳内的空气被吸收以后得不到相应的补充，即逐渐形成负压。由于负压的影响，中耳黏膜中的静脉出现扩张,管壁通透性增加,血清漏出并聚积于中耳,便开始形成积液。

引起咽鼓管阻塞的原因很多,大致可分为机械性阻塞和非机械性阻塞两种。

①机械性阻塞:在猕猴、猫和豚鼠的动物实验中,用各种方法堵塞咽鼓管,均可成功地造成中耳积液的动物模型。而以 Salle 为代表的学者们则认为,咽鼓管的机械性阻塞作为分泌性中耳炎主要病因的可能性很小。临床上,鼻咽部的各种良性或恶性占位病变(如腺样体肥大、鼻咽癌、鼻咽纤维瘤等),鼻腔和鼻窦疾病(如慢性鼻窦炎、巨大鼻息肉、肥厚性鼻炎、鼻中隔偏曲等),长期的鼻咽腔填塞,咽鼓管咽口粘连,代谢障碍性疾病(如甲状腺功能减退等),以及很少见的鼻咽白喉、结核、梅毒和艾滋病等特殊性感染,均可因直接压迫、堵塞咽口,或影响局部及淋巴回流,咽鼓管管腔黏膜肿胀等而导致本病。其中,与本病关系密切的腺样体肥大、慢性鼻窦炎和鼻咽癌等除了机械性阻塞外,还涉及其他的致病因素:

a. 腺样体肥大:腺样体肥大与本病的关系密切。一方面,极度增生肥大的腺样体可压迫、堵塞咽鼓管咽口;另一方面,已遭感染的腺样体可以作为致病微生物的潜藏池,它们可经咽鼓管感染中耳,而导致本病的反复发作。还有认为,腺样体可释放某些炎性介质,如前列腺素、组胺、白细胞三烯、血小板激活因子等而增加血管的通透性,引起黏膜水肿。

b. 慢性鼻窦炎:研究发现,分泌性中耳炎患者中,慢性鼻窦炎的患病率较非分泌性中耳炎患者高。鼻窦的化脓性炎症,既可因脓性鼻涕经后鼻孔流至鼻咽部,阻塞咽鼓管咽口;也可因脓液的长期刺激使咽鼓管周围的鼻咽黏膜及淋巴组织增生肥厚,导致管口狭窄。此外,还有研究发现,鼻窦炎患者鼻咽部的 SIgA 活性较低,细菌容易在此繁殖。

c. 鼻咽癌:鼻咽癌患者在放疗前、后常常伴发本病。鼻咽癌伴发分泌性中耳炎的原因,除肿瘤的机械性压迫外,还与腭帆张肌、腭帆提肌、咽鼓管软骨及管腔上皮遭肿瘤破坏或放射性损伤,以及咽口的瘢痕性狭窄等因素有关。放疗后鼻咽部痂皮堵塞咽口也是原因之一。

除上述咽鼓管咽口或管腔内的机械性阻塞外,咽鼓管周围病变的压迫也可能造成管腔狭窄或堵塞,如咽旁间隙的肿瘤向上发展至咽鼓管周围、岩尖的实质性或囊性病变等。

②非机械性阻塞:小儿的腭帆张肌、腭帆提肌和咽鼓管咽肌等肌肉薄弱,收缩无力,加之咽鼓管软骨发育不够成熟,弹性较差,当咽鼓管处于负压状态时,软骨段的管壁甚易发生塌陷,导致中耳负压,而中耳处于负压状态时,管壁软骨塌陷更为加剧,甚至可致管腔闭塞。裂腭患者因两侧腭帆张肌和腭帆提肌的连续性中断,附着处前移,肌肉由正常的横向行走变为纵向行走,加之肌纤维数量减少等,以致收缩乏力,而引起中耳负压。牙的错位咬合亦为因素之一。

最近研究发现,咽鼓管上皮内具有表面活性物质样的板层体结构,能产生表面活性物质(sufactant),这种表面活性物质与肺的表面活性物质结构相似(Tsuru-hara 等,1989),主要由磷脂多糖和蛋白质组成,具有降低气-液界面表面张力的性能。因为咽鼓管管腔内气-液界面的表面张力是咽鼓管开放时必须克服的阻力之一(管壁的弹性阻力则为需要克服的另一阻力),因此,表面张力的降低有利于咽鼓管的开放;目前认为,细菌感染引起的蛋白水解酶的活性增高等因素可致表面活性物质减少,表面张力因而提升,不利于咽鼓管的开放。

(2)清洁功能不良:咽鼓管的黏膜具有呼吸道黏膜的特征,上皮层由纤毛细胞、无纤毛细胞、分泌细胞(杯状细胞)和基底细胞组成。正常情况下,通过纤毛向咽口的连续单向运动,向鼻咽部排除中耳内的异物及分泌物,故又称为"黏液纤毛输送系统",在咽鼓管管腔顶部,无纤毛细胞较多,主要为通气道(sando,1993)。而在咽鼓管底部,腺体和杯状细胞比较多,而且由于该处存在着许多黏膜皱襞,故黏膜的表面面积比管腔顶部者较大,此区域主要司清洁功能,保护中耳的无菌状态。细菌外毒素引起的纤毛运动暂时性瘫痪,管腔内分泌物的潴留,放射性损伤,以及婴幼儿咽鼓管发育不成熟,或先天性呼吸道黏膜纤毛运动不良(immotile cillia 综合征),原发性纤毛运动障碍(primary ciliary disknesia)等等,均可不同程度地损害黏液纤毛输送系统的功能,使中耳及管腔内的分泌物、致病微生物以及毒素等不能有效排出。

(3)防御功能障碍:咽鼓管一方面凭借黏液纤毛输送系统方向指向咽口的单向运动,清除并阻抑鼻咽部有害物的侵入；而咽鼓管底部的黏膜皱襞还具有单向活瓣作用，当咽鼓管开放时，能防止鼻咽部的细菌等微生物逆行流入鼓室，从而发挥咽鼓管的防御功能。由各种原因引起的咽鼓管关闭不全，如老年人结缔组织退行性变，咽鼓管黏膜下方弹力纤维的弹性降低，咽鼓管咽口的瘢痕牵引，肿瘤的侵袭破坏，或放射性损伤等等，皆可导致咽鼓管的防御功能丧失，给致病微生物侵入中耳以可乘之机。

2. 感染

过去，由于在中耳液体中未检出多形核白细胞或细菌，曾一度认为本病是一种无菌性炎症。自 Senturia 等（1958）在 40% 的中耳分泌物标本中检出了致病菌以来，各家对中耳积液所做的细菌培养阳性结果为 22%～52%，其中，常见的致病菌为流感嗜血杆菌和肺炎链球菌，其次有 B 溶血性链球菌，金黄色葡萄球菌和卡他布兰汉球菌（BranhamellaCatarrhals）等。

3. 免疫反应

（1）I 型变态反应。Jordan（1949）对 123 例分泌性中耳炎患者通过鼻分泌物涂片查嗜酸性粒细胞，皮肤试验，并观察患者对抗过敏治疗的反应等调查发现，其中 74% 合并 I 型变态反应。Draper（1967）报告，在有变应性疾病的患者中，分泌性中耳炎的发病率较对照组高。Borge（1983）发现，分泌性中耳炎患者中，特异反应性疾病（atopic disease）的发病率较高。临床上亦发现，本病患者中合并呼吸道变应性疾病的较多，如变应性鼻炎，鼻息肉，支气管哮喘等。故 I 型变态反应是中耳炎发病的危险的因素之一。但是，I 型变态反应作为本病的确切病因至今尚未得到证实，虽然 Jang（2003）、Hurst（1999，2000）等发现，本病中耳黏膜中肥大细胞、嗜酸性粒细胞增多，过度活化，IgE 和炎性介质增加等，也提示本病与 I 型变态反应关系密切。而中耳黏膜虽然可以对抗原刺激产生免疫应答，但在通常情况下，吸入性抗原并不能通过咽鼓管进入鼓室。目前多数学者认为，呼吸道变应性疾病患者合并本病的原因，可能是由于患者对感染性疾病的敏感性增强，或由肥大细胞释放的炎性介质不仅使鼻黏膜，而且也使咽鼓管咽口、甚至咽鼓管黏膜水肿，分泌物增多，导致咽鼓管阻塞和中耳负压，影响咽鼓管功能之故。

（2）细菌感染引起的 III 型变态反应。最近认为，中耳是一个独立的免疫防御系统。Palva 等（1974）在对中耳积液中的蛋白质和酶进行分析后认为，本病的中耳积液是一种分泌物，而非渗出物。而患者中耳黏膜的组织学检查结果也支持这一观点，因为黏膜中杯状细胞和黏液腺体增加。在此基础上 Palva 等（1983）设想，某些分泌性中耳炎可能属免疫复合物型变应性疾病，其抗原——细菌，可能存在于腺样体或口咽部的淋巴组织内。这些病例往往在儿童时期有过中耳炎病史，而本次起病隐袭，临床上缺乏明确的急性感染史（Ryan 等，1985）。

除以上三大学说外，还有神经性炎性机制学说，胃食管反流学说（gastroesophageal reflux）等。被动吸烟，居住环境不良，哺乳方式不当，家族中有中耳炎患者等属本病的危险因素。

（二）病理

中耳分泌物来自咽鼓管、鼓室以及乳突气房黏膜。无论分泌物为浆液性或黏液性，其中，病理性渗出、分泌和吸收等亦均参与了病理过程。中耳黏膜的病理组织学研究发现，中耳黏膜水肿，毛细血管增多、通透性增加。病变进一步发展，黏膜上皮增厚，上皮化生，鼓室前部低矮的假复层柱状纤毛上皮可变为增厚的分泌性上皮，鼓室后部的单层扁平上皮变为假复层柱状上皮，杯状细胞增多，纤毛细胞甚至具有分泌性特征，如胞质内出现分泌性的暗颗粒，并可见顶浆分泌现象；上皮下层有病理性腺样组织形成，固有层出现圆形细胞浸润。液体以浆液性为主者，以淋巴细胞浸润为主，还可见单核细胞，浆细胞等；液体以黏液性为主者，则主要为浆细胞和淋巴细胞浸润。至疾病的恢复期，腺体逐渐退化，分泌物减少，黏膜可逐渐恢复正常。如病变未得到控制，可出现积液机化，或形成包裹性积液，伴有肉芽组织生成，内陷袋形成等等，可发展为粘连性中耳炎、胆固醇肉芽肿、鼓室硬化、胆脂瘤、隐性中耳乳突炎等后遗症。Paparelle 等（1990）认为，各种型别的分泌性中耳炎，其病变均可由早期向晚期或后遗阶段发展，炎症的性质处于动态变化中。

中耳积液为漏出液、渗出液和黏液的混合液体，早期主要为浆液，然后逐渐转变为浆-黏液，黏液。浆液性液体稀薄，如水样，呈深浅不同的黄色。黏液性液体黏稠，大多呈灰白色。胶耳液体如胶冻状。上述各种液体中细胞成分不多，除脱落上皮细胞外，尚有淋巴细胞，吞噬细胞，多形核白细胞，个别可见嗜酸性粒细胞。此外，尚可检出免疫球蛋白、（SIgA，IgG，IgA 等）、前列腺素等炎性介质、氧化酶、水解酶以及 IL-4、IL-1、IL-6、TNF-α、INF-γ 等。

（三）症状

本病冬季多发。

1. 听力下降

急性分泌性中耳炎病前大多有感冒史。以后出现耳痛，听力下降，可伴有自听增强感。少数患者主诉听力在数小时内急剧下降，往往被误诊为"突聋"。慢性分泌性中耳炎起病隐袭，患者往往不能明确指出具体的发病时间。患者的耳聋严重程度常有波动，例如，当头部前倾或偏向患侧时，由于鼓室内的液体离开蜗窗，听力可暂时得到改善，中耳液体很黏稠时，听力则不因头位的变动而改变。有些慢性患者自觉阴天耳聋加重，晴天耳聋减轻。小儿大多无听力下降的主诉，幼儿可表现为言语发育迟缓，学龄前儿童常表现为对父母的呼唤不理睬，家长误认为其注意力不集中；学龄儿童则以学习成绩下降，看电视时要求过大的音量等为主要表现。如果小儿仅有一耳患病，另侧耳听力正常，可长期不被察觉而于常规的体检时方被发现。

2. 耳痛

急性分泌性中耳炎起病时可有耳痛，疼痛可轻可重，有患儿因耳痛而夜间来急诊的。慢性者无耳痛。

3. 耳内

闭塞感耳内闭塞感或闷胀感是成年人常见的主诉，按捺耳屏后这种闭塞感可暂时得以减轻。

4. 耳鸣

耳鸣一般不重，可为间歇性，如"噼啪"声或低音调"轰轰"声，个别患者有高调耳鸣。成年人当头部运动或打呵欠、擤鼻时，耳内可出现气过水声。但若液体很黏稠，或液体已完全充满鼓室，此症状缺如。

（四）检查

1. 鼓膜象

急性期，鼓膜松弛部充血，紧张部周边有放射状扩张的血管纹，或全鼓膜轻度充血。紧张部或全鼓膜内陷，表现为光锥缩短、变形或消失；锤骨柄向后、上方移位；锤骨短突明显外凸。鼓室积液时，鼓膜失去正常光泽，呈淡黄、橙红或琥珀色，慢性者可呈乳白色或灰蓝色，不透明，如毛玻璃状；鼓膜紧张部有扩张的微血管。若液体为浆液性，且未充满鼓室时，透过鼓膜可见到液平面，此液面状如弧形发丝，凹面向上，该患者头前俯、后仰时，此平面与地面平行的关系不变。有时尚可在鼓膜上见到气泡影，做咽鼓管吹张后，气泡可增多、移位。但这两种典型的体征出现的机会并不多，在这些统计的 230 耳中仅占 3.5%。积液多时，鼓膜向外隆凸。用 Siegle 耳镜观察，可见鼓膜的活动度受限。

2. 音叉试验

Rinne 试验阴性。Weber 试验偏向患侧。

3. 纯音听阈测试

纯音听力图一般表现为轻度的传导性聋。儿童的气导平均听阈约为 27.5 dB（Fria，1985），Fiellau Nikolajsen（1983）统计的平均听阈为 23 dB，听敏度与年龄、病史长短无关。部分患者的听阈可无明显下降，重者听力损失可达 40 dB 左右。在病程中，听阈可以有一定的波动，这可能与中耳内积液量的变化有关。听力损失以低频为主，但因中耳传音结构及两窗阻抗的改变，高频气导及骨导听力亦可下降。有人认为，积液愈黏稠，摩擦力愈大，高频听力损失愈明显。由于细菌及其毒素等可能经圆窗引起耳蜗毛细胞受损，故亦可发生感音神经性聋，若这种感音神经性聋和前述传导性聋同时存在，则表现为混合性聋。

4. 声导抗测试

声导抗图对本病的诊断具有重要价值。平坦型（B 型）为分泌性中耳炎的典型曲线，其诊断符合率为88%，高负压型（C型）示咽鼓管功能不良，鼓室负压大于200 daPa，大多示鼓室内有积液。声反射均消失。由于6个月以内婴儿的外、中耳结构尚处于发育阶段，其机械—声学传导机制与大龄儿童有所不同，故对6～7个月以下婴儿做声导抗测试时，以226 Hz为探测音所测得的鼓室导抗图形常不能准确反映中耳的实际情况，"正常"的鼓室导抗图往往无诊断价值，应注意判别。目前有人采用高频探测音660 Hz，678 Hz或1 kHz。

5. 颞骨

CT扫描可见鼓室内有密度均匀一致的阴影，乳突气房中可见液气面。此项检查不属常规检查项目。

（五）诊断

根据病史及对鼓膜的仔细观察，结合Siegle镜下鼓膜活动受限，以及声导抗测试结果，诊断一般并不困难。必要时可于无菌条件下做诊断性鼓膜穿刺术而确诊。但若鼓室内液体甚黏稠，亦可抽吸不到液体，但此时请患者捏鼻鼓气时，常可见鼓膜穿刺所留针孔中出现黏液，或针孔外有少许黏液丝牵挂。

关于婴幼儿中耳炎（主要为分泌性中耳炎）的诊断，由于婴幼儿不会陈述相应症状，鼓气耳镜对鼓膜的观察常因耳道狭小，鼓膜厚且倾斜度大而比较困难，鼓气耳镜观察鼓膜活动度的结果在实践中常遭质疑，其准确性较大龄儿童或成人要低。加之上述鼓室导抗测试尚有探测音等问题有待探索，鼓膜穿刺术因其创伤性而不能作为常规诊断方法等原因，因此婴幼儿分泌性中耳炎的诊断目前尚存在一定困难，值得注意。

（六）鉴别诊断

1. 鼻咽癌

对一侧分泌性中耳炎的成年患者（个别为双侧分泌性中耳炎），应毫无例外地做仔细的鼻腔及鼻咽部检查，包括纤维或电子鼻咽镜检，颈部触诊，血清中EBV-VCA-IgA测定。鼻咽部CT扫描，MR成像对位于黏膜下的鼻咽癌灶有较高的诊断价值，必要时可行之。

2. 脑脊液耳漏

颞骨骨折并脑脊液耳漏而鼓膜完整者，脑脊液聚集于鼓室内，可产生类似分泌性中耳炎的临床表现。先天性颅骨或内耳畸形（如Mondini型）患者，可伴发脑脊液耳漏。根据头部外伤史或先天性感音神经性聋病史，鼓室液体的实验室检查结果，以及颞骨X线片，颞骨CT扫描等可资鉴别。

3. 外淋巴瘘

不多见。多继发于镫骨手术后，或有气压损伤史。瘘管好发于蜗窗及前庭窗，耳聋为感音神经性，可表现为突发性聋。常合并眩晕，强声刺激可引起眩晕（Tullio现象）。

4. 胆固醇肉芽肿

可为分泌性中耳炎的后遗症。鼓室内有棕褐色液体聚集，液体内有时可见细微的、闪烁反光的鳞片状胆固醇结晶，鼓室及乳突气房内有暗红色或棕褐色肉芽，内含铁血黄素与胆固醇结晶溶解后形成的裂隙，伴有异物巨细胞反应。本病病史较长，鼓膜呈深蓝色，颞骨CT扫描可见鼓室及乳突内有软组织影，少数有骨质破坏。

5. 粘连性中耳炎

有时粘连性中耳炎可与慢性分泌性中耳炎并存。粘连性中耳炎的病程一般较长，听力损失较重，鼓膜可高低不平。

（七）预后

（1）不少分泌性中耳炎有自限性，积液可经咽鼓管排出或自行吸收。

（2）病程较长而未做治疗的小儿患者，有可能影响言语发育、学习以及与他人交流的能力。

（3）顽固的慢性分泌性中耳炎，鼓膜紧张部可出现萎缩性瘢痕，钙化斑，鼓膜松弛，鼓室内出现硬化病灶。

（4）黏稠的分泌物容易发生机化，形成粘连。

（5）咽鼓管功能不良，或上鼓室长期处于负压状态者，可逐渐出现鼓膜松弛部内陷袋，部分发生胆

第四章 中耳炎

脂瘤。

（6）并发胆固醇肉芽肿。

（八）治疗

清除中耳积液，改善咽鼓管通气引流功能，以及病因治疗等综合治疗为本病的治疗原则。

1. 非手术治疗

（1）抗生素或其他抗菌药物治疗：急性分泌性中耳炎可用抗菌药物进行适当的治疗，但疗程不宜过长。可供选用的药物有各类广谱青霉素，头孢菌素，大环内酯类抗生素等。择药时应注意该药对本病常见致病菌——流感嗜血杆菌，肺炎链球菌等的敏感性。

（2）糖皮质激素：可用地塞米松（dexamethason）或泼尼松（Prednison）等口服，做短期治疗。

（3）伴有鼻塞症状时：可用盐酸羟甲唑啉等减充血剂喷（滴）鼻。

（4）咽鼓管吹张：可采用捏鼻鼓气法、波氏球法或导管法做咽鼓管吹张。成人尚可经导管向咽鼓管咽口吹入泼尼松龙，隔日 1 次，每次每侧 1 mL，共 3 ~ 6 次。

2. 手术治疗

由于不少分泌性中耳炎有自限性，所以对无症状、听力正常、病史不长的轻型患儿，可在专科医师的指导下密切观察，而不急于手术治疗。

（1）鼓膜穿刺术：仅用于成年人。

（2）鼓膜切开术：鼓膜切开术（myringotomy）适用于中耳积液比较黏稠，经鼓膜穿刺术不能抽吸出积液；或反复做鼓膜穿刺，积液抽吸后迅速集聚时。

（3）置管术。

3. 病因治疗

对反复发作的分泌性中耳炎，除积极进行疾病本身的治疗外，更重要的是仔细寻找病因，并积极进行病因治疗。

（1）腺样体切除术：分泌性中耳炎具有以下情况者，应做腺样体切除术：

①腺样体肥大，引起鼻塞、打鼾者；

②过去曾做过置管术的复发性中耳炎，伴腺样体炎，腺样体肥大者。

（2）扁桃体切除术：儿童急性扁桃体炎反复发作；经常发生上呼吸道感染，并由此而诱发分泌性中耳炎的反复发作；或扁桃体明显肥大者，可作扁桃体切除术。

（3）鼓室探查术和单纯乳突开放术：慢性分泌性中耳炎，特别在成年人，经上述各种治疗无效，又未查出明显相关疾病时，宜做颞骨 CT 扫描，如发现鼓室或乳突内有肉芽，或骨质病变时，应做鼓室探查术（explor-ative tympanotomy）或单纯乳突开放术（simple mas-toidectomy），彻底清除病变组织，根据不同情况做相应类型的鼓室成形术。

（4）其他：积极治疗鼻腔、鼻窦或鼻咽部疾病，包括手术治疗，如鼻息肉摘除术，下鼻甲部分切除术，功能性鼻内镜手术，鼻中隔黏膜下矫正术等。

第二节　急性化脓性中耳炎

急性化脓性中耳炎（acutesuppurative otitis media）是中耳黏膜的急性化脓性炎症。主要致病菌为肺炎链球菌、流感嗜血杆菌、乙型溶血性链球菌及葡萄球菌、绿脓杆菌等，前两者在小儿多见。

（一）病因及感染途径

由各种原因引起的身体抵抗力下降，全身慢性疾病以及邻近部位的病灶疾病（如慢性扁桃体炎、慢性化脓性鼻窦炎等），小儿腺样体肥大等是本病的诱因。致病菌进入中耳的途径如下：

1. 咽鼓管途径最常见

（1）急性上呼吸道感染时：如急性鼻炎、急性鼻咽炎、急性扁桃体炎等，炎症向咽鼓管蔓延，咽鼓管黏膜发生充血、肿胀、纤毛运动障碍，局部免疫力下降，此时致病菌乘虚侵入中耳。

(2）急性传染病期间：如猩红热、麻疹、百日咳、流行性感冒、肺炎、伤寒等，致病微生物可经咽鼓管侵入中耳；亦可经咽鼓管发生其他致病菌的继发感染。

（3）在不洁的水中游泳或跳水，不适当的擤鼻、咽鼓管吹张、鼻腔冲洗以及鼻咽部填塞等，致病菌可循咽鼓管侵犯中耳。

（4）婴儿哺乳位置不当，如平卧吮奶，乳汁可经短而宽的咽鼓管流入中耳。

2. 外耳道鼓膜途径

因鼓膜外伤，不正规的鼓膜穿刺或鼓室置管时的污染，致病菌可从外耳道侵入中耳。

3. 血行感染

极少见。

（二）病理

病变常累及包括鼓室、鼓窦及乳突气房的整个中耳黏骨膜，但以鼓室为主。早期的病理变化为黏膜充血，从咽鼓管、鼓室开始，逐渐波及鼓窦及乳突气房。由于毛细血管扩张，通透性增加，纤维素、红细胞、多形核白细胞及血清渗出，黏膜及黏膜下出现水肿；上皮纤毛脱落，正常的扁平立方形上皮细胞变为分泌性柱状细胞，黏液腺分泌增加。以后出现新生的血管，淋巴细胞、浆细胞和吞噬细胞浸润，黏膜增厚。鼓室内开始有少量的浆液性渗出物聚集，以后变为黏液脓性或脓性；由于黏骨膜中血管受损，红细胞大量渗出，分泌物亦可呈血性。鼓膜的早期病变亦为充血，上皮下结缔组织层水肿、增宽，有炎性细胞浸润。以后表皮层之鳞状上皮增生、脱屑，鼓膜中之小静脉出现血栓性静脉炎，纤维层发生坏死、断裂，加之鼓室内积脓，压力增高，鼓膜出现穿孔，脓液外泄。如鼓室内的水肿黏膜从穿孔处脱出，可堵塞穿孔。若治疗得当，炎症可逐渐吸收，黏膜恢复正常。重症者病变深达骨质，可迁延为慢性化脓性中耳炎或合并急性乳突炎。

（三）症状

本病之症状在鼓膜穿孔前后迥然不同。常见症状有以下几种。

1. 全身症状

鼓膜穿孔前，全身症状较明显，可有畏寒、发热、急倦及食欲减退，小儿全身症状通常较成人严重，可有高热、惊厥，常伴呕吐、腹泻等消化道症状。鼓膜穿孔后，体温逐渐下降，全身症状亦明显减轻。

2. 耳痛

为本病的早期症状。患者感耳深部钝痛或搏动性跳痛，疼痛可经三叉神经放射至同侧额、颞、顶部、牙或整个半侧头部，吞咽、咳嗽、喷嚏时耳痛加重，耳痛剧烈者夜不成眠，烦躁不安。婴幼儿则哭闹不休。一旦鼓膜出现自发性穿孔或行鼓膜切开术后，脓液向外宣泄，疼痛顿减。

3. 耳鸣及听力减退

患耳可有搏动性耳鸣，听力逐渐下降。耳痛剧烈者，轻度的耳聋可不被患者察觉。鼓膜穿孔后听力反而提高。如病变侵入内耳，可出现眩晕和感音性聋。

4. 耳漏

鼓膜穿孔后耳内有液体流出，初为浆液血性，以后变为黏液脓性乃至脓性。如分泌物量甚多，提示分泌物不仅来自鼓室，亦源于鼓窦、乳突。

（四）检查

1. 耳镜检查

早期鼓膜松弛部充血，锤骨柄及紧张部周边可见呈放射状的扩张血管，以后鼓膜迅速出现弥漫性充血，标志不易辨认，鼓膜可全部向外膨出，或部分外突而如乳头状。穿孔前，在隆起最明显的部位出现黄点，然后从此处发生穿孔。穿孔一般位于紧张部，开始时甚小，如针尖大，不易看清，彻底清除外耳道内分泌物后，方可见穿孔处有闪烁搏动的亮点，分泌物从该处涌出。有时须以 Siegle 耳镜加压后，才能窥见鼓膜上的小穿孔。

2. 触诊

因乳突部骨膜的炎性反应，乳突尖及鼓窦区可能有压痛。鼓膜穿孔后渐消失。

3. 听力检查

呈传导性听力损失，听阈可达 40～50 dB。如内耳受细菌毒素损害，则可出现混合性听力损失。

4. 血液分析

白细胞总数增多，多形核白细胞增加，穿孔后血常规逐渐恢复正常。

（五）诊断

根据病史和检查，不难对本病做出诊断。但应注意和外耳道疖鉴别。因外耳道无黏液腺，故当分泌物为黏液脓性时，提示病变在中耳而不在外耳道，或不仅位于外耳道。本病全身症状较重，鼓膜穿孔前可高烧不退，耳痛持续，鼓膜弥漫性充血，一旦穿孔便溢液不止，此点可与分泌性中耳炎鉴别。

（六）预后

若治疗及时、适当，分泌物引流通畅，炎症消退后鼓膜穿孔多可自行愈合，听力大多能恢复正常。治疗不当或病情严重者，可遗留鼓膜穿孔、中耳粘连症、鼓室硬化或转变为慢性化脓性中耳炎，甚至引起各种并发症。

（七）治疗

本病的治疗原则为抗感染，畅引流，去病因。

1. 全身治疗

（1）尽早应用足量的抗菌药物控制感染，务求彻底治愈，以防发生并发症或转为慢性。一般可将青霉素 C 与氨苄西林合用，在头孢菌素中可用第一代头孢菌素头孢拉啶，头孢唑啉，或第二代中的头孢呋辛纳。鼓膜穿孔后应取脓液做细菌培养及药敏试验，参照其结果选用适宜的抗菌药，直至症状完全消失，并在症状消失后仍继续治疗数日，方可停药。

（2）鼻腔减充血剂滴鼻或喷雾于鼻咽部，可减轻鼻咽黏膜肿胀，有利于恢复咽鼓管功能。

（3）注意休息，调节饮食，疏通大便。重症者应注意支持疗法，如静脉输液、输血或血浆，应用少量糖皮质激素等。必要时请儿科医师协同观察处理。

2. 局部治疗

（1）鼓膜穿孔前：

① 2% 苯酚甘油滴耳，可消炎、止痛。因该药遇脓液即释放苯酚，可腐蚀鼓膜及鼓室黏膜，当鼓膜穿孔后应立即停药。慢性化脓性中耳炎忌用此药。

② 鼓膜切开术：适时的鼓膜切开术可通畅引流，有利于炎症的迅速消散，使全身和局部症状迅速减轻。炎症消退后，穿孔可迅速封闭，平整愈合，减少瘢痕形成和粘连。鼓膜切开术的适应证为：a. 全身及局部症状较重，鼓膜明显膨出，虽经治疗亦无明显好转者；b. 鼓膜虽已穿孔，但穿孔太小，引流不畅者；c. 有并发症可疑，但无须立即行乳突手术者。

操作步骤：a. 成人取坐位，小儿卧位，患耳朝上；b. 外耳道口及外耳道内以 75% 酒精消毒；c. 成人用 1% 利多卡因或普鲁卡因做外耳道阻滞麻醉，加 2% 丁卡因表面麻醉，亦可用 4% 可卡因做表面麻醉；小儿可用氯胺酮全麻；d. 在手术显微镜或窥耳器下看清鼓膜，用鼓膜切开刀从鼓膜后下象限向前下象限做弧形切口，或在前下象限做放射状切口。注意刀尖不可刺入太深，切透鼓膜即可，以免伤及鼓室内壁结构及听小骨；e. 吸尽脓液后，用小块消毒棉球置于外耳道口。

（2）鼓膜穿孔后：在 0.3% 氧氟沙星（泰利必妥）滴耳液、0.25%～10% 氯霉素液、复方利福平液、0.5% 金霉素液等滴耳液中择一滴耳。炎症完全消退后，穿孔多可自行愈合。穿孔长期不愈者，可做鼓膜成形术。

3. 病因治疗

积极治疗鼻部及咽部慢性疾病。

（八）预防

（1）锻炼身体，提高身体素质，积极预防和治疗上呼吸道感染。

（2）广泛开展各种传染病的预防接种工作。

（3）宣传正确的哺乳姿势哺乳时应将婴儿抱起，使头部竖直；乳汁过多时应适当控制其流出速度。

（4）鼓膜穿孔及鼓室置管者禁止游泳，洗浴时防止污水流入耳内。

第三节 急性坏死型中耳炎

急性坏死型中耳炎（acute necrotizing otitis media）是急性化脓性中耳炎的特殊类型。多发生于猩红热、麻疹、白喉、伤寒、百日咳和流感等急性传染病中，而以猩红热最多见。本病以中耳及其周围组织的广泛坏死、损毁为特点，可演变为慢性化脓性中耳炎。随着急性传染病发病率的下降，本病已不多见。

急性坏死型中耳炎好发于5岁以下的婴幼儿。由于致病微生物毒力甚强（如乙型溶血性链球菌），严重的全身感染而导致机体的抵抗力下降，且婴幼儿中耳免疫防御功能不成熟，以致致病菌及其毒素可迅速破坏局部组织，鼓膜发生溃烂、穿孔，鼓室、鼓窦及乳突气房的黏骨膜坏死，听小骨溶溃，甚至累及中耳局部及周围骨的骨髓，发生骨髓炎，个别可有死骨形成。病变尚可侵犯内耳，合并迷路炎，而于病后数月出现明显的感音性聋。如感染得到控制，炎性坏死过程终止，残存的黏膜上皮向病变区生长，鼓膜穿孔可自行修复，听力恢复正常。有些穿孔虽已愈合，但遗留硬化灶和/或听骨链中断而引起明显的传导性聋。鼓膜肾形穿孔可长期不愈；外耳道鳞状上皮经穿孔边缘向中耳生长致鼓室黏膜上皮化生者可继发胆脂瘤；亦可遗留局限性骨炎、骨髓炎、肉芽组织增生等。

急性坏死型中耳炎可发生于急性传染病的早期（出疹期）或晚期（恢复期）。其临床表现与一般急性化脓性中耳炎相同。但因鼓膜早期发生穿孔，并在数日内融合而迅速扩大，形成较大的肾形穿孔（此乃因松弛部、锤骨柄及紧张部周边血供较好，抵抗力较强，而紧张部其他部位血供相对较差之故），重症者穿孔可达鼓环。因此，耳部的首发症状多为耳内流脓，脓液腥臭。外耳道有肉芽组织增生时，可遮蔽穿孔的鼓膜和裸露的骨壁，以探针探之，可触及粗糙的骨壁或坏死的听小骨。

治疗同一般急性化脓性中耳炎，特别注意加强支持疗法及原发传染病的治疗，提高机体的抵抗力。

第四节 隐性中耳炎

隐性中耳炎（silent otitis media, masked otitismedia）又称潜伏性中耳炎（latent otitismedia），亚临床中耳炎（subclinical otitis media）或非典型中耳炎（atypical otitis media），是指鼓膜完整而中耳隐藏着明显的感染性炎性病变的中耳乳突炎。由于病变隐匿，临床常发生漏诊，甚至，待引起颅内外并发症时或死后方始发现。近年来，本病有增多的趋势，尤以小儿多见，值得关注。

（一）病因

（1）急性化脓性中耳炎或乳突炎治疗不当，如剂量不足，疗程过短或菌种耐药。

（2）婴幼儿急性中耳炎因主诉少、鼓膜厚，易误诊而未获合理治疗，致病变迁延。

（3）中耳炎症后期，鼓室峡或鼓窦入口因黏膜肿胀、增厚或肉芽、息肉生成而阻塞，此时虽咽鼓管功能恢复，鼓室逐渐再充气，然乳突病变尚残存，且继续发展。

（二）症状及体征

（1）本病无典型症状患者可诉耳部不适，轻微的耳痛或耳后疼痛，听力下降，或有低热，头痛等。

（2）部分患者近期（可在数月前）有过急性中耳炎、乳突炎病史。

（3）鼓膜完整，外观似正常。仔细观察时可发现松弛部充血，或鼓膜周边血管纹增多，或外耳道后上壁红肿，塌陷。

（4）乳突区皮肤无红肿，但可有轻压痛。

(三)听力学检查

1. 纯音听力测试

传导性或混合性听力损失。

2. 鼓室导抗图

C 或 B 型鼓室导抗图。

(四)影像学检查

颞骨 CT 扫描对诊断有重要价值。可见乳突内有软组织影,可有房隔破坏,有时可见液、气面,鼓室内亦可有软组织影。

(五)诊断

(1)婴幼儿不明原因发热时,宜仔细检查耳部,必要时做颞骨高分辨率 CT 扫描。

(2)成年人耳部不适,或轻微耳痛,或不明原因的传导性听力损失,鼓膜外观虽无特殊改变,也应警惕本病而做相关检查。

(六)治疗

由于本病可引起感音神经性聋、迷路炎、脑膜炎等严重的颅内外并发症,即使在药物的控制下,病变仍可向周围发展,故一旦确诊,即应行乳突开放术,彻底根除病灶。

第五节 儿童急性化脓性中耳炎及乳突炎

儿童的急性中耳炎,无论是化脓性或非化脓性,绝大多数(80% 以上)均与细菌的急性感染有关,而其致病菌种也大致相同;在疾病的早期,两者的临床表现相似;由于抗生素的早期和广泛应用,不少以化脓性开始的中耳炎,以后可转变为分泌性中耳炎。所以目前不少学者将两者不加区分地统称为急性中耳炎。

(一)病因

急性化脓性中耳炎及乳突炎多见于儿童,其原因在于:

(1)小儿咽鼓管较短、峡部较宽,管腔相对较大,咽口位置较低,管之走向似一直线,与水平面交角仅为 10°,近似水平位,故鼻部和咽部的分泌物及细菌等微生物容易经此侵入中耳。

(2)机体抵抗力低,容易感染各种上呼吸道传染病,如麻疹、猩红热、百日咳等。

(3)咽部淋巴组织丰富,常增生肥大,腺样体沟裂或扁桃体隐窝可隐藏细菌和病毒,中耳与其毗邻,易遭感染。

(4)中耳局部的免疫功能发育不完全,防御能力较差。

(5)哺乳位置不当,或乳汁流出过急而婴儿来不及吞咽,乳汁可经咽鼓管进入中耳。

(二)临床表现

与成人基本相同,但有如下特点。

(1)全身症状较重,如急性病容,发热、体温可达 40℃ 以上,脉速,可出现惊厥。常伴恶心、呕吐、腹泻等消化道症状。由于 2 岁以内小儿的岩鳞缝尚未闭合,且中耳黏膜与硬脑膜之间有丰富的血管及淋巴管连接,故中耳的急性化脓性炎症可使邻近的硬脑膜受到炎症刺激,出现脑膜刺激征,但此时脑脊液并无典型的化脓性改变,故称假性脑膜炎。

(2)儿童,尤其是婴幼儿不会诉说耳痛、耳鸣等局部症状,常表现为瘙耳,摇头,哭闹不安。

(3)婴幼儿鼓膜较厚,富于弹性,中耳炎时不易穿孔,甚至中耳已蓄脓,但鼓膜仍无显著红肿,应警惕之。

(4)因小儿 2 岁时乳突气房方始发育,6 岁左右气房才有较广泛的延伸,故 2~3 岁以内的小儿一般不会发生急性化脓性乳突炎,而出现急性鼓窦炎。新生儿鼓窦外侧骨壁甚薄,急性化脓性中耳炎时,该处骨膜容易出现水肿。

（三）诊断

综上所述，由于小儿急性化脓性中耳炎的全身症状重，局部症状常被掩盖，加之小儿（特别是婴幼儿）缺少主诉，且有鼓膜厚，不易发生穿孔等特点，因此，本病常易漏诊。许多颞骨尸检发现，病死于化脓性脑膜炎的小儿颞骨中，不少中耳有明显的感染性炎性病变，故其脑膜炎实为耳源性。更值得注意的是，这些病儿在生前大多未能明确中耳炎的诊断，而且鼓膜是完整的。故医者定须警惕，对不明原因发热伴消化道症状者，应注意仔细检查耳部，必要时做颞骨高分辨率CT扫描，务求避免漏诊。

（四）治疗

1. 早期应用足量抗生素

静脉滴注，直至感染完全控制，炎症彻底消退后仍继续给药数日。同时给予支持疗法，如输血浆或少量新鲜血等。因小儿多有呕吐，腹泻，应注意适当补液及维持电解质平衡。

2. 鼓膜切开术

小儿鼓膜不易穿孔，故适时进行鼓膜切开术对缩短病程和防止并发症甚为重要。

3. 乳突开放术

自抗生素问世以来，急性乳突炎需行乳突开放者已大为减少。但经一般治疗后症状无好转，乳突气房已融合、蓄脓时，应及时手术。

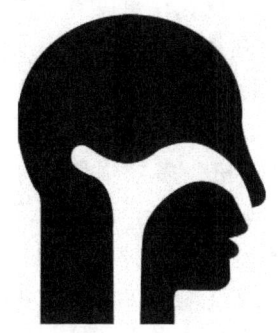

第五章 鼻部先天性疾病

第一节 外鼻畸形

一、管形鼻

管形鼻系在鼻正常发生部位形成一外形呈象鼻样的组织团。管形鼻的管内不完全中空，呈圆柱状，突出或悬垂于面中部。此畸形常并发独眼，管形鼻突悬于独眼上方。管形鼻相对少见，特别是随着国家优生优育政策的落实，其发病率已大幅下降。

该畸形可能为鼻额突发育时。在其下缘两侧未出现正常的两个鼻窝，而是在其下缘中央部位出现一异位鼻窝，经异常发育而成。此异常发育有时可表现为额部下方或眉弓处长出一额外管形鼻。具有此畸形的胎儿一般不能存活，生存患儿应及早手术，以矫治畸形，主要是恢复鼻腔的通气功能。

二、双鼻畸形

双鼻畸形即在面部中央正常鼻梁处形成两个平行鼻梁，共有4个前鼻孔，呈上、下或左、右排列。一般两外侧鼻腔具有正常鼻甲结构并与鼻咽部相通，内侧两鼻腔常为盲腔；上、下排列者上鼻腔常为盲腔。多伴有鼻梁、鼻翼、鼻孔及鼻中隔等畸形。

该畸形是在胚胎发育过程中，两侧鼻额突不协调，致其不能完全融合所致。广义上讲此畸形应为严重鼻裂的一种特殊类型，为鼻梁正中留有浅沟或深沟，将鼻裂为两部分。轻者可仅有鼻尖部裂开。此畸形均有鼻背增宽及内眦距增宽，裂沟常沿中线纵行，自眉间至中隔小柱凹陷，可合并鼻背皮肤瘘管、后鼻孔闭锁、唇裂或齿槽裂。

如果双鼻畸形伴严重呼吸障碍，幼儿期即可手术，主要改善鼻呼吸功能，但鼻部成形手术须到青春期后施行。轻者可在5~7岁进行手术矫治，既可使鼻部得到充分发育，也不至于过分影响小儿心理健康。病变局限在鼻尖者，可取鼻内切口，将距离较宽的两侧鼻大翼软骨内侧脚缝合拉紧即可。其余多采用鼻外进路。同一水平的双鼻畸形应将两内侧鼻腔切除，将双鼻合成单鼻。上下排列的双鼻畸形手术，应于上下鼻孔之间切开皮肤、皮下组织、软骨等双鼻间隔，使之合二为一，最后缝合鼻腔内外创缘。双鼻畸形手术在将双鼻合成一单鼻的同时，应根据鼻翼、鼻梁、鼻尖及鼻孔等处的畸形情况，利用周围皮肤进行修复。必要时用骨、软骨及医用硅橡胶等充填，以改善鼻外形。

三、驼峰鼻

驼峰鼻又名驼鼻，为一种常见的外鼻畸形，此畸形多为先天性，鼻外伤也可导致此畸形发生。其特征为侧视可见鼻梁上有驼峰状隆起,多居于鼻骨与外鼻软骨交接处。驼峰鼻的程度以其相对高度衡量,即驼峰突出鼻梁基线平面以上部分的高度,它反映了驼峰的真实高度。驼峰鼻除形态异常外,并无功能影响。轻度者鼻形如棘状突起,发生在鼻骨与鼻背软骨交界处,有时鼻尖过长;重度者鼻梁宽大且成角突起,均多伴有鼻梁不直、鼻尖过长或向下弯垂呈"鹰钩状",常有上颌骨轻度凹陷畸形所致的中面部塌陷。其先天性原因是鼻翼软骨发育过盛或过差,鼻中隔软骨、侧鼻软骨发育过盛造成。

驼峰鼻在西方美容患者中占相当大比例,而在东方人中比例相对较少。典型的驼峰鼻矫正术主要有鼻孔内进路和鼻孔外进路两种方式,现手术方式已在此基础上有较大改进,多采用鼻翼缘蝶形切口,此切口术野清楚,操作方便。具体手术原则如下:①对仅有棘状突起的轻度患者,可截除隆起过高的鼻骨,剪除过高的鼻中隔软骨;对合并鼻背宽大者,在鼻背的缺损区截断基部的鼻骨或上颌骨额突,用手指在鼻外的两侧向中间挤压侧鼻软骨,使鼻梁恢复到正常的平直形态。②驼峰鼻如伴有鼻尖过长者,经缩短鼻中隔软骨前端即可达到矫正的目的;在鼻尖弯曲时,则需把弯曲的鼻翼软骨内脚剪平。

术中若过多切除鼻背的骨质及软骨,则易形成缩窄鼻。其他常见并发症为术后感染及继发畸形。较常见的继发畸形为鼻梁基底部呈阶梯状改变或两侧鼻背不对称,需在术后2周内,鼻骨尚未纤维愈合之前做矫正,如已骨性愈合,应尽早考虑行二期手术。

四、歪鼻

歪鼻为一较常见畸形,表现为鼻梁弯曲,鼻尖偏向一侧。根据其形态特征,一般将其分为"C"形、"S"形及侧斜形三种。根据病因则分为先天性和后天性者,临床以后者居多,多由外伤所致;而前者多是由鼻部软骨发育异常所致。其常与鼻中隔偏曲或鼻中隔软骨前脱位同时并存,因此,矫正鼻中隔是矫正歪鼻畸形的关键一步。采用鼻-鼻中隔同期整形术,行歪鼻整形可收到恢复鼻功能和美容的双重效果。

根据病史及查体,先天性歪鼻的诊断较明确,治疗以手术整形为主。应针对具体情况,选择合适的手术进路。若软骨段歪鼻合并鼻中隔偏曲或鼻中隔软骨前脱位者,可行摇门式手术。

对于骨部歪鼻合并鼻中隔偏曲者,应行凿骨术。可于局麻下手术,在鼻小柱中下部及两侧缘取蝶形切口,循此切口向上,从鼻背板前面做皮下分离达梨状孔上缘,将鼻骨及上颌骨额突从骨膜下分离。在较宽一侧的鼻背切除一块附有鼻黏膜的底边在下的三角形骨片,再分离窄侧的梨状孔边缘及骨性外鼻支架,将上颌骨额突向上凿开或锯开,直达鼻根,使之与鼻骨分离。此时,可先试行内外结合手法复正鼻梁至中线;若不满意,可钳夹鼻骨并扭动,使其上端骨折、游离,则外鼻支架塑形就相对简单。对合并鼻中隔偏曲者,应同期先行中隔偏曲矫正,最后将鼻梁复正。畸形矫正后外鼻应以夹板固定至少2周。

五、外鼻先天性瘘管及囊肿

在胚胎发育过程中,当两侧鼻内外突与鼻额突融合形成外鼻时,若有外胚层组织残留在皮下,即可形成囊肿;若有窦口与外界相通,则可形成瘘管。因囊肿或瘘管主发于鼻背中线区域,一般在深筋膜之下、鼻骨之上,偶有侵入颅内者,故又称鼻背中线皮样囊肿或瘘管。其发病率约占头颈部皮样囊肿的8%,可见于新生儿,偶见于成人,男性多见。

(一)临床表现

出现症状的年龄多在15~30岁。也有患者在较小年龄阶段即发现鼻背部有小瘘口或局限性小肿物,随年龄增长而逐渐增大,或瘘口有分泌物溢出。囊肿或瘘口可发生于鼻梁中线上的任何部位,多见于鼻骨部。常见部位为两侧鼻翼软骨之间、鼻骨和软骨之间、鼻骨下方鼻中隔软骨内。主要表现为鼻部肿胀畸形,视囊肿大小而症状各异,如位于鼻梁上段,过大的囊肿可使眶距变大或眉间隆起;如囊肿位于鼻中隔内,则双侧鼻腔内侧壁膨隆,呈明显的鼻阻塞症状;如为瘘管,挤压瘘口周围可见有皮脂样物自瘘口溢出。囊肿或瘘管如反复感染,则局部红肿,甚至可见疤痕形成。

(二)诊断

根据病史、症状,结合局部检查可基本确定诊断。囊肿穿刺可抽出油脂样物;有瘘管者,可以行探针探查或碘油造影,以明确其位置、范围及走向。若畸形病变有向颅内侵犯倾向,则需行 CT 扫描或颅脑 X 线造影检查,以除外其他类似病变如脑膜脑膨出。

(三)治疗

应行手术彻底切除囊肿或瘘管组织。婴幼儿最好采用气管内插管全麻手术,成人一般采用局麻即可。如病变范围较小,宜早期手术,以免范围变大,影响面容;如手术范围较大,位置较深,手术反而影响面骨发育,则可将手术酌情延期至 5 岁以后;如合并感染,应先行抗感染治疗,待炎症控制后再行手术。若有瘘口,术前应自瘘口注入美甲蓝,以期在术中作病变标识。手术操作:①自鼻背正中直线切口,或做梭形切口,沿囊壁或瘘管四周分离,直到囊肿或瘘管根部,将其完整切除,缝合皮肤切口即可。②若囊肿或瘘管与骨膜粘连较紧,或已穿通鼻骨,应连同骨膜或部分鼻骨一并切除,以防复发。③若囊肿或瘘管已深入鼻中隔内,或呈哑铃状,可行鼻中隔黏膜下切除术,将囊肿和瘘管切除。④若切除组织范围较大而遗留缺损,可行自体骨植入和皮片移植修复。⑤若囊肿或瘘管延伸至颅腔,则可采用颅面联合手术完整切除。

六、鞍鼻

鞍鼻系指鼻梁平坦或凹陷呈马鞍状,致使鼻的长度缩短,鼻尖上翘,重者鼻孔朝天,鼻唇沟加深。其为一较常见的鼻部畸形,常有家族遗传倾向。先天性者多系发育异常或孕期母亲感染梅毒所致。

(一)临床表现

患者常感鼻塞及鼻腔干燥不适。患者鼻部外观主要呈塌陷畸形,并根据塌陷程度分为三度。

(1)Ⅰ度:鼻梁轻度凹陷,症状轻微。

(2)Ⅱ度:鼻梁明显塌陷,前鼻孔微朝上仰。

(3)Ⅲ度:鼻梁塌陷极为明显,前鼻孔朝向前方,鼻尖朝上。严重者,其面部中央因发育不良而下陷,呈"蝶形脸"畸形。先天性者多属Ⅰ度。

(二)治疗

整形术是其根本性治疗方法,但 18 岁以下者不宜行此手术,因其面部尚未发育定型。若过早施术,术后仍可发生畸形。根据患者的具体情况,可选择不同的充填材料,主要有自体肋软骨、髂骨、医用硅橡胶、聚乙烯等,术前应先将其塑形成形状合适的矫形模。具体手术操作步骤如下所述。

(1)麻醉:多采用局部麻醉,复杂性手术可采用全身麻醉。

(2)切口:根据鼻梁及鼻小柱塌陷的类型,可于鼻低部做蝶形、"V"形、"Y"形等切口,或采用鼻小柱正中垂直切口、前鼻孔缘切口及上述几种切口的变通或结合形式作为手术进路。

(3)分离鼻背皮下组织:循上述切口,分别以小而细的组织剪、小圆刀及蚊式钳等器械,在鼻背板及鼻骨前面自下而上,先后做锐性及钝性潜行分离,直到将鼻背部的皮下组织分离成囊袋状,其上界需超越畸形区。

(4)置入矫形模:将事先准备好并经严格消毒的矫形模,置入已分离好的鼻背部皮下组织囊袋内。此时应注意反复修磨矫形模,直至确定畸形矫正满意后,方可缝合切口。

(5)固定矫形模:切口缝好后,两侧鼻腔内可酌情填塞凡士林纱条或碘仿纱条。用打样胶或纱布适当加压固定鼻背部,以防矫形模移位。

术后应取半坐位休息,使用抗生素预防感染。48 h 内限制患者头部活动;48 h 后宜取出鼻腔内凡士林纱条,碘仿纱条填塞时间可适当延长。

对于严重的鞍鼻畸形并伴发面中 1/3 发育不良、蝶形脸畸形者可采用改进的手术方法及上齿槽植骨等复杂手术,以全面矫治畸形。由我国张涤生、周丽云设计的复杂型鞍鼻修复法,效果极佳,在国际上亦备受推崇。

术后除可发生感染、血肿、偏斜等并发症外,最常见的是矫形模脱出,多因矫形模过大,置入后鼻尖部皮肤张力过大,或于分离组织时未贴近软骨及骨部,以致囊袋处皮肤太薄,血运差,局部坏死所致。多见于硅橡胶假体支架,唯一的处理办法就是取出支架,重新放入自体髂骨或肋软骨。

除上述外鼻先天性畸形外，尚有缺鼻、钮形鼻、先天性鼻尖畸形、鼻赘、鼻小柱过宽畸形及额外鼻孔等，因临床相对少见，于此不做叙述。

第二节　面裂囊肿

面裂囊肿即面部裂隙囊肿，系指发生于鼻及鼻周软组织、骨组织或骨孔内的各种先天性囊肿。关于其发生的原因，学说颇多，但主要有二：腺体潴留学说和面裂学说，以后者占主导。腺体潴留学说认为：由于鼻腔底的黏膜腺管因各种原因发生阻塞，以致腺体分泌物潴留而成囊肿，故称为潴留囊肿。面裂学说认为：于胚胎时期，在上颌突、内侧鼻突的球突及外侧鼻突等各面突接合处因发育而形成的裂隙内有胚性上皮残余，发展后形成面裂囊肿。

此类囊肿虽然初始于裂隙处，但经增长膨大或发育发展之后，常可侵及上颌窦、鼻腔、上颌牙槽突和腭部。早期多因囊肿发展缓慢而无症状。待到囊肿增大而显露出畸形，甚至有继发感染时，患者才来就医。

各种面裂囊肿的命名及所在部位如下（图 5-1）：

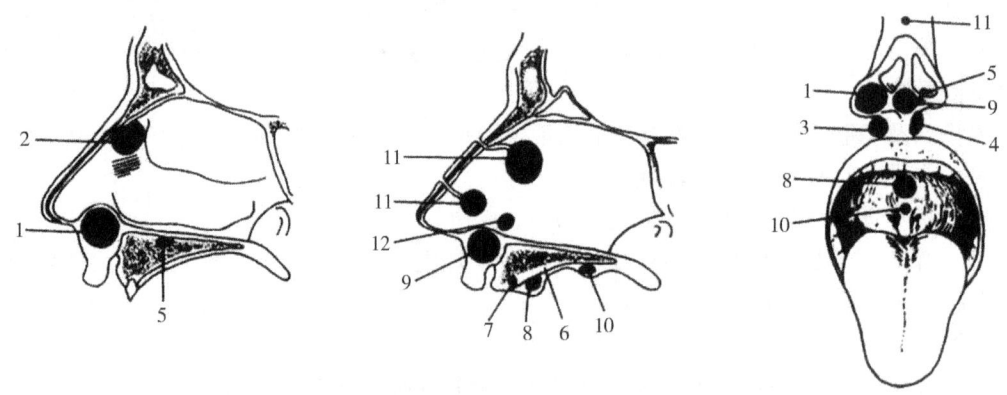

图 5-1　各种面裂囊肿的发生部位示意图

注：1. 鼻翼下面裂囊肿；2. 鼻筛面裂囊肿；3. 球上颌或唇腭裂囊肿；4. 切牙骨囊肿；5. 鼻腔底的鼻腭囊肿；6. 中间位鼻腭囊肿；7. 切牙孔囊肿；8. 腭乳头囊肿；9. 上颌前中线囊肿；10. 腭后中线囊肿；11. 鼻背中线皮样囊肿及瘘管；12. 犁鼻腺体囊肿

（1）鼻翼下面裂囊肿：囊肿位于鼻翼之下。

（2）鼻筛面裂囊肿：发生于鼻泪沟。泪骨未发育，囊肿即位于泪骨所在部位。

（3）球上颌或唇腭裂囊肿：详见本页"球上颌或唇腭裂囊肿"。

（4）切牙骨囊肿：发生于切牙（或额外牙）与正常牙之间。

（5）鼻腔底部鼻腭囊肿：发生于鼻腔底部的腭骨内。

（6）中间位鼻腭囊肿：发生于腭骨内的中间位。

（7）切牙孔囊肿：亦称为切牙管囊肿，发生于切牙管（鼻腭管）的骨管内。

（8）腭乳头囊肿：发生于切牙管口的腭孔乳突部（即腭乳头的上皮细胞巢）。

（9）上颌前中线囊肿：位于鼻小柱附着处下方。

（10）腭后中线囊肿：发生于上颌突与腭突的连接线上。

（11）鼻背中线皮样囊肿及瘘管：详见"鼻背中线皮样囊肿及瘘管"。

（12）犁鼻腺体囊肿：发生于犁骨器。

一、鼻腭囊肿

鼻腭囊肿发生于鼻底硬腭处。按发生部位可分为鼻腔底部鼻腭囊肿、中间位鼻腭囊肿、切牙孔囊肿和腭乳头囊肿。各囊肿依其部位不同而具有不同的外观畸形。囊肿扩展时可突起于鼻腔底或硬腭前段，也可突向口内。切牙孔囊肿者,可因压迫腭前神经而产生疼痛。手术治疗鼻腭囊肿时,须选择适宜的进路予以切除。介于鼻腔和口腔之间的囊肿,治疗时多经口腔剥除之,但应注意保留鼻腔底部的黏膜,以防发生鼻口瘘。

二、球上颌或唇腭裂囊肿

球上颌或唇腭裂囊肿发生于上颌突和内侧鼻突的球突融合处。女性患者居多。该处上皮残余所形成的囊肿常在上颌侧切牙与尖牙之间向下生长,早期可使上述二牙的牙根间隙增大,即使其分离移位。囊肿常因增大而突入鼻腔底部、上颌窦底,以及上唇的唇龈沟和颊部等处的口前庭内,并可使上述部位发生局限性膨隆。位于上颌窦附近的囊肿可扩展而侵入窦内。应与根尖周囊肿鉴别:根尖周囊肿者牙列一般正常,但有龋齿。此类患者可自觉有面部压迫感,且多有面部外形变化。应经口前庭予以切除。

三、鼻前庭囊肿

鼻前庭囊肿系指位于鼻前庭底部皮肤下、上颌骨牙槽突浅面软组织内的一种囊性肿块。曾有鼻牙槽突囊肿、鼻底囊肿、鼻黏液样囊肿、外胚包涵囊肿等命名,现多称之为鼻前庭囊肿。

患者多系女性,年龄多在 30～50 岁之间。

(一)病因

主要学说仍为腺体潴留学说和面裂学说。因许多学者认为其来自球状突与上颌突融合部,理论上与球上颌或唇腭裂囊肿相符,故亦有将其称之为球颌突囊肿者。

(二)病理

囊肿的囊壁一般由含有弹性纤维和许多网状血管的结缔组织所构成,坚韧而具有弹性。若并发感染,则囊壁可有炎性细胞浸润。典型的内膜表皮细胞具有纤毛的柱状上皮或立方上皮,但也可因囊肿内容物对囊壁的压力过大,而转变为不同类型的上皮,如扁平上皮、柱状上皮、立方上皮等。在囊内膜的表皮细胞内有丰富的杯状细胞。囊液一般较为透明或半透明,或浑浊如蜂蜜样;多为纯黏液状、血清状或血清黏液状;呈黄色、棕黄色或琥珀色;其中大多不含胆固醇;倘若继发感染则为脓性。囊肿为单个单房性,其外观多呈圆形或椭圆形,大小不一。囊肿缓慢增大,邻近骨质受压吸收,可出现圆形浅盘状凹陷。

(三)症状

囊肿生长缓慢,早期多无症状。随着囊肿逐渐增大,一侧的鼻翼附着处、鼻前庭内或梨状孔的前外方等处日渐隆起,可有局部胀感或胀痛感。如合并感染则迅速增大,局部疼痛加重。可伴有病侧鼻塞。

(四)诊断

根据症状及局部体征,结合 X 线或 CT 检查,诊断一般不难。必要时可行细胞学穿刺检查。

1. 局部所见

一侧鼻前庭外下方、鼻翼附着处或梨状孔前外部有隆起,囊肿较大者可使鼻唇沟消失,上唇上部或口前庭等处均有明显膨隆(图 5-2)。

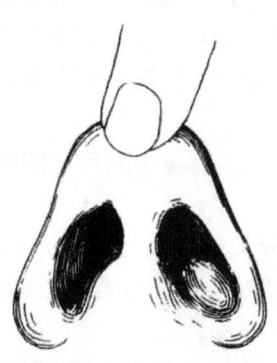

图 5-2 左侧鼻前庭囊肿

2. 联合触诊

以戴手套或指套的一手指放在口前庭，另一指放在鼻前庭，行口前庭－鼻前庭联合触诊，可触知柔软而有弹性、有波动感、可移动的无痛性半球形囊性肿块。如有感染则可有压痛。

3. 穿刺检查

可抽出透明、半透明或浑浊如蜂蜜样液体，大多无胆固醇结晶。

4. 影像学检查

X线平片可见梨状孔底部有一浅淡均匀的局限性阴影，无骨质及上列牙的病变。囊内造影可显示囊肿大小、形状和位置。CT检查可见梨状孔底部局限性类圆形软组织影。

有时，须注意与鼻部牙源性囊肿相鉴别。

（五）治疗

若囊肿较大已有面部畸形及鼻塞症状或有反复感染病史者，应取唇龈沟进路行手术切除。手术方法：在靠近上唇系带的囊肿一侧，作一横切口，朝梨状孔方向分离软组织，暴露囊壁后仔细分离并完整切除。如有囊壁与鼻前庭皮肤紧密粘连者，仍应以彻底切除囊壁为原则。此时术中难免撕裂鼻前庭皮肤，其处理方法是术后用凡士林纱条填压该处，待健康肉芽逐日修复之。

四、鼻背中线皮样囊肿及瘘管

鼻背中线皮样囊肿及瘘管，属先天性疾病。其膨大的部分称窦，有窦口与外界相通者谓之鼻背中线瘘管；无窦口与外界相通则称囊肿，其内若仅含上皮及其脱屑者为上皮样囊肿，倘含有真皮层的汗腺、皮脂腺、毛囊等皮肤附件者，谓之鼻背中线皮样囊肿。

本病较少见，据Taylors等（1966）报道，其发病率约占头颈部（上）皮样囊肿的8%；男性多见。囊肿可发生于鼻梁中线上的任何部位，但多见于鼻骨部，向深部发展多居于鼻中隔内。瘘管者，其瘘口多位于鼻梁中线中段或眉间，有时尚可有第2开口位于内眦处。

（一）病因

学说虽然较多，但有其共同之处，皆认为胚胎发育早期的外胚层被包埋所致。如当两侧内侧鼻突与额鼻突融合形成外鼻时，有外胚层组织滞存其中，可发展成本病。

（二）症状

出现症状的年龄大多在15～30岁期间。也可有部分患者，在较小年龄阶段即已发现鼻背部有小瘘口或有局限性小肿块，随其年龄增长而逐渐增大。瘘口处可挤出黄色油脂样或脓样物质甚至细小毛发。患者多有鼻背部沉重感。若囊肿较大且位置较深者，可出现明显鼻塞。视患者年龄大小、囊肿或瘘管的部位和范围、有否感染史或手术史等因素不同而症状各异。

（三）检查

1. 一般检查

可见患者鼻梁中线某处有局限性半圆形隆起或有鼻梁增宽，位于鼻梁上段过大的囊肿，可使眼眶间距变大或眉间隆起。触摸隆起处皮肤，觉其表面光滑且可有特殊移动感，压之可有弹性。如为瘘管，挤压瘘口时可有皮脂样分泌物甚至细小毛发溢出。瘘管有感染者可有溢脓，瘘口周围红肿或有肉芽生长。

2. 鼻腔检查

收缩鼻黏膜后仔细检查，可发现少数患者有鼻中隔后上部增宽。

3. 特殊检查

X线正位片有时可见鼻中隔增宽、分叉或有梭形阴影，侧位片偶可查见鼻部有纺锤状或哑铃状阴影；必要时可行囊肿和瘘管的X线造影或断层拍片；若畸形病变有向颅内侵犯可疑者，则需行CT扫描或颅脑部X线造影检查。穿刺检查有助于确诊。

根据症状及检查所见诊断多无困难，但有时须与脑膜脑膨出相鉴别。

（四）治疗

主要为手术治疗。若无全身特殊原因，宜尽早手术，以免鼻支架发育受影响。发生感染者尤应控制后即行手术。亦有认为无并发症且年龄太小者，若过早施术，可能将影响面骨发育，可将手术时机酌情延缓到 4～5 岁之后。

（五）手术步骤

于术前一天向瘘管或囊肿内注入美甲蓝，以期在术中作病变被切除的标志之用。

1. 麻醉

幼儿多取气管内插管全麻，成人则可用局麻。

2. 切口

多取鼻外进路。应根据瘘管或囊肿的所在部位及病变范围的不同，灵活选择如下切口：①鼻背中线垂直（或 Y 形或 T 形）切口。②鼻根部横切口＋瘘口周围环形切开。③鼻背中线垂直切口＋瘘口周围环形切开。④鼻侧切开等。因上述切口均有损害面容，故有人建议采用鼻底部蝶形切口。

3. 分离并摘除

有时可见鼻骨中间有一孔道，囊肿骑跨其间而呈哑铃状，此时应凿除部分鼻骨，以利完整摘除。深入鼻中隔的瘘管及其膨大的窦部可呈梭形或纺锤状（图 5-3）。须仔细分离，勿遗留其囊壁，以免复发。

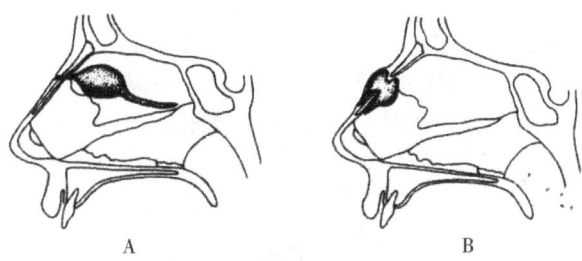

图 5-3 纺锤状及哑铃状鼻背中线皮样囊肿及瘘管
A. 纺锤状；B. 哑铃状

4. 修复

术毕时，如见鼻梁部所遗缺损较大，为预防术后继发鞍鼻，可植入自体或同种异体骨屑或骨片。

第三节　鼻孔畸形

一、前鼻孔闭锁及狭窄

前鼻孔闭锁及狭窄多由外伤及后天性疾病的破坏性病变所致，属先天性者少见。

（一）病因

1. 后天性

造成后天性前鼻孔闭锁及狭窄的病因主要有鼻部外伤、炎性疾病及皮肤病等。如患者本身为瘢痕体质者则尤甚。

（1）鼻部的各种外伤：如鼻底部的裂伤、化学性腐蚀伤、烧伤或烫伤等。

（2）鼻部的特种感染：即鼻部的某些特殊传染病，如梅毒、麻风、鼻硬结症和雅司病等。

2. 先天性

在胚胎正常发育的第 2～6 个月期间，鼻前孔暂时为上皮栓所阻塞，若 6 个月后上皮栓仍不溶解消失或溶解不完全，形成膜性或骨性间隔时，将导致先天性前鼻孔闭锁及狭窄，但少见。

（二）症状

鼻塞几乎是唯一的症状，并且与其闭锁或狭窄的程度成正比。

新生儿若患先天性双侧前鼻孔闭锁时，则病情危重：其一，新生儿多不会用口呼吸，可发生窒息；其二，因哺乳困难，导致严重营养障碍；其三，极易误吸，可致吸入性肺炎。该闭锁多为膜性，厚 2～3mm，位于鼻缘向内 1 ~ 1.5 cm 处，中央若有小孔则可稍微通气。

（三）治疗

对新生儿先天性双侧前鼻孔膜性闭锁，先以粗针头刺破闭锁膜，再置一短塑料管并妥善固定，以作扩张之用；对后天性者，可行前鼻孔整形术。手术方法如下：

1. 术前注意事项及准备

（1）原发病变未愈或面部及上呼吸道有急性化脓性感染者，不宜实施手术。

（2）鼻腔及鼻窦有普通炎性疾病时，应先予以适当治疗后再行手术。

（3）术前准备 2 处皮肤：一为手术区域及其附近，二为大腿内侧皮肤。

（4）术前约 30 min，口服苯巴比妥，需全麻者皮下注射阿托品。

（5）预先选择几种不同直径的硬硅胶或塑料短管消毒备用。

2. 麻醉

成人多用局部浸润麻醉或酌情加用面部的神经阻滞麻醉，可仿鼻小柱整形术，幼小患者或不宜局麻者可用全麻。

3. 操作步骤

（1）体位：平卧，肩下垫枕，头后仰。头部可略高于下半身。

（2）切口：在相当于鼻缘处，右侧作近似"/"形切口，左侧则反之。彻底切除鼻前庭内的瘢痕组织（图 5-4），充分扩大前鼻孔并形成移植床，暂以纱条填压止血。

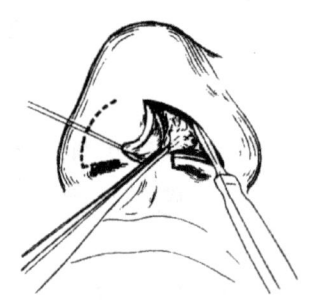

图 5-4 切口及切除鼻前庭内瘢痕组织

（3）准备皮片管：取大腿内侧的替尔或厚断层皮片，裹衬于已备好的管径适宜的胶管上，皮片边缘对缝数针，使成为创面向外的皮片管，两端缝于胶管上作固定（图 5-5）。在皮片管上缘先缝留长线 2 ~ 4 针，将缝线尾部绕管口上端从管内引出，以便插入时牵引皮片管，使其上缘不致翻卷（图 5-6）。

（4）植入皮片：将皮片管经新前鼻孔置于移植床上，皮片管下缘与前鼻孔创缘间断缝合，均留长线端，以便捆扎环绕鼻缘的碘仿纱条，使其保护创缘。妥善缝固扩张胶管以防滑脱（图 5-7）。胶管内填以碘仿或凡士林纱条。

4. 术后处理

术后须注意应用抗生素。24 ~ 48 h 后更换胶管内纱条。管内不填塞纱条后，可滴入抗生素类药液。5 ~ 7 d 拆线。为防止鼻前孔发生瘢痕收缩，胶管须持续置放，不应少于半年。

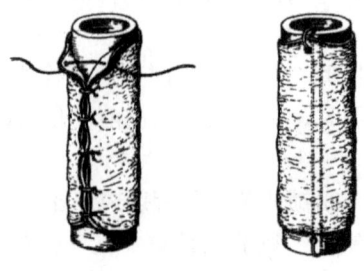

图 5-5 皮片准备法

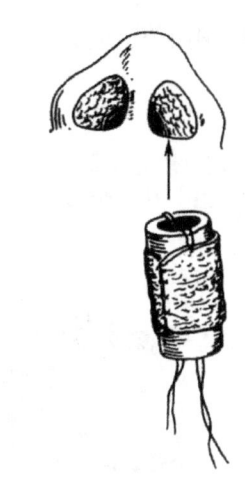

图 5-6 皮片植入法

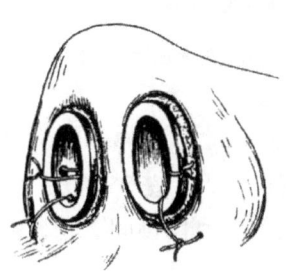

图 5-7 皮片固定法

二、后鼻孔闭锁

本病为严重鼻部畸形，属家族遗传性疾病。多数学者认为先天性后鼻孔闭锁是在胚胎 6 周时，颊鼻腔内的间质组织较厚，不能吸收穿透和与口腔相通，构成原始后鼻孔而成为闭锁的间隔，此间隔可为膜性、骨性或混合性，闭锁部间隔可以菲薄如纸，也可厚达 12 mm，但多在 2 mm 左右。其间亦可形成小孔，但通气不足，称为不完全性闭锁。闭锁间隔的位置分为前缘闭锁和后缘闭锁两种，常位于后鼻孔边缘软腭与硬腭交界处，向上后倾斜，附着于蝶骨体，外接蝶骨翼内板，内接犁骨，下连腭骨。闭锁间隔上下两面皆覆有鼻腔黏膜。

（一）临床表现

双侧后鼻孔闭锁患儿出生后即出现周期性呼吸困难和发绀，直到 4 周以后逐渐习惯于用口呼吸。但在哺乳时仍有呼吸困难，须再过一段时间才能学会交替呼吸和吸奶的动作。因此出生后有窒息危险和营养不良的严重后果。

儿童及成人期患者主要症状为鼻阻塞，睡眠时有鼾症和呼吸暂停综合征，困倦嗜睡，关闭性鼻音，并有咽部干燥、胸廓发育不良等。单侧后鼻孔闭锁患者不影响生命，长大以后只有一侧鼻腔不能通气，并有分泌物潴留于患侧。

（二）诊断

凡新生儿有周围性呼吸困难、发绀和哺乳困难时，就应考虑本病，可用以下方法确诊。

（1）用细橡胶导尿管自前鼻孔试通入鼻咽部，若进入鼻咽部不到 32 mm 即遇到阻隔，检查口咽后壁看不到该导尿管，即可诊断后鼻孔闭锁。须注意排除导尿管太软、方向有误，以致该管在鼻腔内蜷曲而达不到后鼻孔。

（2）用卷棉子自前鼻孔沿鼻底伸入，可以探测间隔的位置和性质。

（3）将亚甲蓝或 1% 甲紫液滴入鼻腔，1 ~ 2 min 后观察口咽部是否着色，若无着色可诊断为本病。

（4）将碘油慢慢滴入鼻腔，行 X 线造影，可显示有无后鼻孔闭锁及其闭锁深度。

（5）鼻内镜检查此法不但可以诊断本病，而且可以排除先天性鼻内脑膜 - 脑膨出、鼻息肉、腺样体肥大、鼻咽肿物、异物、瘢痕性狭窄及鼻中隔偏曲等造成鼻阻塞的原因。

（三）治疗

1. 一般紧急措施

新生儿降生后，若确诊为双侧先天性后鼻孔闭锁，应按急诊处理，保持呼吸通畅，防止窒息，维持营养。可取一橡皮奶头，剪去其顶端，插入口中，用布条系于头部固定，以利经口呼吸，并可通过奶头滴入少量乳汁，待患儿已习惯口呼吸时方可取出口中奶头（图5-8）。最好有专人护理，以防窒息，并应注意营养摄入。

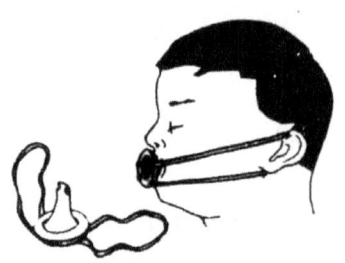

图5-8 先天性后鼻孔闭锁急救

2. 手术治疗

用手术方法去除闭锁间隔，有经鼻腔、经腭、经鼻中隔、经上颌窦4种途径，应根据患儿年龄、症状程度、间隔性质与厚度以及全身情况而定。为了安全，以先作气管切开术为宜。

（1）鼻腔进路：适用于鼻腔够宽，能够看到闭锁间隔者，膜性间隔或骨性间隔较薄者，新生儿或患儿全身情况较差而急需恢复经鼻呼吸者。

①麻醉：儿童用全身麻醉，成人用局部表面麻醉。

②切口：左侧鼻腔间隔作"〔"形切口，右侧鼻腔作"〕"形切口，分离黏膜，露出骨面。

③切除间隔：用骨凿、刮匙或电钻去除骨隔，保留骨隔后面（咽侧）黏膜，以覆盖外侧骨创面。术中须切除鼻中隔后端，以便两侧造孔相贯通。造孔大小以能通过食指为度。然后放入相应大小的橡皮管或塑料管，或以气囊压迫固定，留置时间视间隔性质而定，膜性间隔两周即可，骨性间隔则须4～6周。为了防止再次狭窄，可于一年内定期进行扩张术。此种手术若在纤维光导鼻内镜下进行则更方便。

对新生儿可用小号乳突刮匙沿鼻底刮除，在骨隔处用旋转刮除法去除骨隔至足够大小，后面黏膜仍须保留，可行十字形切口，用橡皮管自鼻咽逆行拉出，以固定黏膜瓣于骨面上。

采用鼻腔进路，在术中需注意避免损伤腭降动脉、颅底及颈椎。

（2）经腭进路：优点是手术野暴露良好，可直接看到病变部位，能将间隔彻底切除，并可充分利用黏膜覆盖创面，适用于闭锁间隔较厚者。

①体位及麻醉：患儿仰卧，头向后伸，用0.1%肾上腺素棉片塞于鼻腔深部闭锁间隔前壁，再于硬软腭交界处注入少量含肾上腺素的1%普鲁卡因，以减少术中出血，经气管切开给全身麻醉。

②切口：作Owens硬腭半圆形切口，切开黏膜，切口两端向后达上颌粗隆。分离黏骨膜瓣至硬腭边缘。

③硬腭后缘显露后，用粗丝线穿过已游离的黏骨膜瓣，以便向后牵引。

④去除闭锁间隔：分离硬腭后面（鼻底面）的鼻底黏膜，用咬骨钳去除患侧腭骨后缘部分骨壁，即可发现骨隔斜向蝶骨体，分离骨隔后面黏膜，凿除骨隔，然后再于犁骨后缘按鼻中隔黏骨膜下切除的方法去除一部分犁骨，使后鼻孔尽量扩大，保证通畅。骨隔前后和鼻中隔后端黏膜可以用于覆盖骨面。

⑤缝合切口：将硬腭切口的黏骨膜瓣翻回复位，用细丝线严密缝合，其下方接近软腭处若有撕裂，也应严密妥善缝合，以免术后穿孔。最后经前鼻孔置入橡皮管或塑料管，固定修整后的鼻内黏膜，4周后取出橡皮管，预约定期随访。若有后鼻孔术后粘连，应及时处理，必要时可进行扩张。

（3）经鼻中隔进路：此法仅适用于治疗成人后鼻孔闭锁。单侧、双侧、膜性、骨性皆可使用。

①体位和麻醉：同鼻中隔黏骨膜下切除术。

②切口：用Killan切口，或稍偏后作切口。

第五章 鼻部先天性疾病

③剥离黏骨膜：范围要尽量扩大，特别是向上、向下剥离的范围要大，可包括双侧鼻底黏膜，以便向后扩大视野。

④切开鼻中隔软骨，剥离对侧鼻中隔黏骨膜，范围要尽量扩大。剥离到后方时，可将鼻中隔软骨和筛骨垂直板去除一部分，发现骨隔时用骨凿去除，直到能看到蝶窦前壁为止。最后经前鼻孔插入橡皮管或塑料管，预防后鼻孔粘连。必要时术后定期扩张。

（4）经上颌窦进路：此法仅适用于成人单侧后鼻孔闭锁，是利用 de Lima 手术，自上颌窦开放后组筛窦，达到后鼻孔区，进行闭锁间隔切除。

第四节 鼻部脑膜脑膨出

先天性鼻部脑膜脑膨出系指胚胎期部分脑膜及脑组织经鼻部附近颅骨发育畸形的颅骨缝或骨缺损处膨出颅外至鼻部的一种先天性疾病。此病多见于亚洲及非洲，欧美少见，发病率为 1/5 000 ～ 1/10 000，男性多于女性。

一、病因

确切病因不明。多数学者认为系胚胎发育期间，神经管发育不全及中胚层发育停滞导致颅裂，部分脑膜及脑组织经颅裂或尚未融合的颅骨缝疝至颅外所致。

二、病理

根据膨出程度及膨出物包含的组织不同，可分为含脑膜及脑脊液的脑膜膨出；含脑膜及脑组织的脑膜脑膨出；除上述之外，若连同脑室前角亦膨出颅外者，即称为脑室脑膨出。临床上按膨出部位不同可分为鼻外和鼻内两型，鼻外型膨出物经鸡冠前之前颅窝底疝出于鼻根或内眦部、鼻内型膨出物经鸡冠后之前颅窝或中颅窝疝出至鼻腔、鼻咽、球后或翼腭窝（图 5-9、图 5-10）。其中鼻外型较鼻内型者多见。也有人根据膨出物的具体颅底疝出部位细分为囟门型（又称额筛型）和基底型（又称颅底型）。前者在临床上主要表现为鼻外型。包括鼻额型、鼻筛型和鼻眶型；后者则包括鼻腔型、蝶咽型、蝶筛型、蝶眶型及蝶上颌型等。组织镜检从外至内依次为皮肤或黏膜，皮下或黏膜下组织、硬脑膜等。其所形成的囊内均包含脑脊液，较重者同时包含脑组织。

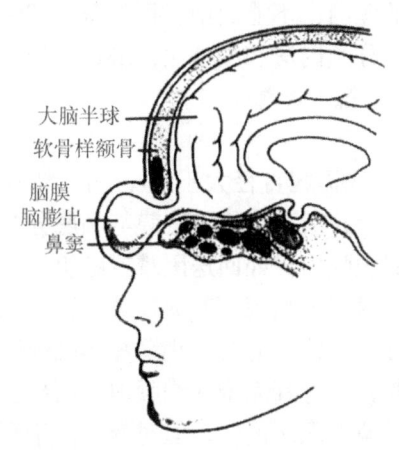

图 5-9 鼻外型脑膜脑膨出
小额叶脑组织、脑脊液及硬脑膜经鼻额囟膨出

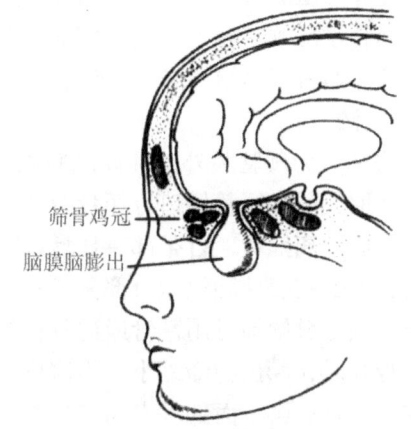

图 5-10 鼻内型脑膜脑膨出
额叶脑组织、脑脊液及硬脑膜经筛骨筛状板膨出至鼻腔内

三、临床表现

1. 鼻外型

患儿出生后即发现外鼻上方近中线的鼻根部或稍偏一侧的内眦部有圆形囊性肿物，表面光滑，随年

龄而增大。肿物表面皮肤菲薄但色泽正常，有透光感，触之柔软，可触及同脉搏一致的搏动感。患儿啼哭或压迫颈内静脉时肿物张力增高，体积增大，但若骨缺损较小，则此种表现不典型。肿物位于双眼之间，可使鼻根部变宽，眼距增大，形成所谓"眼距加宽征"。

2. 鼻内型

新生儿或婴幼儿鼻不通气，哺乳困难，检查发现单侧鼻腔或鼻咽部有表面光滑的圆形肿物，根蒂位于鼻腔顶部，应考虑到鼻内型先天性脑膜脑膨出。若肿物破溃则有脑脊液鼻漏。但出现此症状的年龄往往较大甚至到成年始发，继发感染则多表现为发作性脑膜炎。

对于不能判明病变性质，而又不能除外本病者，应慎做或禁做活检，必要时可在严格消毒的情况下行局部试穿，若取得脑脊液可确定论断，但有发生脑脊液鼻漏和继发感染引起脑膜炎的危险。因此不能作为常规检查。

四、诊断与鉴别诊断

根据病史及上述临床表现，如外鼻、鼻腔或鼻咽可见圆形光滑肿物，且伴水样鼻漏，应高度怀疑本病，借助其他辅助检查可进一步确诊。华氏位 X 线片，可见前颅窝底骨质缺损或筛骨鸡冠消失，新生儿颅骨钙化不全等；CT 或 MRI 等检查可进一步明确脑膜脑膨出的大小、确切位置及内容物等。

临床上应注意与鼻息肉、额筛窦黏液囊肿、鼻根部血管瘤、鼻内肿瘤等鉴别，因新生儿、婴幼儿患上述疾病者甚少，结合其临床表现，往往易与本病鉴别。但须与鼻部其他先天性肿物相鉴别，特别是鼻部神经胶质瘤。后者与脑膜脑膨出同属先天性神经源性鼻部肿物，均常见于新生儿，且病因相似，所不同的是部分脑膜脑组织疝出后，其颅底脑膜及颅骨缺损处已在胚胎期自然愈合，所遗留于鼻部的神经组织构成鼻神经胶质瘤，因不与颅内交通，故无波动感，且质较硬。其虽具某些肿瘤特征，但实为先天性异位脑组织，属一种发育异常。

五、治疗

先天性鼻部脑膜脑膨出一经确诊，宜及早手术。因小儿耐受力差，过早手术危险性大，过晚则易因肿物增大致颜面畸形，或因皮肤、黏膜破溃而并发脑脊液鼻漏，且使骨质缺损加大，增加手术难度。手术以 2～3 岁为宜。手术禁忌证为：①大脑畸形，患儿无正常发育可能者。②膨出物表面破溃，并发感染者，或鼻内型伴发鼻炎、鼻窦炎者。③特大脑膜脑炎、膨出、脑畸形、脑积水同时并存者。

先天性鼻部脑膜脑膨出的手术治疗原则是将脑膜脑组织回纳颅内，不能回纳者可于蒂部切断后切除膨出物，缝合硬脑膜。修补颅底骨质缺损及矫正颅面畸形。手术分颅内法和颅外法，脑神经外科皆用颅内法，而耳鼻喉科多用颅外法或联合手术。鼻内型者亦可采用鼻内镜下经鼻手术。

1. 颅内法

颅内法又分为硬脑膜外法和硬脑膜内法，适于脑膜脑膨出骨缺损区直径大于 2 cm 者。皆在全身麻醉下进行，取发际内冠状切口行额骨瓣开颅术。硬脑膜外法自额骨开窗下缘将硬脑膜与颅底分开至裂孔处，紧贴骨面分离疝囊，自蒂部将疝囊切断，囊内脑组织尽量回送颅内，如回送困难或脑组织变性，可一并切断，蒂部的变性脑组织可部分切除，然后缝合囊蒂断端，封闭硬脑膜。若缺损较大，可用筋膜或腱膜修补。颅底骨缺损可用额骨或硅胶板等代用品修补。将额骨瓣复位、缝合。小型鼻部脑膜脑膨出在封闭颅底骨孔后，膨出物渐缩小，不需再行切除。对较大膨出物，未将其完全回纳颅内且面部隆起明显者，可在 3 个月后再于面部手术切除，并予整形。此法简单，对脑组织压迫轻，但对骨孔位于筛骨鸡冠之后者操作不便。宜行硬脑膜内法。行双侧额部开颅后切开硬脑膜，向后牵开大脑额叶，可见脑组织从颅底骨质缺损处突出于颅外，若囊内脑组织正常，可回纳颅内；若脑组织已变性则行切除，囊内仅剩脑膜；若脑组织与囊壁粘连，可从颅内骨孔切断，将膨出脑组织留于囊内，用筋膜或腱膜修补硬脑膜，颅底缺损用额骨或其他替代品修补。

2. 颅外法修补术

（1）鼻外型脑膜脑膨出颅外修补术适合于根蒂较小病变者，可在局麻或全麻下手术。根据膨出物的位置可行眉弓内端及鼻外筛窦手术切口，或膨出物表面梭形切口。游离疝囊壁骨缺损处，游离囊颈，分离和回纳囊内容物，若脑组织与囊壁有粘连可切除部分脑组织。重叠折合缝合囊颈的上、下壁；若囊壁菲薄不适，可用阔筋膜修复硬脑膜，颅骨缺损可用硅胶板等替代品修补。

（2）鼻腔脑膜脑膨出鼻内径路切除修补术仅适于骨缺损较小的鼻内型脑膜脑膨出。多采用鼻侧切口，根据情况向下延长至鼻翼，沿骨面分离眶骨膜。显露纸样板，切除前中筛房。由前部进入鼻腔，显露膨出体。去除蒂部周围筛房，扩大术野，在蒂部结扎切断并将断蒂向颅内还纳，铺盖筋膜，用带蒂鼻中隔黏（软）骨膜瓣或中鼻甲黏骨膜瓣压于筋膜表面。明胶海绵、碘仿纱条充填鼻腔，缝合面部切口。

（3）鼻内镜下经鼻腔修补脑膜脑膨出，视野清晰，创伤小，手术效果佳，但仅适于病变较轻的鼻内型者。亦可作为其他鼻内型者手术的辅助手段。首先在鼻内镜下做筛窦切除，显露筛顶。找到脑膜脑膨出的具体部位，将膨出物及周围骨质表面黏膜清除干净，可以用双极电凝烧灼，使膨出体缩小或直接切除膨出体。若骨质缺损大，可用自体骨或软骨封闭缺损，用阔筋膜、肌浆或黏膜片封闭、修补缺损部位，明胶海绵及碘仿纱条填塞鼻腔，7～10 d后取出。

3. 手术并发症

（1）脑水肿多见于颅内修补法。因术中额叶脑组织被牵拉或受压所致。表现为患者苏醒后又进入昏迷状态、呻吟、囟门膨隆等。应及早静脉滴注高渗降颅压药和肾上腺皮质类固醇。

（2）颅内感染主要是手术感染，以鼻内径路多见，多与脑脊液鼻漏有关。表现为高热、颈项强直、表情淡漠、呕吐等。应行腰穿，化验脑脊液，并给予足量易通过血脑屏障的抗生素。术中切断膨出物蒂部时结扎，并用碘酊、酒精消毒，保证无菌，可有效避免。

（3）脑脊液鼻漏主要是由于颅底封闭组织较薄、颅内压较高所致。宜先保守治疗，无效可行脑脊液鼻漏修补术。术中筋膜铺盖须超过骨缺损区，最好用复合带蒂组织瓣覆盖，加压填塞，或将修剪合适的硅胶板等置于硬脑膜与颅底骨之间，可起到封闭脑膜缺损和支持脑组织的作用。

第五节 鼻窦畸形

鼻窦畸形是指由于先天或后天的各种原因，导致鼻窦发育出现某些变异甚至异常，且因此而出现不适症状或有病理表现者。虽然严重的外伤或肿瘤压迫、侵蚀等机械性损伤，有时亦可致鼻窦缺损畸形，但本章仅就鼻窦的变异或异常发育予以叙述。

一、病因

导致鼻窦发育出现变异或异常发育的机制目前尚不清楚。一般认为主要有先天性和后天性原因。

1. 先天性原因

主要为胚胎发育障碍所致。表现为单个或多个鼻窦未发育或缺失。可伴有患侧缺鼻畸形。甚至可为单侧或双侧全组鼻窦完全缺失。常伴有颌面部的其他先天性畸形。

2. 后天性原因

可能与内分泌紊乱、炎性感染、局部外伤、营养障碍、气候环境及生活条件等因素，导致松质骨吸收不良或发育受影响有关。内分泌紊乱学说认为，若脑垂体、甲状腺、肾上腺皮质及性腺等有功能障碍时，将明显影响鼻窦的发育：如巨人症者，可有鼻窦过度发育；而佝偻病或侏儒症者，则其鼻窦可发育不良。炎症学说认为鼻窦的气化过程类似于乳突：若自幼即有化脓性中耳炎者，其乳突多有气化不良；若婴幼儿的鼻腔存在炎性感染时，也可影响鼻窦的气化。

二、畸形与变异

不同个体的鼻窦，其所处或深居在颅骨中的位置、窦腔的形状、容积的大小、窦腔的分隔等方面，差异颇大；即使在同一个体，左右两侧鼻窦的状况亦不尽相同。鼻窦通常较易出现的变异大致有：①鼻窦仅部分发育、完全未发育或缺失。②左、右窦腔的容积大小不一，甚至有数十倍的悬殊。③鼻窦过度发育、扩伸至通常情况下所不能到达之颅面骨区域。④鼻窦的正常间隔缺如或出现异常间隔等。

鼻窦的许多变异，往往是在行健康体检、鼻部的其他手术或行尸体解剖时，于无意中偶然发现。在此之前，患者无明显或完全未曾有过与鼻窦有关的不适症状。若鼻窦虽有上述变异，但确无任何临床症状或病理表现时，与其说是"畸形""异常"，不如说是生理性变异。只有当出现临床症状时，方为异常或畸形。

三、临床意义

之所以要重视鼻窦的变异，是因为确有少数鼻窦存在变异者，出现不适症状，经施行相应手术后，症状缓解或消失；须充分认识鼻窦变异的意义，还在于用以指导临床实践，以免于诊断、治疗及手术操作过程中，因鼻窦的解剖变异而发生错误或意外。以下就各鼻窦的异常发育或变异分别阐述。

（一）上颌窦的异常发育或变异

上颌窦的异常发育或变异主要表现为上颌窦发育不全或缺失、鼻窦过度发育及向不同的方向扩伸、左右窦腔容积不相等或外观不对称等。

1. 上颌窦发育不全或缺失

上颌窦缺失者极为少见，且多伴有患侧缺鼻及面颊部深凹，左右面颊部不对称等；双侧上颌窦不发育者则更为少见。

2. 上颌窦腔过度发育

过度发育的上颌窦窦腔可向其四周扩伸。如向上颌骨额突、颧突、腭骨眶突及牙槽突等方向扩伸，分别形成额突窦、颧突窦、眶突窦和牙槽隐窝。

3. 上颌窦腔的异常间隔

临床上有时可于术中发现患者的上颌窦腔有异常间隔，将其分隔成两个或多个窦腔。异常间隔者中，约半数以上为垂直间隔。此外尚有水平间隔、斜行间隔及不完全间隔等。单一的垂直间隔，若呈冠状分隔时可将上颌窦腔分为前后两个腔；倘呈矢状分隔，则可将上颌窦腔分为内外两个腔。外腔为密闭腔或偶有小孔通向内腔；而内腔多通向中鼻道。

（二）额窦的异常发育或变异

鼻窦易发生变异者，首推额窦。表现为额窦发育不全或缺失、两侧窦腔的容积不等甚至相差悬殊、额窦过度发育扩伸、额窦中隔偏斜或出现异常分隔而致多窦腔等。

1. 额窦发育不全或缺失

如前所述，上颌窦发育不全者极为少见；而额窦发育不全者则较为常见。额窦前壁甚厚，其窦腔可小如蚕豆，容积可不足 1.0 mL；细小的额窦腔常位于眼眶的内上角。小额窦亦可呈裂隙状位于厚实的额骨深处。一侧或两侧额窦完全不发育者，则仅有其厚实的额骨，称为额窦缺失，临床上亦有所见及；X线检查或CT扫描时可见额窦区骨质密度与其周围一致。

2. 额窦过度发育

发育过度的额窦，其容积可在 40 mL 以上；过度气化的额窦，向上可达额骨鳞部较远处；可同时经眶上或眶顶之后向两侧扩伸，少数可扩伸至蝶骨大小翼或颧突；向深部可达筛骨、蝶窦前壁和/或鸡冠；向前下可延至鼻骨上部或上颌骨额突等处。临床上可见到额窦过度发育者，可同时有脑发育不全或脑萎缩。在额窦手术中，对于出现额窦过度发育者须注意如下几点：

（1）额窦过度发育者，其窦腔各壁常可有骨嵴突起，后者于窦壁上形成不规则的小窝或壁龛，有时则可呈封闭的气房状。术中须予以开放，以利于术后引流。

（2）额窦异常扩大者，其窦腔的后壁或下壁常变得极为菲薄甚或缺损，窦壁黏膜与脑膜或眶内组织直接贴合，术中剥离黏膜时倘若不小心，易误入颅内或眶内；窦内的感染也易向颅内或眶内扩散。

（3）若额窦气化扩伸至鸡冠，有时嗅球可呈嗅嵴状隆起于窦内，手术时对此种情况须倍加小心，免致损伤。

（4）如额窦气化向筛骨扩伸，可有一骨管横跨于额窦内，该骨管内有筛前神经和血管穿行。手术时

第五章 鼻部先天性疾病

不可伤及该骨管。

3. 额窦中隔偏斜

额窦异常发育，可出现中隔偏斜。后者可使得两侧窦腔的容积有4～5倍之差异，多为中隔的上部明显偏向一侧。若健康的大窦在额部浅面占据整个额区，而有病变的小窦在其深面，手术时，需经过大窦方可再入小窦。

4. 额窦的多间隔变异

额窦腔内完全或不全的多间隔变异，多在额窦腔过度扩伸时，因其板障较为坚实而不能被完全吸收所致。亦有学者认为：多窦腔额窦畸形，实为筛窦的筛房异常发育，突入额骨的鳞部所致。额窦可被分隔成3个以上的窦腔，甚至可多达5～6个窦腔；其间可有小孔互相沟通，形成多房性额窦，且各自有其开口通向中鼻道。

（三）筛窦的异常发育或变异

筛窦异常发育或变异主要表现为筛窦气房在数目上存在个体差异，或多或少，因人而异，即气房可为3～17个不等；而筛窦发育不全或缺失者则极少见。此外，尚可有过度发育的筛房向其四周扩伸，如向额骨眶上板扩伸，可形成筛额气房，感染时较难与额窦炎鉴别；如向额窦底部扩伸，则可形成额筛泡，行额窦手术时易误入此泡；若向上颌骨眶下板扩伸时，可形成筛上颌气房，感染时症状与上颌窦炎相似；若向蝶窦或蝶骨大、小翼扩伸时，可形成筛蝶气房，感染时症状颇似蝶窦炎；若向腭骨眶突或翼板扩伸时，可形成筛腭气房；向泪骨部突伸时，则可形成筛泪气房；向鼻甲气化时，可形成筛甲气房，或称为泡状鼻甲或鼻甲泡，多为中鼻甲，极少数泡状鼻甲可位于下鼻甲。

因筛窦过度发育，极少数病例的筛房可超出筛骨范围，突向较重要或甚为危险的区域，如眼眶或颅底等部位。当筛房所突向之处的骨壁极其菲薄甚至缺失，直接与眶骨膜、视神经、脑膜或海绵窦等部分或完全相接触时，尤应注意。尽管这类患者为数不多，但仍须有所认识或准备，以免在行鼻窦手术过程中不慎造成严重并发症。

（四）蝶窦的异常发育或变异

蝶窦的异常发育或变异主要表现为窦腔过度发育、蝶窦中隔偏斜或多间隔、蝶窦发育不全或缺失等。

1. 蝶窦过度发育

蝶窦所处的解剖部位极为重要。当蝶窦过度发育时，其与颅前、中、后窝的相距会更加接近，并且与颈内动脉、海绵窦、视神经、翼管神经、蝶腭神经节以及途经眶上裂的Ⅲ、Ⅳ、Ⅴ、Ⅵ对脑神经的关系会更加密切。一旦蝶窦发生病变，将有可能累及到上述重要的血管和神经组织，从而出现各种并发症或综合征，如外展神经麻痹、单眼或双眼失明、蝶腭神经节综合征、眶尖或蝶裂综合征、海绵窦综合征、垂体综合征等。

有时颈内动脉和海绵窦形成蝶窦侧壁的外界。当蝶窦过度发育以致窦腔骨壁菲薄如纸甚至缺如，此时，颈内动脉可膨突于窦腔内，当经鼻行垂体手术时，须注意防止损伤此类变异。

2. 蝶窦间隔变异

蝶窦间隔变异大致有蝶窦间隔缺失、偏斜及出现异常的多间隔等。蝶窦中隔缺失者，其两侧窦腔合为一窦，仅有一个开口通向鼻腔，有学者认为此属一侧窦腔过度发育，致使另外一侧未发育之故。当蝶窦中隔斜向一侧时，其宽侧窦腔的容积可为窄侧的3～4倍。变异的蝶窦间隔可水平位或呈冠状面垂直位，而将蝶窦分成呈上下或前后的腔隙。若出现多间隔变异，蝶窦便被分隔成多个窦腔。

3. 蝶窦发育不全或缺失

不同个体的蝶窦，可呈多种类型发育，其中蝶窦未发育者较为少见。据部分学者曾观察100个解剖标本，发现蝶窦完全不发育者仅为1%。

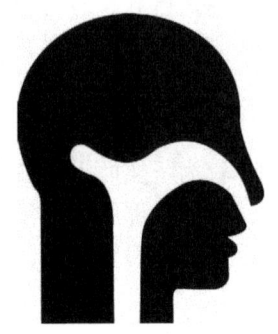

第六章 鼻部外伤性疾病

第一节 鼻骨骨折

外鼻突出于颜面前部，颜面受伤它常首当其冲，易遭受撞击或跌碰而发生鼻骨骨折。据统计鼻骨骨折是鼻外伤中最常见的。鼻中隔骨折多并发于鼻骨骨折，故本节将二者合并叙述。

一、病因

鼻骨骨折多由直接暴力引起，如运动时的碰撞、拳击、斗殴、交通肇事、生产事故、小儿跌伤等。

二、分类

由于鼻骨上部厚而窄，下部薄而宽，故多数鼻骨骨折仅累及鼻骨下部。严重的鼻骨骨折可伴有鼻中隔骨折、软骨脱位，甚至累及眼眶、泪骨、上颌骨和颧骨而构成合并伤。鼻骨骨折处必伴有外鼻软组织不同程度的损伤或鼻腔内黏膜的破裂。暴力的大小和方向决定鼻骨骨折的程度。根据鼻骨骨折的程度、对鼻梁外形的影响、累及鼻骨外结构的范围，鼻骨骨折分为四型（图6-1）。

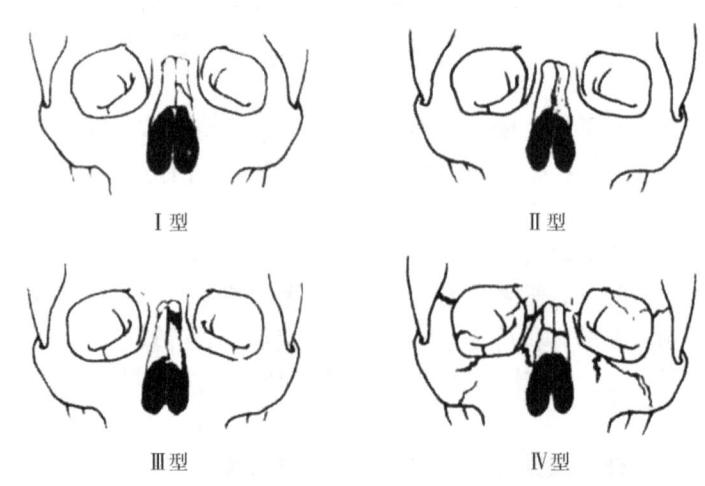

图6-1 鼻骨骨折类型

Ⅰ型：单纯鼻骨骨折，影像学检查可见有一条或以上的骨折线，但无明显移位，鼻梁外形正常。
Ⅱ型：Ⅰ型的基础上出现骨折线对位不良，鼻梁外观变形。

Ⅲ型：Ⅱ型Ⅰ型的基础上伴鼻中隔软骨骨折、脱位、血肿或鼻黏膜严重撕裂损伤。

Ⅳ型：Ⅰ型、Ⅱ型或Ⅲ型的基础上并有鼻骨周围骨质骨折，如上颌骨额突、额骨鼻突或鼻窦骨折等。

三、临床表现

受伤后立即出现鼻梁歪斜或下陷，局部疼痛，因常伴有鼻黏膜破裂而出现鼻出血。2～4 h后，因局部软组织肿胀，轻度畸形可被掩盖。小儿患者肿胀尤为明显，消肿后畸形复现。由于鼻腔内有血块积聚或鼻甲肿胀，可有鼻塞。检查可见外鼻软组织有皮下瘀血或裂伤。触诊可发现压痛点，骨质凹陷、移位或骨摩擦感。擤鼻后可出现皮下气肿，触之有捻发感。故用前鼻镜检查鼻腔时，如有血块，可用吸引器吸出，切勿让患者擤鼻，以防引起皮下气肿。鼻中隔软骨脱位时，可见鼻中隔软骨偏离中线，前缘突向一侧鼻腔。如有鼻中隔骨折，可见鼻中隔向一侧鼻腔偏歪，该侧可见黏膜撕裂及骨折片外露。若鼻中隔黏膜下形成血肿，则鼻中隔向一侧或两侧膨隆。继发感染者，可形成鼻中隔脓肿，软骨坏死，可致鞍鼻畸形。

在头颅创伤中，鼻骨骨折可能是多发性骨折的一部分，也可能出现在鼻窦、颅脑或跟部创伤的同时，患者有相应的临床表现。

四、诊断

根据外伤史、鼻部的视诊和触诊、X线照片检查等，诊断并不困难。X线鼻骨照片可显示骨折的部位、性质以及碎骨片的移位方向。实践证明，一般颅骨后前位照片，骨菲薄而不能显示。侧位照片，眶缘影与颧骨重叠，不易显示骨折片移位。最好用鼻颏位（Water位）照片可显示鼻骨和眶缘情况，同时亦可检查上颌骨、额骨、颧骨等处有无骨折。若患者因伤势不能俯卧，可取仰卧鼻颏位照片。诊断时应注意，严重的鼻骨骨折可能伴有眼眶、鼻窦、颅底骨折，甚至颅脑损伤。

五、一般治疗

包括止血、止痛、清创缝合及防治感染等。

1. 一般处理

鼻骨骨折，尤伴有鼻出血者多情绪紧张和恐惧，故首先应予以安抚，使其镇静。

2. 止血

鼻骨骨折引起的鼻出血多可自止。若就诊时有前后鼻孔活动性出血，应先予以止血。可用肾上腺素、丁卡因棉片进行鼻腔填塞止血。同时行鼻腔黏膜麻醉，为鼻骨复位做准备。如仍不止血，可用凡士林纱条行前鼻孔填塞。严重者可行前后鼻孔填塞。但如合并脑脊液鼻漏者，是否填塞应取决于出血是否危及生命。

3. 创口处理

止血后检查鼻部创面。较简单的鼻骨骨折，可先清创缝合后行骨折复位。较复杂的骨折，特别是有鼻骨暴露或需行切开复位者，可先行骨折复位，再予清创缝合，这样可在直视下复位，保证复位时骨折片对位对线良好。清创后用细针细线仔细缝合。应尽量保留有活力的组织，若有皮肤缺失，不宜在张力下缝合，必要时使用Z形减张缝合法，或取耳后薄层皮片修补创面。外鼻部有整层皮肤缺损或伤后瘢痕挛缩者，可作整复。必要时应肌注破伤风抗毒素1 500 U。

六、骨折复位

如合并严重头面部外伤或其他严重全身性疾病，须待全身情况稳定后再行复位。临床处理时，Ⅰ型鼻骨骨折无移位时不必整复。即使骨折远端有轻微移位，因对外鼻形状及鼻腔功能无影响，可不作复位处理。Ⅱ型者，鼻骨骨折需复位。复位最好时机在伤后2～3 h，因此时局部软组织尚无明显肿胀。若局部肿胀严重、出血不止或患者精神过于紧张，骨折复位可在伤后10天内施行，骨折超过2周，因骨痂已开始形成，增加晚期复位的困难，但用力仍可撬起下塌的鼻骨。如果是时日已久，骨折错位愈合，单纯鼻内复位较困难。此时，从理论上来说，可以切开用开放式复位。但因此造成的外鼻体表瘢痕也是影响美容的因素，应慎之。Ⅲ型者，除按Ⅱ型原则处理外，同时整复鼻中隔及鼻腔内黏膜。Ⅳ型者，鼻骨骨折复位不是临床首先考虑重点，值得重视的是鼻骨邻近重要器官的创伤及严重的并发症。应在病情允许时才考虑骨折复位。

鼻骨骨折治疗的目的是使鼻梁外形恢复原来面目，减少或避免因创伤造成鼻部功能的损害。复位后复查X线照片了解骨折片的对位对线并非临床绝对必需。鼻中隔骨折错位而致的鼻中隔偏曲，如严重影响鼻腔功能，可在伤愈后经鼻中隔黏膜下切除术治疗。

骨折复位有闭合式复位法和开放式复位法两种。闭合与开放仅是对覆盖于鼻骨的皮肤软组织而言。一般来说，前者已适用于大多数鼻骨骨折的复位，后者较常用于复杂性的骨折，如鼻骨与额骨鼻部或上颌骨额突分离，复杂的粉碎性骨折及已经畸形愈合的骨折等。

（一）闭合式复位法

1. 麻醉与体位

成人多用局麻，采用坐位或半坐位。儿童可用全麻。

2. 手术器械

单侧鼻骨复位器，常用直血管钳、刀柄、骨膜剥离器顶端套橡胶管代替。Walsham鼻骨复位钳（图6-2）。此外还需用前鼻镜、枪状镊、压舌板、剪刀等。

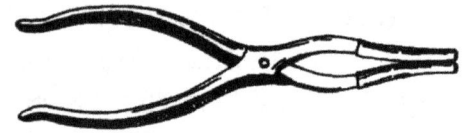

图6-2　Walsham复位钳

3. 手术方法

以含肾上腺素的1%～2%丁卡因棉片行鼻腔黏膜麻醉，先于鼻外测试骨折处与前鼻孔的距离，然后一手持复位器伸入鼻腔达骨折部位，向上、向外用力，将塌陷的骨折片抬起。此时常可听到骨折复位出现的"喀嚓"声。同时另一手拇指和示指按住鼻背，拇指推压健侧鼻骨，协助鼻梁复位，示指置于鼻骨塌陷处，以防骨折片过度向上移位（图6-3）。

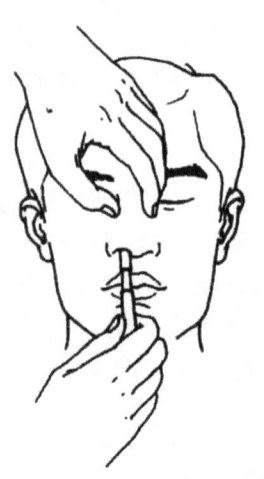

图6-3　单侧复位

复位器远端伸入鼻腔的深度，不应超过两侧内眦连线，以免损伤筛板。如骨折片嵌于上颌骨额突后，可用Walsham鼻骨复位钳的一叶伸入鼻腔，另一叶置于鼻背外，夹住软组织与骨折片向前上、向内拧动，使嵌入骨片复位（图6-4A）。

如骨折片位于对侧鼻骨之后，可用上法将骨折片向前上、向外拧动，使嵌入骨片复位。如双侧鼻骨骨折及鼻中隔脱位、骨折者，可用Walsham鼻骨复位钳两叶分别伸入两侧鼻腔，置于鼻中隔偏曲处的下方，夹住鼻中隔向前上抬起，使鼻中隔恢复正常位置。再将复位钳两叶向前上移动达鼻骨塌陷处，将骨折片向上向外抬起，同时另一手拇指、示指在鼻背外部按压，协助鼻骨复位并使鼻梁变直（图6-4B）。

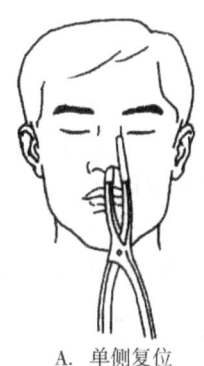 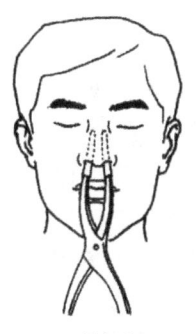

A. 单侧复位　　B. 双侧复位

图6-4　Walsham复位钳复位

鼻中隔骨折断端骨质暴露者予剪除，以利黏膜对合。复位后，鼻腔用凡士林纱条填塞。填塞的作用主要在于止血，而不是支撑骨折片，所以行鼻腔上部黏膜撕裂处填塞即可。有脑脊液鼻漏者要加强抗感染，一般不主张鼻腔填塞，但如鼻腔活动性大出血，可能因失血危及生命时，鼻腔填塞并非绝对禁忌。

4. 术后处理

48 h后拔出鼻腔纱条，用1%麻黄素溶液滴鼻，每天3至4次。禁止擤鼻及按压鼻部，并避免碰撞。对小儿或特殊需要者可制作外鼻保护罩。鼻部肿胀及皮下淤血者，可热敷以消肿散淤，并给予抗生素以防感染。

（二）开放式复位法

1. 麻醉与体位

采用平卧位，行气管插管全麻或局麻。

2. 手术器械

鼻侧切开包、电钻、不锈钢丝、Walsham鼻骨复位钳、小塑料板等。

3. 手术方法

作一侧内眦部弧形切口，必要时可作两侧内眦部切口。并作一横行切口，使切口呈H形。暴露骨折片，在直视下将下陷移位的骨折片用小钩挑起。也可用闭合式复位的方法，从鼻腔内将塌陷骨折片托起。有鼻中隔脱位或骨折者，用Walsham鼻骨复位钳将鼻中隔复位。鼻中隔骨折断端暴露者，予剪除。有碎骨片者，予去除。然后用电钻将碎骨片钻孔，穿以不锈钢丝。根据具体情况，固定在额骨鼻部、上颌骨额突上，或将两块碎骨片相连接。为避免碎骨再塌陷，必要时可在复位后用两根不锈钢丝横贯鼻腔，将两侧骨折片分别固定在鼻背外的塑料板上。复位后鼻腔填以碘仿纱条。在鼻腔填塞之前需放入鼻腔通气管，以便保证患者术后用鼻呼吸，此点对昏迷患者有预防窒息作用，甚为重要。

对于皮肤无撕裂的粉碎性鼻骨骨折。如受伤时行闭合式复位后鼻骨又塌陷，不必急于行开放式复位，可待一周左右，外鼻肿胀消退后再行闭合式复位。此时由于碎骨片间已由纤维组织连接成片，复位后不再塌陷。由此避免了开放式复位所致的损伤和外鼻部皮肤瘢痕。

4. 术后处理

同闭合式复位法，但鼻腔填塞的纱条可适当延迟拔除，以防鼻骨再塌陷。

第二节 鼻窦外伤性骨折

一、单个鼻窦骨折

鼻窦外伤性骨折多由交通事故、撞伤、斗殴伤及战时火器伤所致。单个鼻窦的单纯性骨折，常见于上颌窦及额窦，而筛窦及蝶窦罕见。

（一）临床表现

鼻窦骨折是一个极为复杂的临床问题，骨折发生的部位往往决定了它可能发生的后果。鼻部外伤后疾病部状态虽与病情有关，但并非完全决定后果。如上颌窦、额窦前壁塌陷骨折，骨折明显但后果并不严重。而累及视神经管的鼻窦骨折，可能仅见骨折线，尽管对位良好，但对视力的影响却是严重的。

鼻窦骨折常见的并发损伤及症状。

（1）上颌窦骨折：咬合不良、张口困难、颌面部皮下气肿、鼻出血或涕血、下眼睑皮下瘀血。

（2）额窦骨折：眉弓内侧凹陷、皮下气肿、脑脊液鼻漏。

（3）筛窦骨折：鼻梁凹陷、眶周瘀血或气肿、眼结膜瘀血、眶内瘀血、眼球突出、眼球凹陷、复视、溢泪、脑脊液鼻漏、视力下降及鼻出血等。

（4）蝶窦骨折：脑脊液鼻漏、脑震荡、颅底骨折、严重鼻出血。

（二）诊断

（1）明确的外伤病史，并出现上述临床症状。

（2）局部软组织凹陷或瘀血肿胀，可能扪及骨擦感或骨擦音。

（3）鼻窦X光照片或CT检查提示骨折存在。

（三）治疗

鼻窦单纯性骨折而无移位，且无功能受损者，无须特殊治疗；面部有创口者按常规清创缝合处理，鼻出血一般不剧，常规鼻腔填塞即可以止血。鼻窦骨折且骨壁有移位者，根据伤及的鼻窦和部位酌情处理。

1. 上颌窦前壁凹陷性骨折

可在下鼻道开窗，用弯形金属器械经窗口伸入窦内将骨折部分抬起复位；亦可行柯-陆氏切口，暴露凹陷区域骨质，然后用鼻中隔剥离子将凹陷骨片撬起复位。如无明显颌面畸形者可不作骨折处理。

2. 上颌窦上壁骨折（眶下缘完整）

经上颌窦根治术径路，凿开上颌窦前壁，用器械抬起骨折区域，观察眼球复位是否满意，窦内填塞碘仿纱5~7d后，经下鼻道开窗处抽出纱条。

3. 上颌窦下壁骨折

因伤及牙槽骨出现咬合异常，复位后用不锈钢丝行牙间固定。

4. 额窦前壁骨折

如果凹陷性骨折明显，需要复位。额部皮肤有创口时可直接经创口暴露额窦前壁，或适当调整为眶内上角弧形皮肤切口，如为闭合性损伤，可考虑行额部冠状切口。单纯凹陷性额窦前壁骨折可用金属器械撬起复位，粉碎性骨折者清理无生命活力的碎骨片，将有生命活力的骨片复位拼接，再用钢丝或螺丝金属网固定。保持额窦引流通畅，窦底钻孔置管引流，或开放鼻额管经鼻内引流。

5. 额窦后壁骨折

一般伴有前壁骨折，径路与前壁骨折相同，处理骨折应注意如发现前壁骨片已游离时，应取去骨片，暴露整个额窦，如前壁轻度移位，可将前壁整块皮瓣翻起，处理完后壁及窦腔黏膜后再将成瓣的前壁复回固定。处理后壁时应注意，如后壁骨折移位轻微，即移位幅度小于后壁骨皮质的厚度，则可不予处理。如移位较明显，应除去骨折片检查其后方的硬脑膜是否完整，有撕裂和粉碎的小骨片须仔细剥去后缝合。同时应保持窦腔引流通畅。

单纯筛窦或蝶窦骨折甚少见，如不出现严重鼻出血、视神经损伤、脑脊液鼻漏或其他颅内并发症，则无须特殊处理。

二、复杂性鼻窦骨折

指 2 个或 2 个以上鼻窦同时骨折，或者骨折累及窦外的器官或组织，出现眼眶、颅底、视神经及颅内动脉颅内段出血等并发症，通常伤势严重。

（一）临床表现

由于损伤范围广泛，可包括鼻骨、上颌骨、眶骨、筛窦及额窦多处同时的复合性骨折，多有移位，也可同时伴有下颌骨和颅底骨折，故可出现颜面部肿胀，鼻出血，眶周瘀血，球结膜出血，眼球运动障碍，视力下降，颜面部中央凹陷（盘状脸），牙齿咬合异常，上颌骨异常活动等表现。如伴颅底骨折可出现脑脊液鼻漏，颅脑外伤可伴有意识障碍，大出血可致失血性休克。此外，蝶窦侧壁骨折可同时伴有颈内动脉损伤，发生致死性大出血，或形成颈内动脉假性动脉瘤，出现迟发性、反复大量的鼻出血（图 6-5）。

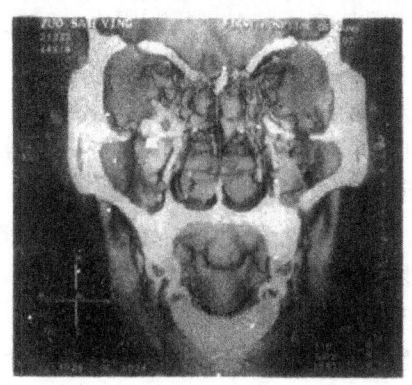

图 6-5 鼻窦、颌面、眼眶复杂性骨折 CT 三维重建

（二）诊断及辅助检查

根据外伤史及临床表现，一般可做出诊断。但 CT 扫描是必需的辅助检查，它可较好地显示额、筛、蝶窦、上颌窦、上颌骨及颅底的受损情况。CT 三维重建的图像为骨折复位，矫正畸形提供参考依据。

（三）治疗

因鼻窦复杂性骨折同时存在着多器官组织受损，病情也较复杂，如鼻额筛眶复合骨折可能并有颅脑损伤、外伤性休克、喉气管损伤或胸腹等联合伤等。所以临床处理时分清主次、轻重缓急尤其重要。治疗应以处理危及生命的损伤为先，然后再处理因复杂性骨折所引起的畸形和功能障碍。骨折复位处理的目的是恢复损伤器官组织的功能如鼻功能、视功能及正常咬合功能等，尽可能减少创伤所致的外观畸形。消除创伤后的心理障碍。

1. 急救处理

根据生命体征判断外伤的严重程度，保持呼吸道通畅，必要时行气管插管或气管切开术。注意观察呼吸状态和监测血氧变化，保持循环系统的稳定，防止失血性休克（包括输血输液及抗休克药物的应用、吸氧等）。

2. 骨折的早期处理

一般认为外伤后 6～8 h 内为最佳时机，此时伤口新鲜，软组织肿胀未达高峰，术中暴露好，术后恢复快，预后好。受伤后一周之内，骨折处骨痂尚未形成，软组织水肿已明显消退而未纤维化，这段时间内有充分时间制定合理的治疗方案，故我们认为外伤后一周内进行骨折复位是可行的。

3. 制订实施最佳治疗方案的术前准备

（1）术前 CT 检查，必要时 CT 三维重建，了解骨折及畸形情况。

（2）准备合适的手术器械以及可供选择的修复或固定材料。

4. 手术径路问题

应根据外伤情况具体而定,理想的手术径路应具备:①视野宽阔便于骨折复位固定;②同一术野能够同时进行功能重建及外观畸形的整复;③同时能够兼顾鼻窦、眼眶及颅底的清创及处理;④造成新的创伤少。

常用的手术径路如下所述。

(1) 经开放性伤口:直接经颌面伤口或适当变通进行整复。

(2) 经额冠状切口:适用于额窦、颧弓及眶外侧壁骨折的闭合性损伤。也可选择双眉弓-鼻根联合整形切口。

(3) 面中部掀翻术:适用于闭合性外伤骨折移位不大,面部畸形不太明显者,如LeFort I型骨折,此径路暴露上颌及颧骨充分,可同时行鼻骨骨折复位。

(4) 柯-陆氏径路:适用于上颌骨包括眶下壁骨折的整复。

(5) 下睑切口:可显露眶底,眶下缘及颧颌缝,对于合并有眶下缘,眶底骨折移位畸形选用。

(6) 上睑切口:可暴露颧缝,术后瘢痕隐蔽对骨折范围大,移位明显,考虑单一手术切口暴露及复位不理想时可考虑联合径路。

5. 注意事项

鼻窦骨折的复位固定主要是针对鼻窦边界区域影响颌面外周围器官,而腔内的骨碎片可予以清除,尤其是当其妨碍鼻窦引流时。如下几点值得注意。

(1) 在使较大的骨折断端对位,对线良好的同时,尽可能将所有骨折片复位固定。

(2) 清除异物、血肿、病变黏膜及坏死组织。

(3) 骨折间固定可使用钢丝,或特制材料固定。

(4) 眶壁粉碎性骨折除采用自身材料外最好使用钛板钛钉或钛金属网进行修复。也可采用新型可吸收的高分子材料进行修复。

6. 晚期处理

对于外伤整复后欠满意,如残留的鼻通气障碍、复视、咬合异常、鼻泪管阻塞或瘢痕等,等病情稳定后行二期处理整形。一般在第一次术后1~3个月后进行。

第三节 外伤性脑脊液鼻漏

一、脑脊液鼻漏病因分类

脑脊液鼻漏分为外伤性及非外伤性,两者之比约为3:1。外伤性脑脊液鼻漏又分为颅底冲击伤、火器伤及医源性损伤,这三种脑脊液鼻漏均可表现为急性和迟发性。据Calcaterra(1980年)统计,头部外伤并脑脊液鼻漏者占2%,并发于颅底骨折者占5%,以颅前窝骨折者最为多见。孙正良(1999年)报道颅底骨折286例,并发脑脊液者66例(23.1%),其中发生在颅前底者59.8%,中颅底者36%,其他部位4.7%。筛骨筛板和额窦后壁骨板很薄,并且有硬脑膜与之紧密相连,在外伤时脑膜与骨板同时破裂,则导致脑脊液鼻窦。颅中窝骨折可损伤蝶窦上壁,特别是气化良好的蝶窦,其上壁可发育到颅中窝底部,因此颅中窝底骨折也可发生脑脊液鼻漏。此外,咽鼓管骨部骨折,乳突天盖骨折所造成的脑脊液耳漏,也能通过咽鼓管流到鼻咽或鼻腔,成为脑脊液耳鼻漏。有的患者在伤后一段时期才出现脑脊液漏,即迟发性脑脊液漏,其机制可能是受伤时颅底骨折有裂隙而无明显的硬脑膜破裂,以后颅压受脉搏和呼吸波动影响,硬脑膜逐渐疝入骨折裂隙内,久之则硬脑膜纤维逐渐破裂,形成小孔,而致脑脊液鼻漏;也有认为,血块将破裂的硬脑膜和骨壁封闭,后来血块分解,则脑脊液自鼻流出。自发性脑脊液鼻漏较少见。其原因尚未完全明了。

医源性颅底损伤包括颅底肿瘤的手术或放疗、鼻窦手术、眼眶及视神经减压手术及中耳内耳手术等,均可并发脑脊液鼻漏或脑脊液鼻耳漏。颅底肿瘤手术,如颅底脑膜瘤、垂体瘤、颅咽管瘤以及某些恶性肿瘤等，可因手术时颅底创伤过大，修复不当，而发生脑脊液鼻漏。颅底邻近器官组织病变进行手术治疗时所造成的颅底创伤，多属手术并发症。易发生颅底损伤的手术有：额窦手术、筛窦手术、蝶窦手术、眶减压或视神经减压术、鼻咽、翼腭窝及颞下窝手术和某些耳科手术等。鼻窦和颅底的手术所致的外伤性脑脊液鼻漏，据报告发生率为0.9%，这主要取决于病变的部位、范围和手术类型。在这些患者中，多数是在手术中立即发生，少部分患者是在术后一段时间内发生的迟发性脑脊液鼻漏（图6-6、图6-7）。

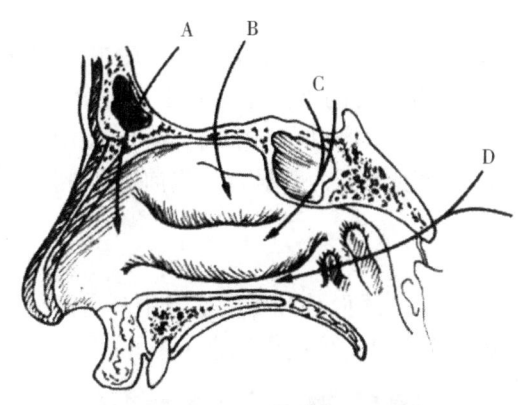

图6-6 脑脊液鼻漏的不同来源

A. 来自额窦；B. 来自筛顶；C. 来自蝶窦；D. 来自颞骨中耳的脑脊液耳鼻漏

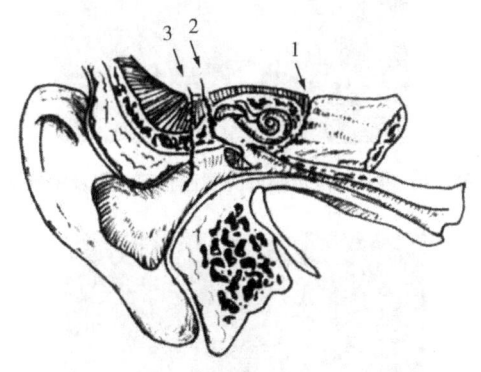

图6-7 颞骨骨折致脑脊液耳漏及耳鼻漏

二、外伤性脑脊液鼻漏的诊断

（一）以下情况应怀疑有脑脊液鼻漏

（1）外伤后即有血性液体自鼻孔流出，其流出液体中心呈红色而周边清澈，或鼻孔流出的液体干燥后不呈痂状者（因脑脊液蛋白含量不高于0.2 g/L）。

（2）鼻孔流出清澈液体，在低头用力、衣领扣紧、压迫颈内静脉等情况下流量增多者。

（3）并发反复发生细菌性脑膜炎者。

（4）鼻腔持续性或阵发性流出清水样液，或自觉有多量液体流入咽喉部，反复吞咽或出现呛咳者。

（5）脑脊液的鉴定：靠葡萄糖定量分析，即在鼻分泌物中葡萄糖含量需在0.17 mmol/L（3 mg%）以上，如只凭定性诊断，并不可靠。因为葡萄糖过氧化酶灵敏度很高，葡萄糖浓度在0.027 mmol/L（0.5 mg%）以上可呈阳性，有泪液或微量血液时可造成假阳性而导致误诊。有报道用β_2载铁白蛋白免疫固定法诊断最为可靠。

（二）脑脊液鼻漏瘘口定位

脑脊液鼻漏瘘口预测的依据如下。

1. 病史、颅底外伤的类型及程度

颅底创伤并脑脊液鼻漏的部位及大小视其创伤作用力的部位，大小及方向而定。当额部受撞击时，易出现额窦后壁、筛板及筛顶骨折脑脊液鼻漏。当眶颌面受撞击时，易出现筛板筛顶、眶纸样板及视神经管骨折脑脊液鼻漏。当额部侧面、眶骨、颧骨及颞骨受撞击时，易出现颅颌面复合性骨折及蝶骨骨折或颞骨骨折，可出现蝶窦脑脊液鼻漏或脑脊液耳鼻漏。医源性颅底手术损伤多出现在手术部位或其邻近颅底骨质薄弱处。火器伤则根据弹道方向及贯穿伤的部位而定，也可发生在颅底其他部位的对冲伤，出现脑脊液鼻漏和耳鼻漏。

2. 周围脑神经功能障碍

单侧嗅觉丧失，多提示颅底骨折脑脊液鼻漏位于筛板。单侧视力障碍，多提示颅底骨折脑脊液鼻漏在蝶窦外壁和上壁，也可能来自最后组筛房的外上壁。眶上神经分布区感觉消失，提示瘘口在额窦后壁。三叉神经上颌支分布区感觉消失，提示瘘口在颅中窝。鼻孔流出的脑脊液流量随头部位置而改变，则提示是从鼻窦而来；来自蝶窦者，此现象更为明显。耳蜗前庭功能障碍、耳聋、耳闷、面瘫、自发性眼球震颤者提示瘘口在颅后窝。

3. 确定瘘口常用的检查

（1）影像学检查：常用鼻窦、乳突X线照片和鼻颅底及中耳岩部薄层CT扫描的检查方法，用以显示骨折部位和鼻窦及乳突内的积液，为瘘口定位提供线索（图6-8、图6-9）。

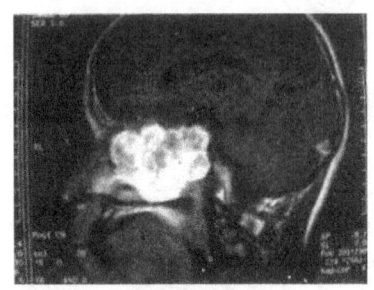

图6-8　MRI影像示颅底肿瘤侵犯前颅底及中颅底

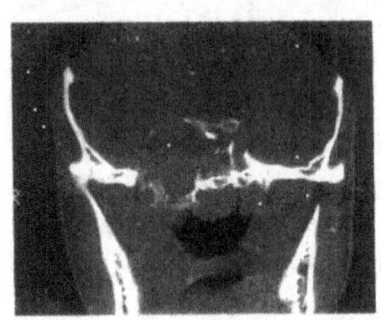

图6-9　CT扫描示颅中窝骨质破坏

（2）核素扫描：是应用ECT技术或称为伽马照相机，进行鼻颅底扫描。患者需先从椎管注射放射性示踪溶液，如 ^{131}I 和其他显示剂，然后侧卧或俯卧在检查台上，应用ECT机进行持续动态扫描，如鼻颅底有显影，则提示相应的部位存在脑脊液鼻漏。该方法相对较为敏感，但部分患者脑脊液鼻漏呈现为阵发性，特别是病变较为轻微的病例，或者瘘口较狭小者，脑脊液鼻漏时而发生，时而停止。如果检查时正好脑脊液鼻漏暂时停止，则检查结果呈现假阴性。

（3）鼻内镜检查方法：应用鼻窦内镜检查，可以较好地检查出脑脊液鼻漏并进行定位。应选用质量较好的鼻窦内镜及影像系统，才能观察到细微的脑脊液鼻漏。如果脑脊液鼻漏不明显，可压迫颈静脉，使颅内静脉及脑脊液压力暂时升高，增加脑脊液鼻漏的流量，以便观察。检查时应结合鼻颅底影像学照片，沿鼻顶前部、后部、蝶筛隐窝、中鼻道及嗅裂至鼻咽部咽鼓管咽口按顺序进行检查，有时微量的清水样脑脊液鼻漏不易观察到，此时可用吸管轻触吸引可疑部位的黏膜，如中鼻道、蝶筛隐窝、后鼻孔及咽鼓管咽口等，采用内镜近距离观察放大图像。如应用变焦显微内镜，则更易观察到微量的脑脊液鼻漏。用吸管轻吸可疑部位鼻黏膜，可使黏膜出现微量出血，如有清水一样脑脊液流出与微量血液混合流动，可较容易被察觉，并可由此追踪，找出瘘口。对脑脊液鼻漏较为明显者，或流量较大者，进行鼻窦内镜检查，要慎重进行。以免引起颅内感染。可在严格消毒做好手术准备的条件下，进行鼻内镜探查，必要时开放前后筛窦或蝶窦，仔细探查鼻额管口、筛顶筛板及蝶窦口，找到瘘口后即进行适当的修补。根据临床经验，进行脑脊液鼻漏修补手术以前，没必要应用内镜试图作瘘口精确定位。可在手术过程中才应用内镜按上述方法探查瘘口，多无特别困难。

（4）鼻内粉剂冲刷方法：此法是利用脑脊液冲刷鼻内粉剂，从而在鼻内镜下追踪瘘口的部位。先作鼻黏膜表面麻醉并充分收缩，再用磺胺噻唑粉或粘菌素硼酸粉喷于鼻腔内，使黏膜表面形成一层白色薄膜，然后压迫所观测颈内静脉使颅压增高，当脑脊液流出时，可见到流经之处白色药粉被冲去，显出一条粉红色的细线，由此向上追溯观察，便可找到瘘口部位。此法较适宜确定颅前窝瘘口的定位（图6-10）。

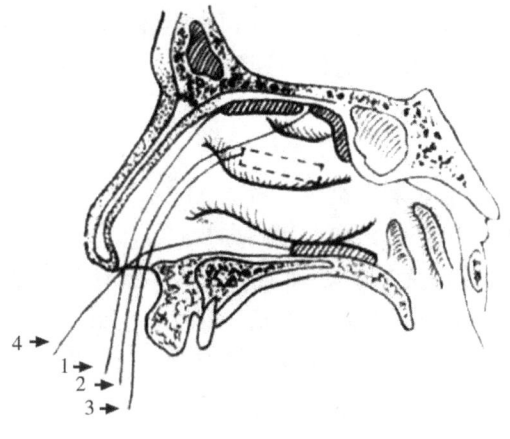

图 6-10　脑脊液鼻漏棉片法定位

1. 鼻顶前部；2. 鼻顶后部及蝶筛隐窝；3. 中鼻道；4. 下鼻道后方

（5）椎管内注药法：在鼻黏膜收缩和醉后，用 4 块棉片分别放于鼻顶前部、中鼻道、鼻顶后部及蝶筛隐窝和下鼻道后方。按常规行腰椎穿刺，放出脑脊液 10 mL，再注入着色剂 0.5 mL，30 min 后依次取出 4 块棉片观察。若鼻顶前部棉片着色，则提示瘘口在筛骨筛板；中鼻道棉片着色，提示瘘口在额窦；鼻顶后部及蝶筛隐窝棉片着色，提示瘘口在后组筛窦或蝶窦；下鼻道后方棉片着色，提示脑脊液来自咽鼓管。所用的着色剂有：靛胭脂、美甲蓝和 5% 荧光素钠。但必须注意的是，有报道认为这些药物对神经组织都有刺激性，有的患者可能在此项检查后发生视神经萎缩、下肢瘫痪、偏瘫、痴呆以及无菌性脑膜炎等并发症，尤以荧光素椎管内注射最为严重。有报道用 5% 荧光素钠数小时后，发生癫痫状态、昏迷、高热等险情。况且此法对严重的脑脊液鼻漏不能起到瘘口定位作用，因鼻腔内所放的 4 块棉片，可同时皆被荧光素染成黄色，失去鉴别指标。这些经验值得确定采取此项检查时慎重考虑。

（6）CT 脑室造影法：采用低黏度、非离子性、对神经组织无毒性反应的泛甲糖胺水溶性造影剂经腰椎穿刺或颈椎 C1～C2 穿刺注入蛛网膜内 5～8 mL。然后令患者保持头低脚高位 45°～60°，1～2 min，使此显影剂由重力作用流入颅底脑池，即开始自冠状面自蝶鞍区至额窦前壁 CT 扫描，和眶耳轴位 CT 扫描，每 4 mm 为一层面。为了便于发现瘘口，最好注入显影剂之前另作一次 CT 扫描以资比较。此法对蝶鞍或蝶窦的瘘口定位较为准确可靠。

（7）鼻内镜荧光检查方法：检查时先用少量荧光素钠注入椎管内，然后再用一种特殊蓝光源（也称 D 光源）连接鼻窦内镜检查鼻腔、鼻窦和颅底，如有淡黄色的荧光液体流出，即提示该处有脑脊液鼻漏。此法准确性相对较高，即使仅有微量的脑脊液鼻漏，也能较灵敏地查出。其缺点是设备较为昂贵，必须进行椎管内注射荧光素，有可能引起神经组织刺激反映。

三、外伤性脑脊液鼻漏的治疗

脑脊液鼻漏随时可引起颅内感染，因此及早进行有效治疗十分重要。

（一）保守治疗

如果创伤比较轻微，颅底硬脑膜损伤裂口较小，经过有效的保守治疗，部分可以逐渐愈合。疗法主要包括：降低颅内压，预防感染，促使瘘口自然愈合。具体方法是：嘱患者取半坐位，限制饮水量和食盐量，避免用力咳嗽、擤鼻，防止便秘，适当应用抗生素，特别注意应用能透过血脑屏障的广谱抗生素，如青霉素、氯霉素等等。如此保守治疗观察2周至两个月，部分脑脊液鼻漏病例可逐渐愈合。如在观察期间，脑脊液鼻漏的量逐渐增多或并有脑膜炎、颅内积气等症状时，应尽早行手术治疗。卜国铉介绍一种鼻内药物腐蚀疗法，适用于瘘口在筛骨筛板流量较少的脑脊液鼻漏，经治疗20例，有18例成功。在鼻黏膜表面麻醉下，经内镜确定瘘口部位后，用卷棉子蘸少许20%硝酸银，在明视下涂于瘘口边缘的黏膜上，造成创面，促使瘘口肉芽生长。涂药后再按上述方法保守治疗，多可以治愈。也有采用腰椎穿刺持续引流术，治愈外伤性和手术后脑脊液鼻漏的报道。

（二）手术治疗

1. 适应证

（1）颅底损伤较为严重，脑脊液鼻漏流量较大者。

（2）脑脊液鼻漏伴有气颅症、脑外伤出血及颅内异物。

（3）经采用保守疗法、涂药疗法无效者。有个别患者，脑脊液鼻漏治疗未愈，且长期出现微量鼻漏，而未发生颅内感染。当对这种情况不能掉以轻心，因为一旦出现感冒或上呼吸道感染，均随时有可能并发颅内感染，如细菌性脑膜炎。因此，应采取积极方法进行手术治疗。

（4）脑脊液鼻漏并发化脓性脑膜炎，经积极治疗不见好转者。

2. 手术方法

（1）颅内修补法：此法适应于急性外伤性脑脊液鼻漏如开放性和闭合性的脑挫伤，脑组织损伤，有脑组织脱出，硬脑膜撕裂、颅脑血肿及异物等。凡处理脑外伤时，如发现颅底有脑脊液瘘口，均应即时修补，如额窦有碎骨片、异物、骨髓炎及额窦炎的，则不宜经鼻修补，而应以颅内修补为宜。颅内修补法又可分为硬脑膜外及硬脑膜内两种。硬脑膜外方法适用于修补颅前窝的瘘口，损伤性较小，但对迟发性脑脊液鼻漏及曾有脑膜炎反复发作者，因颅底与硬脑膜粘连，分离时易使硬脑膜撕破，遇此情况，应当以硬脑膜内修补为宜。

颅内修补法的缺点是：容易损伤嗅神经、寻找瘘口比较困难，尤其对蝶窦上壁及后壁处的瘘口不易看清，操作困难。Calcaterra所报道的19例颅外法修补术中有7例是经颅内修补后失败的，其他资料也有报道失败率为27%。

术前准备同颅前窝开颅手术。一般采用冠状切口，切开皮肤、皮下组织和骨膜，将皮瓣翻向下方达眉弓，在额窦上方，用骨钻钻孔，钻成双侧额骨瓣，翻向外方，留颞侧骨膜作为骨瓣的蒂部，仔细剥离颅前窝硬脑膜，向后牵引，寻找颅底的瘘口及碎骨片，发现硬脑膜裂口，即用丝线紧密缝合；颅底的瘘口用肌肉块填上，放回硬脑膜，额骨瓣复位，缝合皮下组织和皮肤，不置引流、包扎；术后头高卧位，醒后改为半卧位，限制液体摄入量，预防便秘，用有效广谱抗生素以防感染。颅内修补方法也有多种改良的术式，如颅底损伤较为严重，硬脑膜缺损较大，可应用阔筋膜或颞筋膜修补，也可应用人工硬脑膜进行修补。比较好的方法是，制作带蒂的额窦骨膜瓣，蒂部位于近眉弓处，经分离颅前窝硬脑膜后，清理颅底创面，将带蒂额骨膜向内放入覆盖于破损的前颅底上，然后再将修补破损的硬脑膜复位，其覆盖面可用医用胶或蛋白胶粘着。用此方法结合颅底重建法可对前颅底较大的损伤进行可靠修补。

（2）颅外修补法：颅外修补法采用经鼻或经乳突的进路，术野比较狭小，有一定的难度，但对颅脑损伤很轻，尤其对治疗来自蝶窦的脑脊液鼻漏，其效果远胜于开颅修补，对瘘口不能确定而必须探查时，经额筛蝶窦开放术的损伤性比开颅探查要轻，对脑脊液耳鼻漏行中耳乳突探查术，也比颅中窝和颅后窝探查术损伤要小，但颅外修补法不适用于急性颅脑外伤并发脑脊液鼻漏的治疗，尤其是需要开颅手术处理颅内病变的患者。

脑脊液鼻漏颅外修补法又可分为鼻外法和鼻内法。

鼻外法脑脊液鼻漏修补术：即采用鼻外开筛的方法进行前颅底脑脊液鼻漏修补，此法术野相对较大，可结合鼻内手术，适用于额窦和筛窦等处脑脊液鼻漏的治疗。瘘口未确定者，可用此法探查。瘘口在岩部的脑脊液耳鼻漏，则需采用耳科手术探查修补。①额窦脑脊液鼻漏修补法：根据额窦前壁骨板完整情况和整形需要，可做美容切口和冠状切口，后者是用于额窦前壁完整者，可作骨板成型额窦开放术时选用。术中充分显露额窦后壁，去除额窦后壁黏膜，在瘘口处扩大并去除后壁骨质和肉芽，充分暴露硬脑膜，用丝线缝合硬脑膜裂口，或用筋膜修补缺损。可配合采用额窦填充手术，额窦内黏膜应去除干净，填塞腹壁脂肪，骨板复位固定。②筛窦脑脊液鼻漏修补法：筛窦顶壁的脑脊液鼻漏最多见，自鼻外作筛眶切口，剥离泪囊，结扎筛前动脉，作彻底的筛窦开放术，去除泪后嵴，以便显露筛窦顶部，然后将中鼻甲和鼻中隔上方的含骨鼻黏膜板向上翻转，盖于瘘口处，加压固定，或用游离阔筋膜置于扩大的瘘口，然后再用带蒂黏膜瓣加固于筛窦顶部，用抗生素油纱条填塞5天，或用碘仿纱条填塞10天。③蝶窦脑脊液鼻漏修补法：此处用颅内法不易暴露。可经鼻中隔径路进入蝶窦，去除窦内骨板及黏膜，用肌肉浆填在瘘口，阔筋膜加固修补。若瘘口尚不能确定位于蝶窦，可经鼻眶切口行筛窦开放术，进入蝶窦探查，寻找瘘口，按上法修补。国内有报道对一较大的蝶窦脑脊液鼻漏，先制作较长的带蒂额骨膜瓣，经鼻外开筛进路覆盖于蝶窦内，进行修补成功（图6-11）。

鼻内法脑脊液鼻漏修补术：鼻内法脑脊液鼻漏修补术适用于蝶窦筛窦顶的瘘口部位明确的修补。特点是不做鼻外切口。①方法一：鼻中隔黏膜瓣法。自前鼻孔内将患侧鼻中隔切成长的黏膜瓣，向上翻转，盖于瘘口处，用抗生素油纱和碘仿纱条压迫固定。②方法二：阔筋膜游离修补法。适用于蝶鞍内肿瘤经蝶窦切除术后所发生的脑脊液鼻漏。将阔筋膜和肌肉取出后，直接经前鼻孔、鼻腔蝶窦置于鞍底瘘口处，用青霉素油纱条和碘仿纱条压迫填塞两周。鼻内法修补外伤性脑脊液鼻漏，自应用鼻内镜技术后，更加显出其优越性。

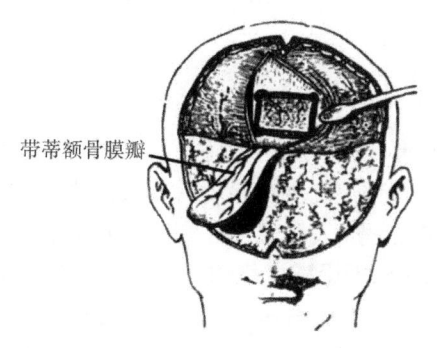 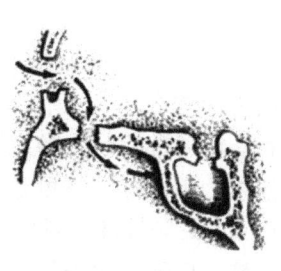 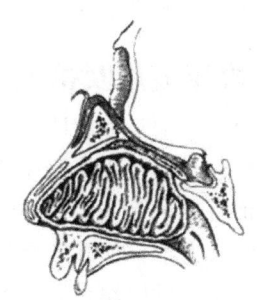

A. 带蒂额骨膜瓣　　B. 带蒂额骨膜瓣修补蝶窦脑脊液鼻漏的途径　　C. 骨膜瓣填塞蝶窦和鼻腔填塞

图6-11　颅内法脑脊液鼻漏修补

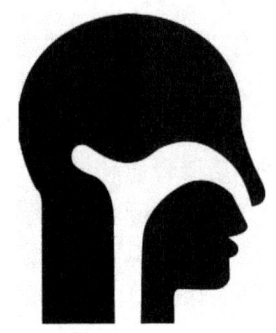

第七章 咽部炎性疾病

第一节 急性鼻咽炎

急性鼻咽炎是鼻咽部黏膜、黏膜下和淋巴组织的急性炎症，好发于咽扁桃体。在婴幼儿较重，而成人与较大儿童的症状较轻，多表现为上呼吸道感染的前驱症状。

一、病因

致病菌主要为乙型溶血性链球菌、葡萄球菌，亦可见病毒与细菌混合感染病例。受凉、劳累等因素致使机体抵抗力下降是其诱因。

二、临床表现及检查

在婴幼儿，全身症状明显，且较重。常有高热、呕吐、腹痛、腹泻及脱水症状，有时可出现脑膜刺激症状。严重时可出现全身中毒症状。而局部症状为鼻塞及流鼻涕，且多在起病后数天出现。鼻塞严重时可出现张口呼吸及吸乳困难。鼻涕可为水样涕，亦可是黏脓性。成人及较大儿童，全身症状不明显，而以局部症状为主，如鼻塞及流水样涕或黏脓性涕。且常有鼻咽部干燥感或烧灼感症状，有时有头痛。

检查：颈部淋巴结可肿大并有压痛。口咽部检查可见咽后壁有黏脓自鼻咽部流下。鼻咽部检查显示黏膜弥漫性充血、水肿，多以咽扁桃体处为甚，并有黏脓性分泌物附着。婴幼儿因检查难以配合，鼻咽部不易窥见。

三、诊断

成人和较大儿童，由于局部症状明显，检查配合，在间接鼻咽镜及纤维鼻咽镜下较易看清鼻咽部病变情况，故诊断不难。而在婴幼儿，多表现为较重的全身症状，早期易误诊为急性传染病及其他疾病，待局部症状明显时才考虑到此病。故婴幼儿出现鼻塞、流鼻涕且伴有发热等全身症状时，应考虑到本病的可能。颈部淋巴结肿大和压痛有助于诊断。

四、并发症

可引起上、下呼吸道的急性炎症、咽后壁脓肿及中耳炎症。在婴幼儿可并发肾脏疾病。

五、治疗

全身及局部治疗。根据药敏试验结果选用相应抗生素或选用广谱抗生素全身应用，对病情严重者，须采取静脉给药途径，足程足量，适当应用糖皮质激素，以及时控制病情，防止并发症的发生。另外支持疗法的应用：如婴幼儿须卧床休息，供给新鲜果汁和温热饮料、补充维生素以及退热剂的应用等。局部治疗多用 0.5%～1% 麻黄碱或 0.05% 羟甲唑啉及 3% 链霉素滴鼻剂或其他抗生素滴鼻剂滴鼻，以便使鼻部分泌物易于排出，使鼻塞症状改善，抗生素药液易流到鼻咽部，达到治疗目的。另外局部涂以 10% 弱、蛋白银软膏亦可减轻症状。如本病反复发作，在已控制炎症的基础上可考虑行腺样体切除术。

六、预后

成人和较大儿童预后良好。婴幼儿患者可因其并发症或全身中毒症状过重而有生命危险。

第二节　慢性鼻咽炎

一、病因

慢性鼻咽炎是一种病程发展缓慢的慢性炎症，常与邻近器官或全身的疾病并存。急性鼻咽炎反复发作或治疗不当，鼻腔及鼻旁窦炎症时分泌物刺激，鼻中隔偏曲，干燥及多粉尘的环境，内分泌功能紊乱，胃肠功能失调，饮食无节制等因素，均可能为其诱因。而腺样体残留或潴留脓肿、咽囊炎等可能使鼻咽部长期受到刺激而引起炎症。慢性鼻咽炎与很多原因不明的疾病和症状有密切关系：如头痛、眩晕、咽异物感、变应性鼻炎、风湿性心脏病及关节炎、长期低热、牙槽溢脓、口臭及嗅觉消失等。当慢性鼻咽炎治愈后，这些久治不愈的疾病或症状，有时也可获得痊愈或有明显改善。

二、症状与检查

鼻咽干燥感，鼻后部有黏稠分泌物，经常想将之咳出或吸涕，故可频繁咳痰或吸痰，还可有声嘶及头痛等，头痛多为枕部钝痛，为放射痛。检查可见鼻咽黏膜充血、增厚，且有稠厚黏液或有厚痂附着。咽侧索可红肿，特别在扁桃体已切除后的患者，是为代偿性增生肥厚。全身症状不明显。

三、诊断

因病程发展很慢，可长期存在而不被察觉，一般的检查方法难以确诊。而电子纤维鼻咽镜检查不难确诊。Horiguti（1966）建议用蘸有 1% 氯化锌液的棉签涂软腭的背面或鼻咽各壁，慢性鼻咽炎患者在涂抹时或涂抹后局部有剧烈的疼痛，并有少量出血，或可提示较固定的放射性头痛的部位，也可确诊。如软腭背面的疼痛向前额部放射；鼻咽后壁的疼痛向枕部放射；鼻咽顶部的疼痛向顶部放射；下鼻道后外侧壁的疼痛向颞部放射。

四、治疗

找出致病原因，予以病因治疗。而加强锻炼，增加营养，多饮水，提高机体抵抗力更为重要。局部可用 1% 氯化锌液涂擦，每日 1 次，连续 2～3 周。应用 5%～10% 硝酸银涂抹鼻咽部，每周 2～3 次。还可使用 3% 链霉素滴鼻剂和油剂（如复方薄荷油滴鼻剂、清鱼肝油等）滴鼻，且可应用微波及超短波电疗等物理疗法，以改善其症状。

第三节　腺样体肥大

咽扁桃体又称腺样体，正常情况下 6～7 岁时发育最大，但到 10 岁以后开始萎缩。由于鼻咽部炎症的反复刺激，咽扁桃体发生病理性增生，而引起相应的症状，称咽扁桃体肥大，习称腺样体肥大。

一、病因

鼻咽部及其毗邻部位或腺样体自身炎症的反复刺激，使腺样体发生病理性增生。

二、临床表现

腺样体肥大的主要症状为鼻塞。由于肥大的腺样体堵塞后鼻孔，患者长期张口呼吸，致使面骨发育发生障碍，上颌骨变长，腭骨高拱，牙列不齐，上切牙突出，咬合不良，上唇厚、翘起，鼻翼萎缩，鼻孔狭窄，鼻唇沟平展，精神萎靡，面容呆板，反应迟钝，出现所谓"腺样体面容"。腺样体肥大常并发鼻炎、鼻旁窦炎，有鼻塞及流脓涕症状。说话时带闭塞性鼻音，睡觉时可发出鼾声。因分泌物向下流并刺激呼吸道黏膜，常引起咽、喉及下呼吸道黏膜炎症，并发气管炎。肥大的腺样体可阻塞咽鼓管咽口，或反复发炎而并发分泌性中耳炎，导致听力减退和耳鸣，是儿童患分泌性中耳炎的主要原因之一。腺样体肥大对儿童发育有不良影响，主要表现为全身发育及营养状况较差，并有睡眠不足、打鼾、夜惊、磨牙、遗尿、消瘦、低热、贫血、性情烦躁、记忆力减退、注意力不集中等症状。此外，长期呼吸道阻塞、肺换气不足，将引起患儿肺动脉高压和肺源性心脏病，重者可导致右心衰竭。对心理发育的影响除智力差外，还会产生自卑退缩等心理，性格倔强怪异。

三、检查

有上述"腺样体面容"患儿应考虑本病。患儿张口呼吸，口咽检查可见硬腭高而窄，常伴有腭扁桃体肥大。患儿有鼻阻塞症状，前鼻孔镜检查可见鼻腔内有黏性或黏脓性分泌物。对鼻甲大不易检查者，可充分收缩鼻黏膜后进行检查，可经前鼻孔看到鼻咽部红色块状隆起。对能合作的儿童可进行鼻咽镜检查，可见鼻咽顶部和后壁表面有纵行裂隙的分叶状淋巴组织团块，似半个剥去外皮的橘子，纵沟中常有分泌物，肥大显著的咽扁桃体可充满鼻咽腔。也可用纤维鼻咽镜、鼻内镜检查。对患儿可用手指触诊，可触及鼻咽顶部有柔软的块状增生物。鼻咽部侧位 X 线拍片、CT 扫描可协助诊断。

四、鉴别诊断

应与鼻咽部肿瘤相鉴别。如鼻咽血管纤维瘤、颅咽管瘤等。

五、治疗

1. 一般治疗

增强体质和抗病能力，预防感冒。

2. 手术治疗

若保守治疗无效，应尽早行腺样体切除术。

第四节　急性扁桃体炎

急性扁桃体炎是腭扁桃体的急性非特异性炎症，常伴有一定程度的咽黏膜及其他咽淋巴组织的炎症（但以腭扁桃体的炎症为主），依其病理变化和临床表现可分为急性充血性扁桃体炎（又称卡他性或单纯性扁桃体炎）和急性化脓性扁桃体炎。本病是咽部的一种常见病、多发病，发病率占耳鼻喉门诊的 3%～6%。本病多发于 10～30 岁的青壮年，老年人少见。发病季节多在春秋，气温变化大的季节多发。本病属于中医学"风热乳蛾"范畴。

一、病因

现代医学认为急性扁桃体炎主要由乙型溶血性链球菌、肺炎链球菌引起，葡萄球菌、腺病毒、鼻病毒、单纯性疱疹病毒、呼吸道合胞病毒、EB 病毒或巨细胞病毒亦可致病，有时为细菌和病毒混合感染，革兰氏阴性菌如大肠杆菌、变形杆菌等感染有上升趋势。这些病原体在受凉、劳累、烟酒过度和受到有害气体刺激致使机体抵抗力下降时开始大量繁殖，工作、居于拥挤或通气不良的场所，易传播感染，鼻和鼻窦的慢性化脓性炎症、慢性扁桃体炎的隐窝内，均有化脓菌存在，成为内源感染的诱因。

第七章 咽部炎性疾病

二、病理

急性充血性扁桃体炎的炎症只侵及扁桃体上皮和浅表组织,表现为扁桃体表面充血肿胀,实质部分及各生发中心的炎症表现不明显,扁桃体隐窝内无炎性分泌物积留,表面无脓性分泌物附着,邻近的咽部黏膜也充血肿胀。急性化脓性扁桃体炎的炎症多从隐窝开始,然后遍及整个扁桃体,隐窝上皮糜烂,并有浆液渗出,同时扁桃体实质内普遍充血,并有炎症细胞浸润,使扁桃体明显肿胀,随后各生发中心和实质可发生多发性小脓肿,隐窝内可积留由纤维蛋白、脱落上皮细胞、脓细胞及细菌等组成的脓性渗出物,有的排出于隐窝口处,使扁桃体表面有黄白色脓点,可融合成片状,扁桃体实质内的小脓肿也可破裂而成扁桃体表面的渗出物。

三、临床表现与诊断

本病起病较急,根据临床症状及体征,可做出诊断。

(一)症状

(1)急性充血性扁桃体炎起病急,头痛、发热、四肢酸痛、食欲缺乏,咽部干燥,灼热感或异物感,接着咽部疼痛,并逐渐加重,以致吞咽不便,同时可伴有鼻塞流涕,或咳嗽、声嘶等症状。

(2)急性化脓性扁桃体炎症状轻重不一,以溶血性链球菌感染的症状较重。潜伏期3~4天。多突然发病,患者感全身不适,恶寒发热,体温可达38℃~40℃,甚至40℃以上,头痛,四肢酸痛,咽痛剧烈,吞咽困难,疼痛常发射到耳部,常感到咽喉部有黏痰不易吐出,可伴下颌角淋巴结肿大压痛,并常伴有便秘和食欲不振,炎症侵及咽鼓管扩散时,可有耳鸣和听力下降。婴幼儿可因高热而抽搐、呕吐或昏睡。

(二)体征

(1)急性充血性扁桃体炎检查时可见扁桃体、咽腭弓和舌腭弓充血肿胀表面无脓性分泌物附着,隐窝内无炎性分泌物积留。

(2)急性化脓性扁桃体炎检查时可见扁桃体红肿明显,周围充血,表面有黄白色脓点,在隐窝口有渗出物,脓点也可融合成假膜状,但易拭去,不留出血创面。检查鼻咽和喉咽部,亦可发现腺样体或舌根扁桃体红肿,其隐窝中也有黄白色脓性分泌物,有的咽后壁滤泡红肿,并有点状渗出物。

(三)实验室和其他检查

血常规检查白细胞总数明显增多,有核左移现象。尿常规可出现暂时性蛋白尿。脓液涂片多为链球菌。

临床上需要与以下疾病鉴别。

1. 咽白喉

由白喉杆菌引起,多见于儿童,发病较缓,发热与咽痛均较轻,体温在38℃左右。中毒症状明显,面色苍白、精神萎靡、脉缓。扁桃体的假膜常延伸到扁桃体外,假膜坚韧,不易擦去,擦去后遗留出血创面。血液白细胞一般无变化,假膜涂片与培养可找到白喉杆菌。

2. 猩红热

早期即为急性化脓性扁桃体炎的病象,难以鉴别。猩红热的扁桃体炎为两侧同时发作,患者较扁桃体炎的好发年龄为小,体温显著升高,面红,全身皮肤亦发热、干燥,脉搏快速、有力。1~2 d后,猩红热皮疹出现;3~5 d后,舌乳头红肿,出现杨梅舌,此时即易区别。猩红热多由溶血性链球菌的第3、17和19亚型的感染引起。其在咽部的表现为软腭、硬腭和颊黏膜均有明显急性充血,但很快消退,轻症者可于24~48 h内消退,仅留下扁桃体及软腭、腭垂的游离缘有深红色肿胀。颈淋巴结炎较严重,可化脓破溃,或并发败血症。此外,常有急性化脓性中耳炎的并发症。但需注意,有的急性化脓性扁桃体炎患者亦出现"链球菌性皮疹",为较小的皮下出血点或呈瘀斑状,主要散布在颈和上胸部,消退后并无脱皮落屑现象,不可误诊为猩红热皮疹。

3. 樊尚咽峡炎

发病较缓，全身症状不明显，咽痛以一侧为剧。检查可见一侧扁桃体肿大充血，其上覆有灰色或灰黄色腐烂物的假膜，有臭味，易拭去，遗留溃疡面，取假膜涂片可找到奋森螺旋体及梭形杆菌。

4. 血液病

如传染性单核细胞增多症、淋巴细胞白血病、粒细胞缺乏病等，均可伴发咽炎和扁桃体炎的症状和局部类似的体征。但其发病较缓慢，病程较长，扁桃体和咽部黏膜上可发生溃疡，其表面可覆有污秽的坏死物，与急性化脓性扁桃体炎不同。血液检查可以确诊。

四、治疗

本病主要为链球菌感染，抗菌消炎是主要治疗原则，同时应注意咽部清洁和对症处理。

1. 一般治疗

本病具有传染性，患者应适当隔离。注意休息，多饮水，进流质饮食，通大便。

2. 局部治疗

咽部用复方硼酸液或 1∶5 000 呋喃西林液漱口；含服碘喉片、度米芬喉片等。

3. 药物治疗

青霉素是首选抗生素。解热止痛是重要的对症治疗措施，可用阿司匹林等水杨酸制剂。经上述治疗 2～3 d 后，如病情无好转，须仔细检查分析原因改用其他抗生素或磺胺类药物，或加用抗病毒药物，或酌情使用皮质激素。

五、其他疗法

1. 外治法

（1）含漱：可有漱口方或鲜土牛膝 15 g 煎汤，漱口。

（2）含服：铁笛丸或润喉丸，每次 1～2 粒，也可以用西藏青果每次 1 枚含服。

（3）吹药：每日 10 次以上，将药粉吹入咽部和扁桃体，可选用冰硼散（清凉止痛）、珠黄散（消肿辟秽）、锡类散（去腐生肌）。

（4）外敷：选用双柏散、三黄散、如意金黄散等，用水、蜜调成糊状，外敷于与扁桃体对应之颈部或肿大之淋巴结，每日 2 次。

（5）外搽：选用牛黄解毒丸、紫金锭，以盐水或蜂蜜调成糊状，搽于淋巴结肿痛处，每日数次。

（6）拔火罐：取大椎穴，快速进针，不留针，然后拔罐，留罐 10～15 min。

（7）刮痧：用瓷匙之边缘蘸菜籽油和花生油，轻压患者皮肤，刮至皮肤呈紫红色，感到焮热为止，每日 1 次。常用部位为背部沿足太阳膀胱经自上而下，两肩髃穴以及两曲池穴分别由上而下。

2. 针灸

（1）针刺：选合谷、内庭、曲池为主穴，天突、少泽、鱼际为配穴，每次选 3～4 穴，强刺激泻法，每天可针 1～2 次。

（2）放血疗法：用三棱针、粗针或缝衣针在一定的部位刺入，针刺 1～2 分深，放血 2～5 滴，可取少商、商阳穴，耳穴耳尖、扁桃体、轮 1、2、3，或在耳郭背部找出明显之小静脉，或取扁桃体及周围黏膜。

3. 穴位注射

取脾俞、肩井、曲池、足三里，每穴注射鱼腥草注射液、穿心莲注射液或柴胡注射液 1～2 mL，每日 1 次。

4. 耳穴治疗

可取耳郭扁桃体区或反应点，埋针或贴压王不留行籽，在埋针期间，每日按摩数次，3～7 d 更换。孕妇慎用或忌用。

5. 擒拿法

适于咽喉疼痛剧烈滴水难入者。

六、预防与调护

加强体育锻炼,增强抗病能力。注意饮食起居调理,忌过食辛辣燥热及肥甘厚味。注意口腔卫生,积极治疗邻近器官疾病如鼻炎、鼻旁窦炎、龋齿等。

七、预后与转归

若能及时恰当的治疗,多可痊愈。若失治误治,则可引起相邻器官炎症如中耳炎、咽炎、咽喉脓肿等,亦可转为慢性。

第五节 慢性扁桃体炎

慢性扁桃体炎为腭扁桃体的慢性炎症,是耳鼻咽喉科临床上常见的多发病。慢性扁桃体炎的特点是常有急性发作病史,而平时多无明显自觉症状。慢性扁桃体炎的发病率较高,无论在耳鼻咽喉科门诊或住院行手术的患者中,所占比例较大。但对该病的诊断,目前尚无统一的衡量标准,因此其发病率在国内外的各家报道中,差别较大。慢性扁桃体炎可发生于任何年龄,但又随年龄的增长而减少。一般以小学至初级中学的儿童最多见,青年人次之,中年人较少,老年人很少见。男女性别差异不大。亦无明显季节间之差异。本病属于中医学"虚火乳蛾"范畴。

一、病因

现代医学认为慢性扁桃体炎的发病机制,至今尚未清楚,目前较为普遍的观点为:①由于反复急性发作,机体抵抗力减弱,即是免疫反应下降,形成慢性病变;②基于免疫学的观点,认为自身变态反应为引起慢性扁桃体炎的重要机制,聚集于扁桃体隐窝内的微生物(抗原)长期与扁桃体接触,可引起复合的变态反应,对扁桃体组织有损害,易发生感染。尽管致病微生物(如乙型溶血性链球菌、肺炎球菌、金黄色葡萄球菌、绿色链球菌、流行性感冒杆菌、卡他球菌及腺病毒等)在慢性扁桃体炎的发病机制方面具有重要意义,但机体的状态,在疾病的发生和发展过程中亦起着重要的作用。

二、病理

主要病变在隐窝,隐窝黏膜受损、上皮增厚或形成小溃疡,上皮细胞、渗出物、白细胞、细菌等混合而呈干酪样物,向隐窝口排出;溃疡愈合,形成瘢痕,若开口受阻,则隐窝扩张成小囊肿和小脓肿。

三、临床表现与诊断

根据病史,结合症状及局部检查,可做出诊断。患者有反复急性发作的病史,为本病诊断的主要根据。扁桃体的大小并不表明其炎症程度,故不能以此做出诊断。

(一)症状

局部多无明显的自觉症状或有以下表现:

(1)时感咽部不适、发痒、发干、灼热、异物感,或间发刺激性咳嗽等。

(2)可有口臭,为扁桃体隐窝内潴留干酪样腐败物所致;若有厌氧菌生长者,臭味更重。

(3)若扁桃体过于肥大,可引起呼吸、吞咽障碍及语言含糊不清,但较为少见,仅见于幼儿,特别在熟睡时,常发出鼾声。

(4)因经常咽下扁桃体炎性分泌物,刺激胃肠,可导致消化不良或营养障碍。

(5)因扁桃体内炎症的毒素等被吸收,可引起头痛、乏力、低热等全身中毒症状。

(二)体征

扁桃体和舌腭弓呈慢性充血,隐窝口可见黄、白色干酪样点状物;这些点状物有时需用压舌板挤压舌腭弓才能自窝口排出。扁桃体大小不定。成人扁桃体多已缩小，但表面可见瘢痕，凹凸不平，与周围组织常有粘连。患者下颌角淋巴结常肿大。

（三）实验室和其他检查

对扁桃体可用涂片法或压片法做细胞学检查，虽然慢性扁桃体炎患者与正常人的检查中在细胞形态上有明显差异，但细胞成分上无差异。当前由于抗生素的广泛应用，乙型溶血性链球菌的检出率已大为下降，且慢性扁桃体炎患者与正常人的检出率亦无显著差异。慢性扁桃体炎患者的 ASO 反应可呈阳性。血清 C 反应蛋白的阳性反应亦同理。因此，慢性扁桃体炎患者的细胞学检查、细菌学检查和血清学试验作为辅助诊断，仅具参考价值。

（四）鉴别诊断

本病应注意与下列疾病相鉴别。

1. 扁桃体角化症

常易误诊为慢性扁桃体炎。角化症为扁桃体隐窝口上皮过度角化所致，而出现白色尖形砂粒样角化物，触之坚硬，不易擦去，一般无特别不适。类似角化物也可见于咽后壁或舌根等处。

2. 扁桃体肿瘤

一侧扁桃体迅速增大或扁桃体肿大而有溃疡，均应考虑肿瘤的可能，必要时可行活检确诊。

3. 扁桃体生理性肥大

常见于儿童及青少年，无自觉症状，检查见扁桃体光滑、色淡红，隐窝口清晰无分泌物，触之柔软，无炎症反复发作病史。

慢性扁桃体炎在各种致病因素影响或机体抵抗力下降时，易形成病灶，产生各种并发症，如风湿性关节炎、风湿热，心脏病，肾炎等。

四、治疗

以保守治疗为主，积极治疗病因及预防感染，必要时可行手术治疗。

1. 非手术治疗

即保守疗法。治疗不应仅限于抗菌药和手术，而应将免疫疗法或抗变应性措施考虑在内，包括使用有脱敏作用的细菌制品（如用链球菌变应原和疫苗进行脱敏），以及各种增强免疫力的药物，如注射胎盘球蛋白、转移因子等。局部治疗有冲洗或吸引扁桃体隐窝，目的在于清除隐窝内积存物，减少细菌繁殖机会。此外，可用 5% 酒精的普鲁卡因液或 10% ~ 30% 硫代硫酸钠液 2 mL 注入扁桃体的不同部位。

2. 手术治疗

施行扁桃体切除术。有剥离法和挤切法两种。

（1）扁桃体剥离术：常用，一般局麻下进行，也可全身麻醉。用扁桃体钳牵拉扁桃体，以弯刀切开舌腭弓游离缘及咽腭弓部分黏膜（图 7-1）。取剥离器分出扁桃体包膜，然后自上而下游离扁桃体（图 7-2），最后用圈套器绞断其下极根蒂，即将扁桃体完整切除（图 7-3）。

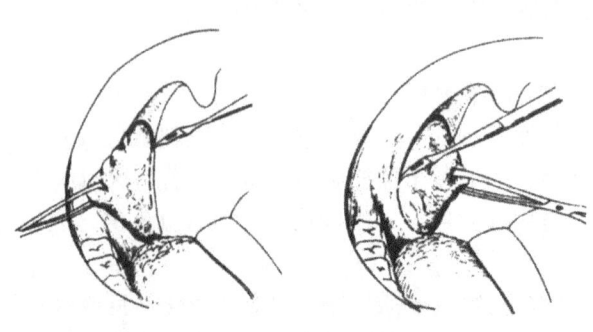

图 7-1 扁桃体剥离术：切开黏膜

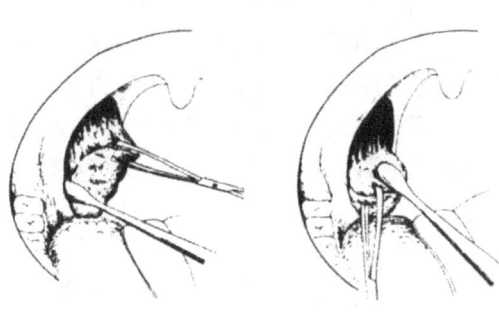

图 7-2 扁桃体剥离术：剥离扁桃体

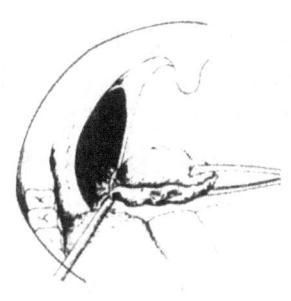

图 7-3 扁桃体剥离术：切除扁桃体

（2）扁桃体挤切术：麻醉与剥离法同。手术者持挤切刀从扁桃体下极套入，再转动刀环，将扁桃体后面及上极套进，即以另一手拇指将扁桃体全部压入环内。随即收紧刀柄，以迅速、果断、有力的扭转拽拨动作，摘下扁桃体（图7-4）。

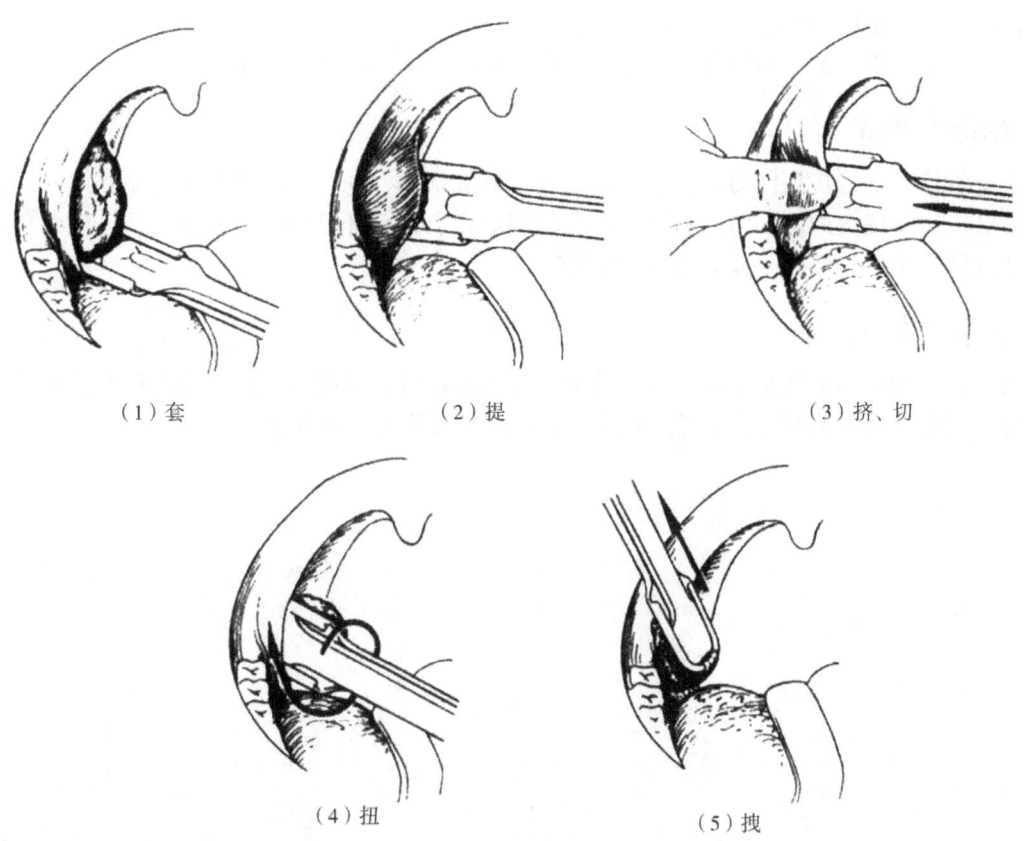

（1）套　　　　（2）提　　　　（3）挤、切

（4）扭　　　　（5）拽

图 7-4 扁桃体挤切术

适应证：应严格掌握适应证，正确认识扁桃体的生理作用，特别是儿童，因儿童期咽部淋巴组织具有重要的保护作用。任意切除这些组织将消除局部的免疫反应，甚至降低呼吸道抵抗感染的免疫力，出现免疫监视障碍。因此，只有对于那些炎症已呈不可逆性病变时才应考虑手术治疗。

①慢性扁桃体炎反复急性发作或多次并发扁桃体周围脓肿者。②扁桃体重度肥大，妨碍吞咽、呼吸者。③慢性扁桃体炎已成为引起体内其他脏器病变的病灶；上呼吸道急性炎症和急性中耳炎与扁桃体炎有明显关联者。④白喉带菌者，经保守治疗无效时。⑤各种扁桃体良性肿瘤，可连同扁桃体一并切除；对恶性肿瘤则应慎重选择病例。

禁忌证：①急性扁桃体炎发作时，一般不施行手术，宜在炎症消退后 2~3 周切除。②造血系统疾病及有凝血机制障碍者，如再生障碍性贫血、紫癜病等，一般不做手术。如扁桃体炎与血液病有关而必须施行手术者，可采取综合措施，包括输新鲜血液及血小板悬液，使用抗生素及激素，轻柔操作，周密止血等，以防术后出血及感染。③全身性疾病，如肺结核、风湿性心脏病、关节炎、肾炎等，病情尚未稳定时暂缓手术；未经控制的高血压患者，不宜手术，以免出血过多。④在脊髓灰质炎及流感等呼吸道传染病流行季节和流行地区，以及其他急性传染病流行时，不宜手术。⑤妇女月经期间或月经前期，不宜手术。⑥患者家属中免疫球蛋白缺乏或自身免疫病的发病率高者。白细胞计数特别低者，均不宜手术。

五、其他疗法

（1）外治法：①润喉丸、铁笛丸、清音丸、青果丸等不拘时含服。有清咽润肺功效。②扁桃体肿大者，可用烙治法。

（2）针灸：选合谷、足三里、曲池、颊车，每天一次，中等或弱刺激，留针 20~30 min，5~7 次为 1 个疗程。

（3）穴位注射：取天突、曲池、孔最，每次取单侧穴，两侧交替使用，注射 10% 葡萄糖溶液 2 mL，隔天一次，5~7 次为 1 个疗程。

（4）耳针：取咽喉、肺、扁桃体，选 1~2 穴，埋针 7~10 d，轮换取穴。

六、预防与调护

加强体育锻炼，增强抗病能力。注意饮食调理，戒除烟酒，忌过食辛辣燥热及肥甘厚味之品。按时作息，忌过劳，以免虚火内生。急性扁桃体炎应彻底治愈，以免迁延日久，缠绵难愈。注意口腔卫生，积极治疗邻近器官疾病如鼻炎、鼻旁窦炎、龋齿等。

七、预后与转归

若失治误治，扁桃体炎反复发作，缠绵难愈，可成为病灶，引起局部或全身多种并发症，局部并发症如中耳炎、咽炎、咽喉脓肿等，全身并发症如心肌炎、关节炎、肾炎等。

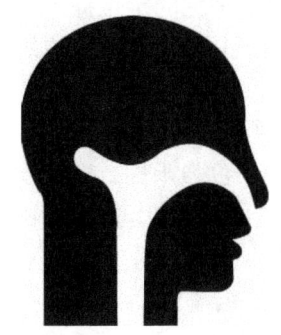

第八章 咽部肿瘤

第一节 鼻咽纤维血管瘤

一、概述

鼻咽纤维血管瘤是起源于鼻咽部的良性肿瘤，好发于14～25岁的男性青年，发病率约占头颈肿瘤的0.05%，但在鼻咽部的良性肿瘤中居首位。该病组织学属于良性，无浸润性生长及转移，瘤内含有丰富的血管，容易出血，故又名"男性青春期出血性鼻咽血管纤维瘤"，且侵犯周围组织的能力较强，随瘤体的不断增大，易扩展到眼眶、翼腭窝、颞下窝、鼻腔、鼻窦，甚至颅内，导致严重的并发症。真正发生恶变者极少见。在印度、埃及，该病相对于欧美国家发病率高，病因不明，通常起源于蝶骨、枕骨基部、蝶腭孔及后鼻孔。

二、病因及发病机制

1. 病因

尚不明确。关于起源组织，有以下两种论点：①起源于鼻咽部的纤维组织，包括枕、蝶两骨间的胚胎性纤维软骨膜、鼻咽部骨膜、颅底筋膜及残余颅咽管组织等。②起源于鼻咽部的血管组织。

2. 发病机制

发病机制有以下几种学说。

（1）性激素-受体依赖学说：该学说是目前大多数学者接受的学说，很多学者的研究都证实雄激素受体存在于鼻咽纤维血管瘤组织中。Lee和Farag在鼻咽纤维血管瘤组织中监测到雄激素受体，但未发现雌激素受体和黄体酮受体。其后Hagen的研究证实鼻咽纤维血管瘤是具有高密度雄激素受体的肿瘤，其雄激素受体的表达水平可与生殖上皮的雄激素受体的表达水平相比，而生殖上皮是雄激素的靶组织。这项研究结果支持鼻咽纤维血管瘤是雄激素——受体依赖性肿瘤。

Martin和Schiff最早应用雌激素治疗鼻咽纤维血管瘤。Johnson发现睾酮能加速鼻咽纤维血管瘤的生长，而雌激素能导致肿块缩小，伴有血管内皮的成熟和纤维化。Johns等人重复了这项试验结果，并发现鼻咽纤维血管瘤组织中无雌激素受体，他认为雌激素的作用机制是：雌激素减少睾酮的生成（通过负反馈机制减少下丘脑促性腺激素释放因子的刺激，继而减少垂体释放卵泡刺激素和黄体生成素）。Gates应用睾酮受体阻滞剂氟他胺（Flutamide）治疗5例鼻咽纤维血管瘤患者，历时6周，治疗前后肿块大小通过CT扫描比较，发现4例患者平均肿块缩小44%。

（2）生长因子作用学说：Nagai报道用免疫组化法在鼻咽纤维血管瘤组织中检测到转化生长因子 $β_1$ 高表达。Dillard等人用免疫组化法检测出鼻咽纤维血管瘤组织的基质细胞核，胞质和内皮细胞中含有转化生长因子，染色均呈阳性。活化的转化生长因子 $β_1$ 在成纤维细胞和内皮细胞的定位提示转化生长因子 $β_1$ 在鼻咽纤维血管瘤基质细胞增生和血管生成中起重要作用。转化生长因子 $β_1$ 是肿瘤发生、发展的相关因子，在肿瘤致病中的作用非常复杂。

Schiff用免疫组化法证实鼻咽纤维血管瘤的多种特征性结构中碱性成纤维细胞生长因子高表达，试验发现在鼻咽纤维血管瘤的成纤维细胞、微血管和较大血管的内皮细胞中染色强阳性，微血管中染色最强。此结果显示碱性成纤维细胞生长因子在鼻咽纤维血管瘤的发病机制中可能发挥其重要作用。

（3）基因突变学说：Giardiello报道鼻咽纤维血管瘤在家族性腺瘤样息肉病患者中发病率比对照组高25倍。Abraham也报道鼻咽纤维血管瘤在家族性腺瘤样息肉病患者中发病率升高。研究中发现75%（12/16）的鼻咽纤维血管瘤患者有结肠腺瘤息肉病基因，β连环蛋白基因突变，其中有6例术后复发。β连环蛋白基因在散发型鼻咽纤维血管瘤患者中的高频突变，以及家族性腺瘤样息肉病患者中鼻咽纤维血管瘤的发病率提高提示鼻咽纤维血管瘤可能源于结肠腺瘤息肉病基因β连环蛋白通路的改变。

（4）异位生殖上皮学说：Schiff首先提出鼻咽纤维血管瘤源发于鼻咽部骨膜，是鼻咽部骨膜在受性激素控制的错构瘤组织中的异位细胞巢刺激下发生结缔组织增生形成的。Maurice和Milad研究发现鼻咽纤维血管瘤和阴茎的可勃起组织在组织学上相似，他们认为鼻咽纤维血管瘤是胚胎发育过程中可勃起的生殖组织异位存留在鼻咽部，在青春期雄激素的刺激下生长产生肿瘤。一些临床观察也提示性激素和鼻腔在生理学上有紧密的联系：①鼻甲的海绵状组织与可勃起的阴茎非常相似。②鼻塞经常伴有鼻出血，频频在月经期出现。③在青春期两性经常发生鼻出血。④在妇女怀孕期间和猴子的发情期，鼻腔黏膜的肿胀和充血是常见的表现。⑤据报道刺激鼻腔上部可以改变鼠的雌激素周期，在动物幼年切除鼻甲会导致性器官萎缩。⑥阉割后鼻腔黏膜会观察到退行性改变，雌激素注射能恢复这种退行性改变。上述事实提示鼻腔及鼻咽部组织与性激素关系密切，表现出某些生殖上皮的功能。

三、病理

1. 肉眼所见

肿瘤大小不一，形状不规则，多为圆形、椭圆形、结节状或分叶状，基底广，但肿瘤增长很大时，基底相对较小，肿瘤呈深红或灰红色，表面光滑，有类似鼻黏膜上皮覆盖，但无包膜，上皮下可见明显扩张的血管，按之软硬不一，依纤维组织和血管含量的比例而定。切面可见多少不等的纤维组织和血管瘤成分。

2. 镜下所见

肿瘤主要成分为致密的纤维组织和分支多的扩张血管，血管壁为单层内皮，部分血管彼此相连，血管无收缩能力，基质由许多粗细不等的成胶原纤维组成，肿瘤根部为正常结构的动脉，有分支伸入瘤体，与血管壁极薄的静脉相吻合。

四、临床表现

1. 症状

常表现为反复鼻腔和口腔大量出血，出血为自发性，患者因此而有不同程度的继发性贫血。随着肿瘤的不断增大，肿瘤堵塞后鼻孔致鼻塞，由一侧到双侧，最后完全用口呼吸，呈闭塞性鼻音。肿瘤继续增长，可引起邻近骨质的压迫性吸收和破坏，导致邻近各器官的畸形和功能障碍，如压迫耳咽管口，可引起听力下降、耳鸣，肿瘤向前可伸入鼻腔及鼻窦，引起鼻窦炎及嗅觉障碍。如腔壁或窦壁被挤压，可使上颌窦膨大、面部肿胀隆起、眼球凸出和外鼻畸形。肿瘤从翼腭窝扩展进入颊部及颞下窝，致患侧面颊部及颞部隆起。肿瘤侵入眼眶，则发生眼球移位，运动受限；视神经受压，则出现视力障碍，甚至失明。三叉神经受压，则出现剧烈的三叉神经痛。侵入颅内，常有剧烈头疼及脑神经受压症状，或发生颅内并发症。肿瘤向下发展，可使软腭膨隆，在口咽部看见肿瘤。

第八章 咽部肿瘤

2. 检查

（1）前鼻镜检查：收缩鼻黏膜后，经前鼻孔可看到鼻咽部的肿瘤，如已伸入鼻腔，则患侧鼻腔扩大，为肿瘤所充填，鼻中隔被推向对侧。肿瘤较大者，向前甚至可凸出鼻前孔，引起外鼻畸形，向后下可凸出到口咽。

（2）鼻咽镜检查：可见表面光滑圆形或结节状的肿瘤，色淡红，表面有明显的血管纹，大的肿瘤可推压软腭凸出于口咽。

（3）手指触诊：典型者质硬如骨，不能移动，可触知根部在颅底，与周围组织可有粘连。

五、诊断

1. 根据症状及检查所见，结合性别及年龄。
2. CT 和 MRI 检查

临床上鼻咽纤维血管瘤主要采用 Chandler 分期法和 Session 分期法（表 8-1），影像学检查是获得肿瘤分期的最重要的方法，并可较准确地了解肿瘤的范围，对手术方法、径路的选择、预后的估计及其他治疗方法的选择有重要的指导作用。

表 8-1 鼻咽纤维血管瘤的临床分期

Chandler 分期	Session 分期
Ⅰ 肿瘤局限于鼻咽腔	Ⅰ A 肿瘤局限于鼻咽腔和（或）鼻腔
Ⅱ 肿瘤侵及鼻腔和（或）蝶窦	Ⅰ B 肿瘤侵及一个或多个鼻窦
Ⅲ 肿瘤侵及下列一个或多个部位	Ⅱ A 肿瘤侵及部分翼腭窝
（上颌窦，筛窦，翼腭窝，眼眶，颞下窝，面颊）	Ⅱ B 肿瘤侵及整个翼腭窝伴或不伴眼眶受侵
Ⅳ 肿瘤侵及颅内	Ⅱ C 肿瘤侵及颞下窝伴或不伴面颊受侵
	Ⅲ 肿瘤侵及颅内

CT 扫描可了解肿瘤的部位、范围和侵犯骨质的情况。对于 Chandler 分期，CT 图像表现为：Ⅰ期和Ⅱ期肿瘤相对较小，呈类圆形或椭圆形，边缘光整，仅侵犯鼻咽部、后鼻孔、蝶窦和鼻腔。Ⅲ期肿瘤较大，往外可经翼上颌间隙扩展至翼腭窝、颞下窝，此时翼板——上颌窦间隙扩大，上颌窦后壁受压向前膨隆，失去正常往后的弧形，此为鼻咽纤维血管瘤的特征表现。肿瘤甚至可绕过上颌窦后壁达面颊部，往上可通过眶下裂扩展至眶上裂和眶锥。Ⅳ期病例肿瘤进一步沿眶上下裂、破裂孔等颅底孔隙或直接破坏蝶骨扩展至颅内海绵窦和相邻颅中窝，以沿眶上下裂扩展至颅内为多。Ⅲ和Ⅳ期肿瘤因沿狭小的颅骨孔隙向鼻咽腔外生长而呈哑铃状、分叶状或多头状，在大多病例中，翼——上颌间隙、眶上下裂、破裂孔和蝶窦均表现为原有的孔、裂或潜在间隙以单纯扩大为主，或伴有压迫性骨质吸收。而 MRI 扫描对了解周围软组织及颅内侵犯显示更好，MRI 具有较好的组织分辨能力，多方位、多参数成像，能清楚地显示肿瘤范围，矢状面可见肿瘤来源于鼻咽顶后壁且向周围组织结构蔓延的情况，尤其在显示肿瘤对硬脑膜、脑实质、海绵窦、颈内动脉侵犯的情况方面优于 CT，对该病的定位及分期有很高价值。但 MRI 不能显示骨结构，特别是细小面部骨性结构显示不清，可作为对 CT 必要的补充。

3. 活检

由于鼻咽纤维血管瘤血管丰富且该血管管壁薄，缺乏弹性，损伤后不易收缩，出血不易控制，活检可能发生难以控制的大出血，故多数学者不主张行术前活检，仅对侵入鼻腔的部分取活检，以便填塞止血。但 Scholtz 等认为当影像学检查不能提供足够的信息，对肿瘤的性质仍有怀疑或患者年龄大于 30 岁者均应活检，以明确肿瘤的性质。

六、鉴别诊断

1. 后鼻孔息肉

质较软，易活动，不易出血，多有蒂发源于鼻腔或鼻窦。

2. 增生体肥大

可有鼻堵塞症状，鼻咽为不规则团块，表面有纵沟，质软、不易出血。

3. 单纯纤维瘤

少见，可发生于任何年龄，以女性为主，不出血。

4. 鼻咽恶性肿瘤

主要应与鼻咽癌、鼻咽淋巴瘤等鼻咽部恶性肿瘤相鉴别。恶性肿瘤发展快，早期可有颈淋巴结转移。鼻咽纤维血管瘤为良性肿瘤，有鼻出血和颅底骨质破坏等与鼻咽恶性肿瘤的相似表现，但血供极丰富，CT表现为增强极显著肿块，与周围组织分界清楚，肿瘤有沿颅骨孔缝扩展生长的特点，呈哑铃状或多头状，颅底骨质可见明显受压改变，自然孔缝扩大；而鼻咽部恶性肿瘤呈弥散浸润性生长，与周围组织分界不清，且常有颈淋巴结转移，颅底骨质破坏为不规则或虫蚀状，无显著受压表现。

七、治疗

（一）非手术治疗

非手术治疗临床应用价值极其有限，并未被广大学者所接受，简要介绍如下。

1. 激素疗法

有人认为鼻咽纤维血管瘤的发生与青春发育期雄激素过剩和雌激素不足有关，因此可应用雄激素阻滞剂、雌激素和类固醇激素治疗使瘤体缩小，减少术中出血。临床资料表明短期应用己烯雌酚可使肿瘤体积缩小和血管减少，但是应用激素可引起多种不良反应。如：睾丸萎缩、女性化、子代生殖器官基因改变及心血管并发症等，故应慎用。

2. 放射治疗

放射治疗的作用在于使肿瘤的血管收缩、纤维化和组织退化，通常放射治疗后症状有所减轻，但肿瘤组织的退行性变和瘤体缩小则较缓慢。并且鼻咽部位置特殊，放射治疗可能发生的并发症较多，如恶变、面部发育缺陷、垂体功能低下、鼻出血、口腔干燥、骨疡及智力发育障碍等。因此，放射治疗仅用于有手术禁忌证，广泛侵犯颅内或多次复发无法接受手术者。

3. 化学治疗

手术、放射治疗皆无效，持续有致命性破坏的病例可应用抗肿瘤增生药物。Goepfert等报道5例复发性肿瘤患者应用两种化学治疗方案，达到了缓解疾病的效果。第1种方案：第1天静脉内应用多柔比星60 mg/m^2，然后应用达卡巴嗪（氮烯咪胺）250 mg，连用5天，每3～4周重复一次。第2种方案：应用长春新碱2 mg/m^2，1周一次，连用12周；放线菌素D（更生霉素），每日0.015 mg/kg，连用5天，每3周一次；环磷酰胺，每日10 mg/kg。但是须注意化学治疗药物的不良反应。如多柔比星治疗引起心肌病等。

（二）手术治疗

手术治疗是治疗本病的首选方法。

1. 减少术中出血的措施

（1）动脉数字减影血管造影和栓塞术：术前做动脉数字减影血管造影（IADSA）检查，可了解肿瘤的供血动脉和侵犯范围，加术前的超选择动脉内栓塞可大大减少术中出血。Moulin等认为术前仅仅栓塞肿瘤的供血动脉就可明显降低术中出血量，而Tranbahuy等建议术前应主要栓塞肿瘤内的血管。国内李进让等报道术前未行IADSA和栓塞术的术中平均出血量和输血量分别为1136 mL和836 mL，行IADSA和栓塞术的为677 mL和400 mL，两者有显著差别，其方法是采用吸收性明胶海绵颗粒对肿瘤血管及供血动脉同时栓塞，栓塞后次日手术。

（2）颈外动脉结扎术：鼻咽纤维血管瘤的主要供血动脉来自颈外动脉的上颌动脉和咽升动脉，结扎同侧颈外动脉可明显减少术中出血。但是否需结扎颈外动脉，各学者看法不一。多数认为结扎比不结扎好，而术中结扎比术前结扎好。随着术前血管栓塞术的应用，采用颈外动脉结扎者逐渐减少，因为它延长了手术时间，形成新的创伤，并且颈部留有手术瘢痕。

第八章 咽部肿瘤

（3）控制性低血压麻醉：短时间内采用控制性低血压，可明显减少术中出血，此法可作为减少术中出血的首选方法。若瘤体巨大、侵犯广或复发的患者可与动脉栓塞联合应用。

（4）冷冻术：于肿瘤表面作"十"字形切口，将冷冻头插入瘤体内，冷冻头迅速降温至 –198 ~ –80℃，维持 20 ~ 30 min，待肿瘤组织坏死后再分离，切除肿瘤。

2. 手术入路及方法

手术入路的选择要综合考虑肿瘤的大小、部位、侵犯范围、栓塞术的效果、患者的面容和术者的经验等多种因素。其基本原则是肿瘤暴露充分、创伤小、出血少、能完整地摘除肿瘤以减少复发。

（1）经腭部径路：适用于局限于鼻咽、鼻腔、蝶窦的肿瘤。优点是面部不留切痕，不损伤软腭功能，鼻咽、后鼻孔和鼻腔底暴露较充分，可在直视下进行操作，易寻找肿瘤的根部和压迫止血。目前国内学者大多采用该径路，该径路常用的手术方法如下。气管插管全身麻醉，仰卧位，肩垫高，使头向后仰，在其两侧置沙袋，并做好后鼻孔纱球。切口自第三磨牙后缘距牙齿 1 cm 处，沿硬腭两侧作舌形切口。腭大孔应位于切口之内侧，以防误伤腭大动脉，影响创口愈合。用剥离器将硬腭黏骨膜瓣翻起，直至硬腭腭骨水平板后缘。暴露腭大孔，将其后缘凿断，使腭大动脉游离。根据肿瘤的大小及位置，用凿子及咬骨钳酌量咬除硬腭骨质，并切开鼻底黏膜，暴露肿瘤。用抓钳抓住肿瘤，以剥离器循肿瘤基底部作钝性剥离，将肿瘤逐步上提，用剥离器将基底部剥断，取出肿瘤。不宜使用剪刀剪除肿瘤基底，以免残留。肿瘤切除后，检查有无残留，用已准备好的碘仿纱条、纱球行前后鼻孔填塞压迫止血。将硬腭黏骨膜瓣复原，以丝线全层缝合。

根据肿瘤大小、侵犯部位的不同，经腭径路还有以下变通切口。

①软腭正中裂开：适应于肿瘤较大，伸至口咽，基底在鼻咽顶后及两侧，向前未超过后鼻孔者，暴露肿瘤后，用抓钳抓住肿瘤，用扁桃体分离器在其周边切开黏骨膜，直达骨面，紧贴骨面快速分离肿瘤。

②软硬腭间横形切开：适用于局限于鼻咽部不太大的肿瘤。切除肿瘤方法与软腭正中裂开相同。

③软硬腭秤钩形切口：适用于瘤体巨大，基底宽广，跨越鼻腔、鼻咽、口咽及鼻窦者。即从腭垂切开软腭至硬腭边缘，然后向非手术侧的第六、第七牙间切开，再沿牙龈缘 0.6 ~ 0.8 cm 处，作一弧形切口至手术侧第六、第七牙间。剥离硬腭黏骨膜（包括口腔面与鼻腔面），按手术需要咬去手术侧部分硬腭，沿骨缘切开黏骨膜进入术腔。

④硬腭颊龈沟切口：适用于瘤体侵犯翼腭窝者，手术第 1 切口为硬腭常规径路，切开鼻底黏膜后直视鼻咽肿块。第 2 切口可将同侧硬腭切口绕磨牙后区延长至颊龈沟，则翼腭窝可获良好暴露，便于采取内外夹攻法切除肿瘤。

（2）鼻侧切开或扩大鼻侧切开径路：适用于鼻咽、鼻窦、翼腭窝、颞下窝的肿瘤，对扩展范围较广泛的肿瘤该径路可获得满意的暴露。常规鼻侧切开切口，如肿瘤侵犯翼腭窝、颞下窝，切口可向下延长切开上唇及向外切开唇龈沟黏膜，将面部皮瓣外翻，根据需要切除上颌窦前壁和后外壁，能较好地暴露翼腭窝及颞下窝的肿瘤。但该术式术后面部留有瘢痕，有损面容，正常鼻腔组织结构损伤重，特别是影响青少年的面部发育，并且易引起面部多种功能障碍。

（3）LeFort Ⅰ型截骨进路：在双侧第一磨牙间作唇龈沟切口，切开黏膜和骨膜，骨膜下向上分离至眶下孔，显露上颌骨的前面和外侧面，并向后分离至上颌结节后；自梨状孔开始向后逐步分离，抬起健侧鼻腔底和侧壁的黏膜和骨膜（患侧鼻腔底部根据病变情况具体处置），直至腭骨水平板后缘，以备上颌骨复位钳插入。从梨状孔边缘向颧牙槽嵴方向于根尖上约 5 mm 左右处截开上颌骨，并凿开骨性鼻中隔及翼上颌缝，用上颌骨复位钳夹持上颌骨，向下及两侧摆动，"晃"下上颌骨后，向下撑开，显露术腔。咬除上颌窦后壁及鼻腔外侧壁，暴露肿瘤，从鼻咽部、翼腭窝、颞下区将肿瘤钝性分离，取出。冲洗伤口，复位上颌骨，使上、下颌骨对位良好时，于梨状孔边缘置两"T"形微型钛板，颧牙槽嵴处用直线型微型钛板，钻孔固定。

（4）无切口鼻口径路：手术在控制性低血压全身麻醉下进行，术中收缩压维持在 10.7 ~ 12.0 kPa（80 ~ 90 mmHg）。用 Davis 开口器暴露口咽部，拉钩拉起软腭，尽可能地暴露瘤体，用扁桃体抓钳夹紧大部分瘤体，示指经口腔伸入鼻咽部，摸清根蒂的部位及范围，用特制的剥离器从鼻腔伸入，在手指的引导下将瘤体从根部剥起，同时助手经扁桃体抓钳牵拉瘤体，最后完整摘除肿瘤，检查瘤体完整无残余，立即用预制好碘仿纱球、纱条做前后鼻孔填塞止血。

（5）鼻内镜手术：适用于局限于鼻腔、鼻咽及鼻窦的鼻咽纤维血管瘤。调节好鼻内镜、监视系统及电动切割器，先用肾上腺素棉片充分收缩鼻腔黏膜，切除中甲后端，若有鼻窦侵犯者开放鼻窦，尽量暴露肿物基底。鼻内镜下电凝肿物根部边缘约 3 mm 区域，掀起骨膜，一边电凝一边沿骨面剥离肿物基底，并用无菌纱条向鼻咽方向压迫推动，至肿物根部完全从骨面剥离，可应用卵圆钳沿口腔或鼻腔取出。亦可用微波双极探头插入瘤体内部进行热凝固，待瘤体大部分变白后，用电动切割器切除肿物，用碘仿纱条填塞鼻咽部及鼻腔。瘤体较大者需行肿瘤同侧颈外动脉结扎或栓塞术，以减少术中出血。

（6）颅内外联合径路：由于鼻咽纤维血管瘤存在界限清楚的特性及推进式生长方式，存在颅底破坏但很少颅内扩展或海绵窦受侵的病例，若术前可准确估计颅底破坏与颅内侵犯的程度，仔细地手术解剖，尤其是颅底区域的仔细解剖，通常可以从底部完全切除肿瘤而不需开颅。适用于 Session 分期的 Ⅲ 期病例，同时有第 Ⅱ、Ⅲ、Ⅳ、Ⅴ、Ⅵ 对脑神经症状，颅底广泛骨质破坏者。行患侧额颞骨瓣开颅术，开颅后可在直视下将肿瘤与粘连的硬脑膜和海绵窦仔细分离，将肿瘤向下推至颅外，再经颅外切除肿瘤，如有硬脑膜缺损可用阔筋膜修补。

3. 术后处理

（1）患者侧卧，以利分泌物流出。观察出血情况。测血压、脉搏、呼吸，直至患者清醒。

（2）术后数日应给予输液。术后 1 天可开始进食流质，以后视情况改进半流质。

（3）用朵贝液或氯己定（洗必泰）含漱剂漱口，保持口腔清洁。

（4）为预防感染，术后应使用抗生素，一般 7～10 天。

（5）作气管切开的患者，按气管切开术后护理。

（6）鼻腔填塞之碘仿纱条于术后 48～72 h 开始分次抽出，每次抽出一部分，当抽出的纱条上带有新鲜血液时，即应停止。抽出前可先滴入液状石蜡。抽出时动作应轻，以免引起出血。鼻腔内填塞物全部取出后，观察 1 天，如无出血，再取出后鼻孔栓塞球。

（7）硬腭切口缝线区的结痂，每日用 3% 过氧化氢溶液或生理盐水清除，缝线于术后 7 天拆除。

（三）预后

鼻咽纤维血管瘤经及时彻底切除后，尽管偶有面颌部畸形、鼻咽干燥等后遗症，但预后一般是良好的。手术后复发，多因手术时不彻底，在鼻咽顶、鼻腔、鼻窦、颞下窝、翼腭窝留有残体，在手术后继续增长所致。如行二次手术，只要手术方式得当，仍可达到根治的目的，预后良好。

第二节　鼻咽癌

一、概述

鼻咽癌虽然可发生在全球五大洲的很多国家和地区，却是我国华南地区常见的恶性肿瘤，广东、广西、福建、湖南、江西等省、自治区尤为多见，中国香港地区鼻咽癌的发病率也较高，是日本、欧美国家的 20～60 倍。随着现代医学的检测技术、实验室诊断技术、临床治疗手段鼻咽癌的不断提高和改善，以及在鼻咽癌的理论基础、临床实践等方面进行了深入研究，取得了良好效果。中国医学科学院肿瘤医院、中山医科大学肿瘤防治中心、香港大学等单位的鼻咽癌诊治水平和基础理论研究在国际上处于领先地位。

二、流行病学

1. 人群分布

世界的多数国家鼻咽癌男女之比为（2～3）：1。鼻咽癌在儿童期少见，随年龄的增长，发病率增高，20~40岁开始急剧上升，40~60岁为发病高峰。

2. 种族分布

鼻咽癌有明显种族差异，好发于黄种人（中国、印度尼西亚、马来西亚、泰国、越南、菲律宾），白种人少见。欧洲报道鼻咽癌的多数病例是华侨。肿瘤发病资料中可见美国加利福尼亚、夏威夷和新加坡的中国人的鼻咽癌发病率远高于其他种族的居民。

三、病因学

流行病学调查提示鼻咽癌的病因可能与EB病毒感染、环境、饮食和遗传等因素有关。

（一）EB病毒感染

EB病毒感染的细胞可产生多种EB病毒特异性抗原，包括早期抗原（EA）、壳抗原（VCA）、膜抗原（MA）和核抗原（NA）等。鼻咽癌患者EB病毒EA-IgA和VCA-IgA抗体阳性率分别为96%和81.5%，表明这两种抗体可以作为鼻咽癌的血清学诊断标志物。但正常人的EA-IgA抗体阳性率较高，在诊断鼻咽癌时不如VCA-IgA特异。进一步研究表明，检测血清中EA-IgA抗体比VCA-IgA抗体更为特异，但不如VCA-IgA敏感。如果EA-IgA和VCA-IgA抗体均为阳性，鼻咽癌可能性很大。1990年在香港举行的鼻咽癌专题讨论会上有专家指出，鼻咽癌高发区EB病毒感染不仅面广，而且很小年龄就被感染，3~5岁的婴儿几乎90%~100%有EB病毒感染。30~35岁年龄组EB病毒感染仍较高，并与鼻咽癌发病率呈正相关。

（二）环境与饮食

环境因素也是诱发鼻咽癌的原因之一。调查发现鼻咽癌高发区的大米和水中的微量元素镍含量较低发区为高。在鼻咽癌患者的头发中，镍含量亦高。动物试验表明，镍能促进亚硝胺诱发鼻咽癌，提示镍可能是促癌因素。另有研究对小鼠皮下注射二亚硝基哌嗪（DNP）18~30周后，鼻咽上皮中出现不典型增生、原位癌及早期浸润癌，诱发率达40%，提示DNP与鼻咽癌的发生有关。也有报道食用咸鱼及腌制食物是中国南方鼻咽癌高发因素，且与食咸鱼者的年龄、食用的期限、频度及烹调方法有关。

（三）遗传因素

鼻咽癌患者有种族及家族聚集现象，如居住在其他国家的中国南方人后代仍保持着高的鼻咽癌发病率，提示鼻咽癌可能是遗传性疾病。此外有报道鼻咽癌高发家族外周血淋巴细胞染色体畸变与鼻咽癌遗传易感性有一定关系。

四、病理与生物学特性

（一）组织发生

1. 病变阶段

从正常鼻咽黏膜上皮发展至浸润癌可经历几个不同阶段。

（1）单纯性病变：①单纯性增生。②单纯性鳞状化生。

（2）不典型增生和异形鳞状上皮化生。

（3）恶性病变：原位癌和早期浸润癌。

2. 分型

根据鼻咽癌的形态，大致可分为4种类型。

（1）结节型：肿瘤呈结节或肿块状，临床多见。

（2）菜花型：肿瘤呈菜花状。血管丰富易出血。

（3）溃疡型：肿瘤边缘隆起，中央坏死凹陷，临床少见。

（4）黏膜下浸润型：肿瘤向腔内凸起，左右不对称，肿瘤表面有正常黏膜覆盖。

（二）组织学分类

Schmincke和Regaud提出的鼻咽"淋巴上皮癌"一直沿用到20世纪60年代，Quick和Cutler提出"移行或过渡细胞癌"，梁伯强等根据鼻咽癌不同的形态和生物学特性首先提出"大圆细胞癌"，至

20世纪70年代，这一型改名为"泡状核细胞癌"。

世界卫生组织（WHO）定义的病理分型如下：①鳞状细胞癌（角化性鳞状细胞癌）。②非角化性癌；③未分化性癌。鼻咽癌的病理类型包括：鳞状上皮细胞癌（高分化，中分化，低分化）、腺癌、淋巴瘤、肉瘤、未分化癌等。其中以低分化鳞癌最常见，腺癌、高分化鳞癌等上皮来源的较少见，临床也曾发现鼻咽来源的恶性淋巴瘤，肉瘤、未分化癌罕见。

五、转移途径

（一）淋巴结转移

鼻咽腔的淋巴管非常丰富，淋巴引流大致可分为3个途径：①导入咽旁间隙的淋巴结，称咽后淋巴结组，自此转入上颈静脉淋巴结的颈深上淋巴结组；②直接导入颈深上淋巴结；③有部分从鼻咽直接引流入颈后三角区副神经旁淋巴结链。约半数以上鼻咽癌患者是因颈部肿块而就诊，一般在颌骨水平以上有肿大淋巴结则应警惕为鼻咽癌转移。据报道在治疗时有70%~80%患者已有淋巴结转移。部分患者经病理检查证实颈淋巴结转移性癌而鼻咽部未能找到原发灶，经一段时间随访才发现鼻咽部原发肿瘤，有时达2~3年之久。所以鼻咽癌有颈淋巴结转移早、转移率高的特点。一般转移由上颈部到下颈部，约1/2病例有双颈转移。由于在中线有丰富的吻合交叉，故较小的、完全在一侧的原发病灶也可以出现对侧颈部淋巴结转移。转移淋巴结常是多个、大小不等、质硬的肿块，一般随病程的进展由小到大，数量增多，逐步融合为巨大肿块，活动度逐步受限。

（二）远处转移

鼻咽癌的远处转移率较高，由于远处转移与预后有密切关系，因此在治疗前应先做详细检查，在确认远处转移的证据后，才能做出根治性的治疗计划，包括仔细询问病史和必要的物理检查，如胸部X线片，有骨痛时作放射性核素骨扫描，右上腹疼痛且有肝大时，或虽然原发肿瘤及颈部转移性淋巴结退缩较快但有不明原因的发热时，须做腹部B超或CT扫描，以排除肝转移或腹膜后淋巴结转移。怀疑有颅内占位性病变时可做脑CT检查。

鼻咽癌的远处转移部位可以是单处也可以是多处。常见远处转移的部位为骨、肺、肝。而骨转移中又以脊柱、骨盆、四肢为多见，亦可发生胸腔、腹腔、纵隔淋巴结、腹股沟淋巴结等部位转移。现CT检查可以早期发现。鼻咽癌是否远处转移，与原发肿瘤是否浸润鼻咽腔外、颈淋巴结是否有转移，以及大小、部位有明显关系。肿瘤侵犯口咽或鼻腔的远处转移率增高。

六、临床表现与检查

鼻咽癌发生部位隐蔽，又与眼、耳、鼻、咽喉、颅底骨和脑神经等重要器官相邻，具有易于在黏膜下向邻近器官直接浸润或淋巴结转移的生物学行为，所以症状多变或不明显，常被患者或医师疏忽。早期鼻咽癌症状以回缩性血涕最多，其次为听力减退、耳鸣、耳内闭塞等。

（一）常见临床症状

（1）颈淋巴结肿大：鼻咽癌患者以颈淋巴结肿大为首发症状占36.5%，治疗时有颈淋巴结转移者占70.6%。中山医科大学肿瘤医院报道以颈淋巴结肿大为首发症状者占45.0%，治疗时占77.4%。

（2）回缩性血涕或鼻出血：回缩性血涕常发生在早晨起床后从口吐出带血的鼻涕，出血量不多，常被患者疏忽。由于鼻咽腔内肿瘤血管比较脆，肿瘤外表常没有黏膜覆盖，故易有血涕症状。以回缩性血涕为首发症状占26.4%，治疗时占70.2%。回缩性血涕是鼻咽癌早期症状之一，应该引起患者和医师的重视。

（3）耳鸣、听力减退、耳内闭塞感：鼻咽癌发生在鼻咽侧壁、咽隐窝或咽鼓管开口上唇时，肿瘤压迫咽鼓管可发生单侧性耳鸣或听力下降，还可发生卡他性中耳炎。单侧性耳鸣或听力减退、耳内闭塞感是早期鼻咽癌症状之一。

（4）头痛：约占治疗时症状的57.2%，头痛常为一侧性偏头痛，位于额部、颞部或枕部。有脑神经损害或颅底骨破坏是头痛原因之一。晚期鼻咽癌的头痛可能是三叉神经第1支末梢神经在硬脑膜外受刺激反射引起。

（5）面部麻木：指面部皮肤麻木感，临床检查为痛觉或触觉减退或消失。肿瘤侵入海绵窦常引起三叉神经第1支或第2支受损；肿瘤浸入卵圆孔、茎突前区、三叉神经第3支常引起耳郭前部、颞部、面颊部、下唇等皮肤麻木或感觉异常。

（6）复视：由于肿瘤侵犯展神经，常引起向外视物呈双影，滑车神经受侵，常引起向内斜视、复视。

（7）舌肌萎缩或伸舌偏斜：鼻咽癌直接侵犯或淋巴结转移至茎突后区或舌下神经管，使舌下神经受侵，引起伸舌偏向病侧，伴有病侧舌肌萎缩。如双侧舌下神经受损将引起伸舌困难，伸舌偏斜发生率仅次于面麻、复视。

（8）眼部症状：常见有视力减退或消失、突眼、眶内肿瘤、上眼睑下垂伴眼球固定。眼部症状的产生与鼻咽癌的侵犯途径有关。

常见侵犯途径：鼻咽癌由破裂孔侵入颅内海绵窦，海绵窦区侵犯扩展常可致第Ⅴ、Ⅵ、Ⅳ、Ⅲ对脑神经损害，引起眼睑下垂、眼球固定。肿瘤再向前发展，可影响视力，导致失明。鼻咽癌也可通过后鼻孔、鼻腔顶后部、蝶腭孔进入翼腭窝，经眶下裂进入眼眶。并可从鼻腔顶部、筛窦破入对侧眼眶内侧壁而进入眼眶引发突眼，形成眼眶综合征，可以不伴有脑神经受损症状。眼睑下垂、眼球固定，与动眼神经损害有关。视力减退或消失与视神经损害或眼锥侵犯有关。

（9）脑神经损害的表现：鼻咽癌使脑神经受累的发生率为20.7%～57.4%，常见有三叉神经、展神经、舌下神经和舌咽神经受累。同一患者可以同侧有几对脑神经受累，亦可发生两侧脑神经同时受累。鼻咽癌局部扩展常引起脑神经损害。鼻咽癌好发在鼻咽顶前壁或侧隐窝，肿瘤可以早期发生黏膜下直接浸润或咽后淋巴结转移到咽旁间隙。向上外侧到破裂孔，进入鞍旁海绵窦，在此行程中易引起三叉神经第2支、第1支损害，其次为展神经、动眼神经、滑车神经受累。肿瘤继续向眶上裂和眶内发展常引起视神经损害或突眼。

三叉神经眼支、上颌支障碍：引起眼球、眼睑、泪囊、鼻腔前部黏膜感觉障碍；前额神经障碍引起前额皮肤、上睑感觉减退；泪腺神经障碍引起泪腺、上睑感觉障碍。

展神经障碍：眼球外展障碍。滑车神经障碍：眼球向外下方运动障碍。动眼神经障碍：眼球除向外运动外，处于固定状态。视神经障碍：视力下降、失明。三叉神经下颌支障碍：耳前、额、面颊、舌前2/3感觉障碍。面神经障碍：面肌麻痹。舌咽神经障碍：声哑和吞咽困难。迷走神经障碍：声音嘶哑、吞咽障碍。副神经障碍：斜方肌、胸锁乳突肌萎缩，耸肩无力。舌下神经障碍：舌体运动障碍。颈交感神经障碍：颈交感受损的Horner综合征。

（10）岩蝶综合征：亦称海绵窦综合征。鼻咽癌好发于顶前壁，极易向两侧咽旁或顶后壁黏膜下浸润进展，肿瘤沿着颅底筋膜到岩蝶裂区周围的蝶骨大翼、破裂孔、岩骨等。

（11）垂体——蝶骨综合征：鼻咽癌直接向上侵入蝶窦、垂体、视神经，引起视力障碍。鼻咽癌侵犯脑垂体和蝶窦可以引起妇女停经为首发症状。

（二）临床检查

临床上有回缩性血涕、单侧性耳鸣、听力减退、耳内闭塞感、不明原因的颈淋巴结肿大、面部麻木、复视、伸舌偏斜、舌肌萎缩、头痛等症状者都应仔细作鼻咽镜和临床检查。只有仔细地倾听患者主诉，认真检查患者，才能发现早期鼻咽癌。

1. 鼻咽镜检查

（1）间接鼻咽镜检查：这是一种简便、快速、有效的检查方法，可以看到鼻咽顶后壁的咽鼓管前区、咽鼓管区、咽鼓管开口、咽鼓管后区、侧窝（咽隐窝）。用两根导尿管从前鼻孔插入，由口咽拉出，将软腭拉开，检查鼻咽腔可获得满意结果。

（2）纤维鼻咽镜检查：进行纤维鼻咽镜检查可先用1%麻黄碱溶液收敛鼻腔黏膜，扩张鼻道。再用1%丁卡因溶液表面麻醉鼻道，然后将纤维镜从鼻腔插入，能观察到鼻后孔、鼻中隔、鼻腔后部、鼻咽侧壁、咽鼓管、侧窝、软腭背面和后壁等。

(3) 鼻内镜检查：同纤维鼻咽镜检查。

2. 头颈部检查

应检查鼻腔、口咽、外耳道、鼓膜、眼眶、软腭有无鼻咽癌向外扩展。

3. 头部和颈淋巴结检查

颈淋巴结数约占全身淋巴结的1/3，鼻咽癌治疗时已有70%～80%的患者有颈淋巴结转移，有36%～40%的患者首发症状为颈淋巴结肿大。故鼻咽癌有颈淋巴结转移早的特点。鼻咽癌往往先单侧颈淋巴结转移，以颈深静脉上群为多见。腋下、纵隔、腹膜后、腹股沟、髂窝等处淋巴结转移都见于晚期或放射治疗后的病例。单侧淋巴结转移为43.3%，双侧淋巴结转移为34.1%。转移后的颈淋巴结体积可自1～10 cm不等，质地可以较软，亦有坚硬如石、固定。有时转移性淋巴结可以侵犯皮肤，引起溃疡和渗液。

（三）影像学检查

1. X线片检查

鼻咽癌患者采用X线片检查可以了解肿瘤范围和颅底骨破坏情况，有利于制订鼻咽癌的分期、放射治疗计划，随访患者和评价预后。

(1) 常用X线照射体位。

①鼻咽侧位片：能显示鼻咽顶壁、后壁、口咽后壁的软组织厚度、黏膜表面形态、气道有无狭窄和蝶窦、蝶鞍、翼腭窝、筛窦等有无骨质破坏。

②骸顶位片：常称颅底片，能显示中颅窝的结构，如蝶骨大翼的卵圆孔、棘孔、枕骨斜坡、岩骨、破裂孔、翼板、蝶窦、鼻腔、鼻中隔等。

③颈静脉孔片：由于颈静脉孔在鼻咽侧位片上，为枕骨、岩骨所遮盖，在骸顶位片上为枕骨所遮盖，只有采用颈静脉孔片。

(2) 鼻咽癌X线征象。

①结节隆起型：肿瘤位于鼻咽顶壁、后壁、鼻中隔后缘时在侧位片上呈结节状影，气道有局限性狭窄；颅底片上鼻咽四壁尚清晰，而气道较模糊。

②鼻咽软组织增厚型：肿瘤向黏膜下浸润生长，在侧位片或颅底片上鼻咽各壁软组织增厚，表面平直，气道广泛狭窄。

③巨大肿块型：肿块影像腔内凸起，表面光滑，甚至阻塞气道，软腭向前隆起。

(3) 颅底骨质破坏的X线征象。

①孔道扩大，孔道边缘骨质吸收不规则，两侧孔道不对称，以破裂孔、卵圆孔多见。

②骨质缺损、溶解，常见孔道如破裂孔、卵圆孔及岩骨尖、蝶骨大翼、斜坡、翼板等骨质溶解破坏。

(4) 骨转移X线征象。

①溶骨型：一般为多发性病灶，亦可单发，多见于颅骨、肋骨、胸椎骨和骨盆。

②成骨型：以胸腰椎多见，其次为骨盆。

③混合型：转移灶内有溶骨和成骨病变同时存在，好发在骨盆，其次为股骨。

2. 放射性核素骨显像诊断

放射性核素骨显像是一种无损伤性和灵敏度高的诊断方法。一般骨扫描诊断骨转移阳性符合率比X线片高出30%左右，并可早3～6个月检出病灶。骨转移瘤在骨显像中的特征如下。

(1) 单发点状病灶：在椎体上有单个点状浓聚灶。

(2) 单发片状浓聚灶：常发生在椎体、肋骨和四肢骨，患者常诉疼痛。单发片状浓聚灶可能为早期骨转移的一个征象，应予重视，骨单发浓聚灶中55%以上为骨转移。

(3) 多发浓聚灶：表现在脊柱、肋骨、四肢骨和骨盆等处，结合晚期肿瘤患者不难做出骨转移诊断。

(4) "冷区"骨转移灶：病灶区放射性浓度减低，而X线片上有溶骨性骨破坏。

第八章 咽部肿瘤

3. CT检查

鼻咽癌应用CT检查，可以了解鼻咽腔内肿瘤的部位、鼻腔是否变形或不对称，咽隐窝是否变浅或闭塞。此外还可以显示鼻咽腔外侵犯，如鼻腔、口咽、咽旁间隙、颞下窝、颈动脉鞘区、翼腭窝、上颌窦、筛窦、眼眶、颅内海绵窦以及咽后、颈部淋巴结有无转移。

（1）鼻咽部CT观察内容：鼻咽腔内变形、狭窄；咽隐窝变浅、消失；顶壁、顶后壁、侧壁的增厚或肿块向腔内凸出。

鼻咽腔外发展，咽旁间隙狭窄、消失；颈动脉鞘区模糊或占位；颞下窝占位；翼腭窝受侵或间隙增宽。口咽增厚或咽旁间隙狭窄、消失；鼻腔后、中、前1/3受侵。上颌窦、蝶窦、眼眶眶壁有无骨破坏或眶锥有无肿瘤侵犯。

颅底的卵圆孔、棘孔、破裂孔有无扩大或骨破坏。蝶骨大翼、翼内外骨板、翼板基底部骨质和斜坡骨质有无缺损。颈动脉孔是否扩大或边缘不规则。第1、2颈椎骨质有无破坏。颅内的鞍旁海绵窦有无凸出扩大，后颅底脑桥小脑三角有无致密度改变，颞叶有无指状分布低密度区，蝶鞍前、后床突骨质、鞍背、鞍底骨质有无缺损。颈部淋巴结肿大情况，淋巴结如有转移时可为实质均匀、囊性或造影增强的改变。

（2）CT与X线片检查的比较：鼻咽镜对腔内微小肿瘤的诊断有凸出价值，而X线片和CT往往不能发现这种微小肿瘤；然而后壁和侧壁肿瘤多数为黏膜下浸润性生长，难以被鼻咽镜检查发现，鼻咽侧位片和CT却能清楚显示。CT对侧壁肿瘤显示较X线片更为清楚。

CT图像上可直接看到鼻咽腔不对称的软组织致密影占位病变，不仅伴有鼻腔变形或不对称，咽隐窝闭塞或消失，还可见到肿瘤向腔外邻近组织蔓延，引起咽旁间隙狭窄或消失，并侵入颈动脉鞘内、颞下窝情况。CT还能显示肿瘤侵犯和颅底骨破坏的情况，X线片能发现口咽、鼻腔、筛窦等部位较大肿瘤病变。CT对颅底骨破坏的检出率远较X线片为高，还可在放射治疗后观察肿瘤是否控制或有无复发。

4. B超检查

在鼻咽癌病例中主要用于肝脏、颈、腹膜后和盆腔淋巴结的检查，了解有无肝转移和淋巴结密度、有无囊性等。

5. 磁共振（MRI）检查

磁共振可诊断鼻咽癌、上颌窦癌等，并显示肿瘤和周围组织关系。海绵窦被肿瘤侵犯和前颅窝、中颅窝骨质破坏在MRI检查图像中也能清楚显示，并可防止伪迹发生，影响对脑组织浸润的诊断。MRI界定肿瘤界限比CT清楚和准确。

（四）实验室检查

1966年Old等首先发现鼻咽癌患者血清中有抗EB病毒相关抗原的沉淀抗体，由于鼻咽癌患者血清中抗EB病毒抗体水平与其他恶性肿瘤患者和健康人之间存在非常明显的差异，因而可作为鼻咽癌的辅助诊断方法。

1. VCA-IgA抗体检测的诊断价值

鼻咽癌患者治疗前的血清VCA-IgA抗体阳性率达92.5%，抗体滴度越高，鼻咽癌可能性越大。对抗体阳性患者应反复、仔细检查鼻咽部，以除外鼻咽癌。治疗后获得长期生存者中抗体阳性率仍明显高于正常人，滴度亦较高。临床上不能根据一次抗体阳性来判断有否复发和转移，仍应以临床检查为主。

2. EA-IgA抗体检测的诊断价值

EA-IgA抗体检测鼻咽癌特异性较强，但敏感性较低。临床上如EA-IgA和VCA-IgA抗体均为阳性，则鼻咽癌可能性很大。

3. 癌细胞的EBNA检测

应用抗补体免疫酶法检查鼻咽癌细胞和鼻咽部上皮细胞中的EBNA。应用鼻咽部负压吸引进行脱落细胞涂片的EBNA检查阳性率高达100%。

4. 鼻咽癌高发区人群血清流行病学普查

血清EB病毒抗体检测的适应证：有鼻咽癌症状者，如回缩性鼻涕、耳鸣、听力减退、头痛、颈淋巴结肿大、面麻、复视等。颈淋巴结肿大病例活检，颈部肿块穿刺证实为转移性癌者，帮助寻找原发病灶。可做血清 VCA-IgA、EA-IgA 检测和颈淋巴结细针穿刺细胞涂片的 EBNA 检查。

（五）病理学检查

鼻咽癌最后诊断依据是病理学诊断。

1. 经口腔咬取活检

该法为最常用方法。

2. 经鼻腔的鼻咽活检法

现在可经鼻内镜下取活检。

3. 鼻咽部细针穿刺临床应用

对颈淋巴结或其他表浅肿块也可用细针穿刺。

（六）诊断及鉴别诊断

1. 诊断

根据症状、临床检查、辅助检查及组织活检对可疑病例进行系统详细检查、排除，可以明确诊断，最终确诊仍需病理确定。早期诊断、早期治疗是提高肿瘤治疗疗效的最有效方法之一。患者发现症状未及时就医是延误鼻咽癌诊断的主要原因之一。

2. 鉴别诊断

（1）鼻咽增生性结节：鼻咽顶前壁孤立性结节，亦可多个结节。一般 0.5～1 cm，表面覆盖黏膜组织，与周围的黏膜色泽相似。好发年龄为 20～40 岁，病理活检常提示鼻咽淋巴组织增生，有时可发生癌变。

（2）鼻咽腺样体：在鼻咽顶前壁有几条成纵形脊状隆起，两条隆起之间呈沟状。表面光滑呈正常黏膜色泽，好发于中青年。如有回缩性血涕、颈淋巴结肿大者，应作血清 VCA-IgA 检测。

（3）鼻咽腔内黏膜结核：好发年龄 20～40 岁。鼻咽检查鼻咽顶部黏膜糜烂，伴有肉芽样隆起，鼻咽活检可明确诊断。

（4）鼻咽纤维血管瘤：好发年龄 10～20 岁，主要症状为鼻塞和反复鼻出血。病变主要在鼻咽顶部和鼻后孔，肿块呈圆形或椭圆形，表面光滑，淡红色或深红色。可用 VCA-IgA 检测、动脉造影、鼻咽活检做鉴别。鼻咽活检时须慎重，以免大出血，并要做好止血准备。该疾病无颈淋巴结转移。

（5）鼻咽恶性淋巴瘤：好发于 20～50 岁，鼻咽部肿瘤巨大，可侵及口咽，或有颈淋巴结转移。必须作活检才能鉴别。

（6）鼻咽囊肿：好发于鼻咽顶部，大小如半粒黄豆隆起，表面光滑，半透明。用活检钳压迫时可有波动感，并有乳白色液体流出。

（7）鼻咽混合瘤：好发于鼻咽顶后壁和侧壁，表面光滑，可恶变为恶性混合瘤。

（8）脊索瘤：好发于颅底，亦可发生在鼻咽顶部。是起源于残余脊索组织的一种肿瘤，具有生长缓慢、转移少的特点。脊索瘤发生在鼻咽部较少见。

（9）颅内肿瘤：鼻咽癌亦常因上述症状而误诊为颅内肿瘤。鼻咽腔内检查和 CT 检查可明确诊断。

（10）慢性颈淋巴结炎：慢性淋巴结炎肿大的淋巴结易与鼻咽癌颈淋巴结转移相混淆。病史、淋巴结部位、VCA-IgA 检测、鼻咽腔内检查、淋巴结穿刺可资区别。

（11）颈淋巴结结核：好发于青壮年，常有营养不良、低热、盗汗等症状。颈部淋巴结结核时肿大淋巴结为 1～2 cm，鼻咽检查、VCA-IgA 检测、淋巴结穿刺有助区别。

（12）颈部恶性淋巴瘤：好发于任何年龄，可以一侧或双侧颈部多个淋巴结肿大。

（13）原因不明的颈淋巴结转移癌：指颈淋巴结证实为转移性癌，但用现有检查方法还不能找到原发灶肿瘤。颈淋巴结转移癌随访结果其原发灶以鼻咽癌多见。对颈淋巴结转移性癌寻找原发肿瘤的方法一般有 3 种：①根据颈部转移癌的部位，按淋巴引流的一般规律寻找原发灶。②根据原发癌的常见颈部转移部位来寻找原发灶。③颈部转移癌的病理诊断有助于提示寻找原发灶。

七、特殊类型鼻咽癌

1. 隐匿性鼻咽癌

如鼻咽镜检、X线片和CT扫描检查未能找到原发病灶，但临床上已确诊颈淋巴结为转移性癌，血清VCA-IgA检测可阳性或阴性。隐匿性鼻咽癌发病率占2.5%~8%。特点是：①鼻咽原发灶甚为微小，临床不易发现。②大多数患者VCA-IgA阳性；鼻咽腔未见明显病变，有时在咽旁间隙可见淋巴结转移。③颈淋巴结证实为癌转移。

2. 儿童型鼻咽癌

儿童型鼻咽癌甚罕见。

3. 妊娠期鼻咽癌

指在妊娠期间确诊为鼻咽癌的患者。严济华等报道妊娠鼻咽癌9例，5年生存率仅11%，预后极差。

八、临床分期与分型

肿瘤分期的目的是通过检查明确肿瘤的范围，提供预后的情况并指导治疗方案的确定。肿瘤分期可分为基于临床检查为基础的临床分期和根据手术标本的组织及病理学检查为基础的病理分期两种。由于手术并不是鼻咽癌的主要治疗方法，因此鼻咽癌的分期以临床分期为主。

目前国内外公认的鼻咽癌分期标准是2003年修改的国际抗癌联盟（UICC）和美国肿瘤联合会（AJCC）联合制订的TNM分期法。鼻咽癌的临床分期检查至少要包括：常规体格检查、常规实验室检查、头颈部MRI和/或CT、胸部X线检查。另外还可以考虑腹腔B超和/或全身放射性核素骨扫描和内镜检查。

2003版AJCC和UICC鼻咽癌TNM分期法：

原发肿瘤（T）分期

T_x：原发肿瘤大小无法测量，或痰脱落细胞，或支气管冲洗液中找到癌细胞，但影像学检查和支气管镜检查未发现原发肿瘤。

T_0：没有原发肿瘤的证据。

T_{is}：原位癌。

T_1：肿瘤局限于鼻咽腔内。

T_2：肿瘤侵犯鼻腔和/或口咽。

T_{2a}：无咽旁间隙侵犯。

T_{2b}：有咽旁间隙侵犯。

T_3：肿瘤侵犯颅底骨质和/或鼻旁窦。

T_4：肿瘤侵犯颅内、脑神经、下咽、颞下窝、眼眶、咀嚼肌。

淋巴结转移（N）分期

N_x：淋巴结转移情况无法判断。

N_0：无颈淋巴结转移。

N_1：单侧颈淋巴结转移，最大径≤6cm，位于锁骨上窝以上部位。

N_2：双侧颈淋巴结转移，直径≤6cm，位于锁骨上窝以上部位。

N_3：颈淋巴结转移：a. 直径>6cm；b. 锁骨上窝转移。

远处转移（M）分期

M_x：无法评价有无远处转移。

M_0：无远处转移。

M_1：有远处转移。

Ⅰ期	T_1	N_0	M_0
Ⅱ期 A	T_{2a}	N_0	M_0
Ⅱ期 B	T_1	N_1	M_0
	T_{2a}	N_1	M_0
	T_{2b}	N_0, N_1	M_0
Ⅲ期	T_1	N_2	M_0
	T_{2a}, T_{2b}	N_2	M_0
	T_3	N_0, N_1, N_2	M_0
Ⅳ期 A	T_4	N_0, N_1, N_2	M_0
Ⅳ期 B	任何 T	N_3	M_0
Ⅳ期 C	任何 T	任何 N	M_1

九、鼻咽癌的治疗

（一）非手术治疗

1. 放射治疗

放射治疗一直是治疗鼻咽癌的首选方法。原因是多数鼻咽癌为低分化癌，对放射线的敏感性高，颈部解剖结构复杂，并且原发灶和颈部淋巴引流区域容易包括在照射野内。自20世纪40年代起，我国即开展了鼻咽癌的深部 X 线放射治疗。50～60年代起又开展了 ^{60}Co 的外照射放射治疗，并将鼻咽及颈部联合大野照射改为小野照射，减少了放射治疗反应并提高了生存率。目前临床大多采用调强功能增加敏感性，提高局部控制率，有效保护了腮腺功能，如直线加速器放射治疗等。放射治疗后的局部残留，以立体定向放射治疗（χ 刀）为主，复发者也可 50～60 Gy 的局部放射治疗或手术治疗。

（1）鼻咽癌放射治疗的适应证和禁忌证：

①根治性放射治疗的适应证：a. 全身状况中等以上者；b. 颅底无明显骨质破坏者；c. CT 或 MRI 片示鼻咽旁无或仅有轻、中度浸润者；d. 颈淋巴结最大直径 < 8 cm，活动，尚未达锁骨上窝者；e. 无远处器官转移者。

②姑息性放射治疗的适应证：a. KS 分级 60 分以上者；b. 头痛剧烈，鼻咽有中量以上出血者；c. 有单个远处转移者或颈淋巴结转移大于 10 cm。经姑息放射后如一般情况有改善，症状消失，远处转移灶能控制者，可改为根治性放射治疗。

③放射治疗禁忌证：a. KS 分级 60 分以下者；b. 广泛远处转移者；c. 合并急性感染病者；d. 放射性脑脊髓损伤者。

④放射治疗后复发再放射治疗原则：具有下述情况者不宜再放射治疗。a. 同一靶区（包括鼻咽及颈部靶区）放射治疗后复发时间未满1年；b. 放射治疗后出现放射性脑病或放射性脊髓病；c. 鼻咽部靶区总疗程不宜超过3个疗程，颈部靶区不宜超过2个疗程。

（2）放射线的选择和照射范围：设计照射野的原则是"小而不漏"。对肿瘤累及的部位要全部包括在照射野内，但对照射野内的正常组织，尤其是对放射治疗敏感的组织，要予以保护。鼻咽部原发病灶主要用双侧耳前野，如鼻腔及鼻咽旁隙受累可加照鼻前野，眼眶受累时可加照眶上野或眶下野，要注意用铅片保护眼部，勿使发生辐射性白内障。颈部的照射范围视淋巴结的病变而定。对未扪及颈部淋巴结者常做两侧上颈区的预防性照射，如有颈部淋巴结转移，除照射转移灶外，对转移灶下方引流区常做预防性照射。

（3）放射剂量和时间：

①连续放射治疗：每周5次，每次 200 cGy，总剂量 6 000～7 000 cGy/6～7 周。

②分段放射治疗：一般把放射治疗分成两段，每周5次，每次 200 cGy，每段约 3.5 周。两段之间休息4周，总剂量 6 500～7 000 cGy。

（4）后装腔内放射治疗：

①适应证：a. 鼻咽局限性小病灶（肿瘤厚度小于 0.5 cm），位于顶壁、前壁或侧壁者；b. 外照射后或鼻咽癌手术切除后的残存病灶符合 a 项者。

②治疗方法：常以外照射加腔内照射相配合，外照射量 4 500～6 000 cGy，外照射 1～2 周后再加腔内放射治疗 1～2 次，每次间隔 7～10 天，以黏膜下 0.25 cm 为剂量点，每次给予 1 000～2 000 cGy。

（5）放射治疗反应和后遗症及其处理：

①放射治疗并发症：a. 全身反应，包括乏力、头晕、胃纳减退、恶心、呕吐、口中无味或变味、失眠或嗜睡等。个别患者可以发生血常规改变，尤其是白细胞减少现象。虽然程度不同，但经对症治疗，一般都能克服，完成放射治疗。必要时可服用维生素 B_1、维生素 B_6、维生素 C，甲氧氯普胺（胃复安）等。如白细胞数下降，低于 $3×10^9$/L 时应暂停放射治疗。b. 局部反应，包括皮肤、黏膜、唾液腺的反应。皮肤反应表现为干性皮炎甚或湿性皮炎，可局部使用 0.1% 冰片滑石粉或羊毛脂做基质的消炎软膏。黏膜反应表现为鼻咽和口咽黏膜充血、水肿、渗出及分泌物积存等，可局部使用含漱剂及润滑消炎剂。少数患者腮腺照射 2 Gy 后即可发生腮腺肿胀，2～3 天逐渐消肿。当照射 40 Gy 时，唾液分泌明显减少，同时口腔黏膜分泌增加、黏膜充血、红肿、口干，进干食困难，因此腮腺应避免过量照射。

②放射治疗后遗症：主要有颞颌关节功能障碍及软组织萎缩纤维化、放射性龋齿及放射性颌骨骨髓炎和放射性脑脊髓病。目前尚无逆转的妥善办法，对症处理和支持方法有一定帮助。要严格避免重要组织器官的超量照射。

2. 化学治疗

（1）鼻咽癌化学治疗的指征：

①Ⅳ期患者以及Ⅳ期有明显淋巴转移者。

②任何患者怀疑有远处转移者。

③颈部区域淋巴结巨大块状转移，作放射治疗前诱导性化学治疗。

④作为放射治疗前增敏作用的化学治疗。

⑤作为放射治疗或手术治疗后辅助性化学治疗。

（2）常用联合化学治疗方案：

① CBF 方案：环磷酰胺每次 600～1 000 mg，静脉注射，d1、d4 应用。博来霉素（争光霉素）每次 15 mg，肌内注射，d1、d5 应用。5-Fu 500 mg，静脉注射，d2、d5 应用，疗程结束后休息一周，共用 4 个疗程。有效率为 60.8%。

② PFA 方案：顺铂 20 mg 和 5-Fu 500 mg，静脉滴注 5 天；多柔比星 40 mg，疗程第 1 天静脉注射。3～4 周后重复一次，有明显缩小肿瘤作用。

③ PF 方案：顺铂 20 mg/m² 和 5-Fu 500 mg/m²，静脉滴注，连用 5 天后休息 2 周，可用 2～3 个疗程。此方案可用于放射治疗前使肿瘤缩小，或用于单纯化学治疗的病例，有效率为 93.7%。

（3）区域动脉内插管灌注化学治疗：对上行性和放射治疗后局部复发的鼻咽癌可采用动脉插管化学治疗。可选择颞浅动脉或面动脉逆行插管。常选作用力强而作用时间短的几种化学治疗药物的联合或序贯治疗。给药前先注入 2% 普鲁卡因 2 mL，以防止动脉痉挛，再注入抗癌药物，然后以 2.5% 枸橼酸钠溶液充满管腔，封闭管端。如需连续用药可用加有肝素溶液 100 mL 和抗癌药物的 5% 葡萄糖盐水 1 500 mg，24 小时连续滴注。

（4）中医药治疗：可应用海威颗粒、华蟾素、鸦胆子油、芦笋精、五参素等药治疗鼻咽癌，也可在放射、化学治疗或手术期间以中草药作为辅助支持治疗。

3. 鼻咽癌的挽救性手术治疗

鼻咽癌对放射治疗敏感，以放射治疗为主，但对以下情况常束手无策：①首次根治性放射治疗后残存者；②放射治疗后复发者；③二程治疗后复发或残存者。

（二）手术治疗

中国医学科学院肿瘤医院屠规益教授从 20 世纪 60 年代开始探索鼻咽癌的挽救性手术治疗，1988 年在国际上首次报道了外科治疗鼻咽癌复发有积极意义的文章。香港圣玛丽医院的Wei教授于1991年报道了上颌骨外旋手术治疗方法治疗鼻咽癌原发灶放射治疗后复发，目前认为鼻咽喉挽救性手术（包括原发灶或颈部放射治疗失败的挽救性手术治疗）是一种有效的治疗方法。

（1）鼻咽癌挽救性手术的理论基础：鼻咽癌原发灶复发后行二程放射治疗者，仅25%的患者有效，5年生存率为12%~23%，而且放射损伤较大；二程放射治疗复发的，三程放射治疗无效。

①鼻咽癌颈部淋巴结转移放射治疗后残存的复发率为91%；放射治疗后颈部复发者32%的患者有多个淋巴结转移，70%的阳性淋巴结位于颈后三角（沿副神经存在），29%~77.9%的患者有淋巴结外受侵，颈部二程放射治疗后5年总生存率仅为11%~28%，且可引起严重并发症，鼻咽及颈部均复发的二程放射治疗后5年总生存率为7%。

②临床实践证明，对鼻咽癌放射治疗后原发灶或颈部复发或残存的行挽救性手术治疗，治愈率明显高于二程放射治疗者，原发灶复发的手术后5年生存率为44%~51%，颈部复发或残存手术的5年生存率为25%~67%。

（2）手术适应证：

①鼻咽癌放射治疗后原发灶未控或复发者和/或伴有颈部转移淋巴结未控或复发者。

②局部复发者，无颅底骨质破坏、脑神经麻痹。

③无远处转移。

（3）手术禁忌证：

①有颅底骨质破坏或脑神经麻痹者。

②颈部残余癌灶或复发癌灶与颈部深组织或皮肤广泛粘连。

③有远处转移者。

④年老体弱全身情况欠佳或肝肾功能不全者。

⑤有其他手术禁忌证。

（4）手术方式：

①颈部放射治疗后残存或复发灶的处理：颈部手术时机的选择：颈部放射治疗后淋巴结复发的应及时手术，淋巴结残存者经观察数月部分可自行消失，但颈部放射治疗后淋巴结残存者的5年生存率（24.7%）明显低于无淋巴结残存者（50%左右），加量放射治疗并不提高生存率，目前多数学者持积极态度进行手术处理，但对手术时机分歧较大。中国医学科学院肿瘤医院的研究发现鼻咽癌颈部淋巴结转移放射治疗后淋巴结消失者，颈部复发率为13%，而淋巴结残存者颈部复发率为91%，且67%的患者病理诊断为阳性。因此建议对淋巴结残存者手术应在放射治疗结束后2~6周进行，而张有望和陈文湛报道鼻咽癌颈部淋巴结转移放射治疗后淋巴结残存者90%以上在半年内消退，且放射治疗后经观察淋巴结消退者的5年生存率（40.0%）与放射治疗后淋巴结消退者的5年生存率（48.8%）在统计学上无差异，建议观察半年仍不消退者再进行手术。另一些学者认为约半数的残存淋巴结在3个月内消退，建议观察3个月仍不消退者再进行手术。卫光宇等研究认为，鉴于放射治疗后残存淋巴结部分可自行消退，提出了以下治疗原则：观察（1~2个月）→消退→随诊→残留切除→无癌→随诊→有癌补充放射治疗20 Gy。张恩罴等提出，颈淋巴结残留灶直径小于1 cm者观察，1~3 cm者行缩野加量放射治疗，大于3 cm者手术切除，术后病理检查为阳性再予补充放射治疗。

手术方式：Wei等的研究发现放射治疗后颈部残存或复发者中，32%的患者有多个淋巴结转移，70%的阳性淋巴结位于颈后三角，27.5%的患者阳性淋巴结沿副神经存在，29%~77.9%的患者有淋巴结外受侵，且根治性颈清扫术的并发症发生率（13%）和病死率（几乎为0）均低，因此建议对鼻咽癌颈部放射治疗失败的应行根治性颈清扫术，而屠规益等的研究发现对颈部单个淋巴结残存或复发者行单纯淋巴结切除术取得了良好的效果，5年生存率达52%，建议对颈部单个淋巴结者行切除术，对颈部多个淋巴结者行根治性颈清扫术。

②局部残存病灶复发灶的处理：对局部残存病灶，部分学者认为可行后期治疗，如仍不消失应手术治疗；另一些学者认为对放射治疗后残存或复发者均应及时手术处理。由于鼻咽癌位于头部中央位置，

第八章 咽部肿瘤

手术径路的选择十分重要，既能暴露好术野、彻底切除肿瘤，又能创伤小。鼻咽顶后壁复发用常规硬腭径路手术切除；侧壁复发的经硬腭径路裂开部分软腭术式切除；对咽旁间隙受侵的适合经下颌骨颈侧径路或上颌骨径路或颞下窝径路手术切除。根据病变范围、术者的经验和术腔是否需要修复决定何路径。

（5）手术步骤：下面对各种手术方法的主要操作步骤进行叙述。

①鼻内镜下鼻咽顶后壁病变切除术：在最近召开的头颈肿瘤学术会议上，香港玛丽医院和北京同仁医院均报道了鼻内镜下鼻咽切除术，应用功能性鼻窦内镜手术技术，在直视下切除鼻咽病灶。香港玛丽医院的方法是先用肾上腺素浸润鼻腔和鼻咽部黏膜，减少出血，然后切除鼻中隔后部，用手术刀和电凝自接近鼻咽顶的蝶骨底开始向下逐步切除鼻咽肿瘤，用电钻磨除部分下方骨质，以进一步清除肿瘤细胞，用游离鼻中隔黏膜覆盖手术创面。该手术无骨切开术及广泛的软组织分离，术后康复快，很少发生张口困难。但不适于鼻咽广泛受侵需切除的患者。

②常规硬腭径路鼻咽顶后壁病变切除术：气管切开插管或口腔插管全身麻醉，置入 Davis 开口器，为减少出血，切口前局部注射含少量肾上腺素的生理盐水，硬腭倒"U"形切口，自一侧第三磨牙后端平面开始，切口直达骨膜，向前大致与牙列平行，延伸至切牙后 1 cm 处，再弯向对侧形成倒"U"形切口。切口一般位于腭大孔外侧，以保留腭大动脉在硬腭的黏骨膜内，保持黏骨膜的血液供给。用骨剥离器分离并翻转硬腭黏骨膜达硬腭后缘。以咬骨钳咬除部分硬腭，切开鼻腔底部黏膜，暴露鼻咽部肿瘤，沿肿瘤周边切开黏膜筋膜，游离并切除肿瘤，用电凝将鼻咽病灶部位烧灼一遍，以消灭残余肿瘤细胞，冲洗伤口，用后鼻孔填塞法以碘仿纱条填塞鼻腔和鼻咽部，缝合硬腭黏骨膜。

③硬腭径路裂开部分软腭鼻咽侧壁病变切除术：麻醉及切口同常规硬腭径路，患侧切口延伸至第三磨牙后，向下达舌腭弓，切开部分软腭及肌肉，暴露腭大孔，切断结扎或电凝腭大动、静脉。用骨剥离器分离并翻转硬腭黏骨膜达硬腭后缘。咬骨钳咬除部分硬腭水平板及犁骨后缘，切开鼻腔底部黏膜，为更好地暴露患侧鼻咽，可切开软腭背面黏膜及肌层，则鼻咽侧壁及肿瘤充分暴露，为了保证切除咽鼓管软骨部及附近肿瘤，应切除翼突内侧板，这一操作只能根据解剖部位用手触摸进行，用凿子凿除翼突内侧板，将肿瘤连同咽鼓管软骨用剪刀或咬钳去除，用电凝将鼻咽腔烧灼一遍，以消灭残余肿瘤细胞，冲洗伤口，用后鼻孔填塞法以碘仿纱条填塞鼻咽部，缝合软腭肌层及硬腭黏骨膜。

④下颌骨颈侧径路鼻咽癌旁间隙复发灶切除术：气管切开插管或口腔插管全身麻醉，下唇正中切开，沿下颌骨下缘下约一横指切开颈部软组织，在下颌角暴露并切断咬肌，用骨膜剥离器将软组织（包括皮肤、咬肌和腮腺）从下颌骨向上翻起，注意保留面神经功能，锯断并切除下颌骨升支，暴露颞下窝。如无口咽部侵犯，可不切开下唇，仅从颏下至下颌角切开入路。切除翼内外肌及翼板，进入鼻咽部，切除肿瘤。手术的关键是认清并保护好颈部大血管，如肿瘤较大，除切除鼻咽侧壁及咽旁间隙组织外，必要时可切除部分软腭、咽后壁软组织，甚至上颌骨后壁病灶，创面反复烧灼。术腔可用颞肌瓣、胸锁乳突肌瓣或解剖颌下腺，保留主干血管将腺体转至术腔修复；对切除口咽软组织的病例可用胸大肌肌皮瓣修复缺损的咽旁及软腭。碘仿纱条填塞咽部，分层缝合伤口，此术式特别适合颈部和鼻咽部同时复发者。

⑤上颌骨外翻进路：鼻咽癌咽旁间隙病灶切除术：口腔插管全身麻醉，采用 Weber-Ferguson-Longmire 切口，水平切口向外达颧弓，鼻侧切口深达骨膜，向下延伸正中切开上唇、硬腭至软、硬腭交界处，向外侧至上颌结节后方，整个术中面颊瓣仍附着于上颌骨前壁，分离切口并暴露一小条骨面，用振动锯将颧骨从上颌骨上锯断，向内在眶缘下锯开上颌骨前壁至锯断上颌骨额突，沿眶底经上颌窦锯断上颌骨后壁，保证眶底完整，此步眶下神经血管需切断，锯断上齿槽骨及硬腭，用板凿凿断上颌结节与翼突连接，此时上颌骨的骨连接全部断离，仍与咬肌和面颊瓣连接，向外侧翻转上颌骨，暴露鼻咽，整块切除鼻咽癌病灶。切除同侧下鼻甲，分离出黏膜，覆盖鼻咽创面，用 Foley 尿管充气的球部压迫固定所植黏膜。复位上颌骨，用小钛钢板及螺丝固定于颧骨和对侧上齿槽骨。缝合面部及腭部伤口，填塞鼻腔。置入术前备好的牙托，以更好地固定上颌骨，防止上颌骨移位，术后 6 周取出。

⑥经颞下窝鼻咽癌咽旁间隙复发灶切除术：气管切开插管或口腔插管全身麻醉，耳颞颈联合切口（"C"形切口），达骨膜，乳突骨膜瓣与皮瓣相连向前分离，横断外耳道并作盲囊封闭后继续向前分

离暴露面神经干及其额支,将额支拉向下方,暴露并切断颧弓,将颧弓暂时向下移置,使之附于咬肌上,用拉钩向下拉下颌骨的髁状突,扩大乳突根治,暴露颈内动脉(自破裂孔至中耳段),在棘孔外电凝并切断脑膜中动脉,在卵圆孔处切断下颌神经,暴露颞下窝结构(咽鼓管、翼内外肌、腭帆张肌和腭帆提肌),咽旁间隙肿瘤可整块切除,切除范围可达对侧鼻咽侧壁,颞肌瓣充填术腔,复位并固定颧弓,用腹壁脂肪填塞中耳乳突腔,放置负压吸引管,逐层缝合成瓣。鼻咽癌放射治疗后原发灶或颈部复发或残存病灶行挽救性手术治疗,术后5年生存率明显高于二程放射治疗者,但术后5年观察死亡者近一半死于全身转移。预防全身转移,进一步提高术后生存率是今后要研究的重要课题。目前,有学者正进行化学治疗预防全身性转移的研究,但尚无明确结论。

十、预后

鼻咽癌单纯放射治疗的5年生存率为50%~60%,5年累积局部复发率为20%~30%,5年累积远处转移率为20%~25%。T_3、T_4患者的5年累积局部复发率为42%,N_2、N_3患者的5年累积远处转移率为30%~45%。以诱导化学治疗、放射治疗、立体定位放射治疗、放射治疗后辅助化学治疗为主的分层综合治疗方案,统计后的鼻咽癌5年生存率Ⅰ期为90%~95%,Ⅱ期为75%~80%,Ⅲ期为61%,ⅣA期为35%。

第三节 咽部淋巴瘤

淋巴瘤是源于淋巴结或和结外部位淋巴组织的免疫细胞的恶性肿瘤,故也称恶性淋巴瘤。咽部淋巴瘤是原发于咽部的结外淋巴瘤,占全身淋巴瘤的9%左右。

恶性淋巴瘤可以分为霍奇金淋巴瘤或霍奇金病(Hodgkin lymphoma, HL, HD)与非霍奇金淋巴瘤(non Hodgkin Lymphoma, NHL)两大类。传统的网状细胞肉瘤、淋巴肉瘤及Burkitt淋巴瘤都属于非霍奇金病。咽部淋巴瘤组织学类型多为非霍奇金淋巴瘤(NHL)。恶性淋巴瘤男性多于女性,30~50岁多见,NHL发生率多于HL。

近年来证实,中线恶组(中线恶性组织细胞增生病,旧称恶性肉芽肿、坏死性肉芽肿或致死性中线肉芽肿)绝大多数为外周T细胞淋巴瘤,故又称中线T细胞淋巴瘤,是淋巴瘤的特殊类型。此病虽然比较罕见,但由于临床、病理较复杂,容易误诊为炎症或其他类型未分化癌,应引起重视。

一、病因

恶性淋巴瘤的病因及发病机制还未明确,一般认为多种因素相互作用产生,并不取决于某个单一因素。目前认为与遗传、病毒感染、免疫抑制、放射性物质等因素有关。

二、病理

恶性淋巴瘤组织来源为B细胞或T细胞。在NHL,淋巴结正常结构破坏完全消失,充满淋巴瘤细胞,NHL大多为B细胞。NHL病理分型比较复杂,按1982年提出的国际工作分类为:

(一)低度恶性

又分成:①小淋巴细胞性。②滤泡性小裂细胞为主型。③滤泡性、小裂和与大细胞混合型。

(二)中度恶性

又分成:①滤泡性大细胞为主型。②弥漫性小裂细胞型。③弥漫性大小细胞混合型。④弥漫性大细胞型、裂细胞型、无裂细胞型。

(三)高度恶性

又分成:①大细胞、免疫母细胞型。②淋巴母细胞型、曲核细胞型、非曲核细胞型。③小无裂细胞型、Burkitt淋巴瘤、滤泡性。

（四）杂类

复合型，组织细胞型，髓外浆细胞瘤。

（五）不能分类

其他。HL（或HD）的病理标志细胞为Reed-Stenberg（R-S细胞），又称"镜印细胞"或"鹰眼细胞"，其来源报道不一。

可按淋巴细胞多少分成4种类型：①淋巴细胞为主型。②结节硬化型。③混合细胞型。④淋巴细胞消减型。

三、临床表现

咽部淋巴瘤的临床表现并不典型。初期常表现为类似"感冒"的症状，如鼻塞、流涕、腭垂、咽痛、咽部不适、咽痛、恶臭等。邻近结构受侵症状，如耳鸣、耳痛、听力下降；声嘶、吞咽困难；头晕、头痛；头颈部包块、眼球突出、面部麻木等。

全身症状有淋巴结肿大、发热、盗汗、体重下降、乏力易倦等。

由于咽部淋巴瘤以NHL居多，NHL又易出现组织坏死溃疡。所以，病变组织的坏死和溃疡成为部分咽淋巴瘤的特征。

四、检查

为淋巴组织恶性肿瘤，多发生在咽淋巴环（Waldeyer ring，韦氏环，包括咽腭弓、舌腭弓、扁桃体、软腭、舌根部、鼻咽部、口咽部）周围组织。查体可见：咽和鼻腔黏膜充血、扁桃体肿大、分泌物增多、出血，逐渐发展可见咽部溃疡、鼻中隔坏死、腭垂坏死脱落甚至骨质破坏等。

局部病损以形成结节样或息肉样新生物为特征，可呈结节型或黏膜下隆起型，多见为菜花状，色苍白或紫红，表面湿润并可伴有坏死、溃疡。颈部可见无痛性肿块。

五、诊断

详细询问病史及体格检查。询问发热及盗汗情况，有无体重减轻及皮肤瘙痒等不适。

除耳鼻咽喉专科检查（尤其应注意扁桃体有无肿块）外，还要做细致的全身检查，尤其是前边淋巴结肿大情况，包括颌下、枕后、耳前、颈部、锁骨上、腋下、滑车上、髂窝、腹股沟、腘窝淋巴结。

（1）早期临床难鉴别，确诊依据组织病理学检查，需取咽部肿物送检。可用免疫组化方法确定淋巴瘤的组织类型。对于怀疑病例，应警惕本病可能，及时做组织活检。

（2）有意义的检查有血沉增快，血清铜锌比升高、乳酸脱氢酶升高等。

（3）影像学诊断，包括X线、CT、防渗性核素骨扫描等，可见异常组织密度影或异常信号，少数有骨质破坏，黏膜增厚影，骨质破坏与软组织肿块影不符；咽外组织受累时可见淋巴结肿大甚至骨髓淋巴瘤组织浸润影。

六、鉴别诊断

咽部淋巴瘤与咽部其他肿瘤的鉴别，主要根据淋巴瘤的原发部位与该部位其他肿瘤进行鉴别。鉴别的主要依据为组织病理学的结果，必要时须行免疫组化进行确诊。

（1）形态学方面，需与咽部其他肿瘤相鉴别，尤其是较易组织破坏和出血的肿瘤，如血管瘤、乳头状瘤等。

（2）组织学方面，需与癌、肉瘤、恶性黑色素瘤等鉴别。

七、治疗

依据病变种类、范围、分化程度确定治疗方案。

（一）放疗
放疗及化疗是目前治疗淋巴瘤的主要方法，早期放疗可获较好疗效。

（二）化疗
化疗一般采用联合化疗方案，早期亦可获得较好疗效。常用的早期化疗方案：为含多柔比星的 CHOP，BACOP，m-BACOP 等方案；肿瘤复发后的补救化疗方案有 HOAP-B，IMVP-16，DHAP 等。

（三）手术治疗
手术在淋巴瘤治疗中仅占次要地位，常用于切取组织做活检；按常规方法取活检不理想者，可行手术探查；原发病灶局限者，可手术切除配合放化疗。有资料表明手术、化疗和综合治疗的近期疗效相似，而远期疗效以放疗最佳，主张首选放疗，其次综合治疗，不主张单用手术或化疗。Aviles 等曾报道，韦氏环 NHL 综合治疗疗效优于单纯放疗或单纯化疗。

八、预后

原发于咽部的淋巴瘤预后比原发于淋巴结的淋巴瘤差。有报道原发于咽部的恶性淋巴瘤 5 年生存率约为 49.2%，其中 B 细胞型淋巴瘤 5 年生存率约为 75%，T 细胞型淋巴瘤 5 年生存率约为 12.5%，霍奇金病的 5 年生存率约为 55%，非霍奇金病约为 26%。

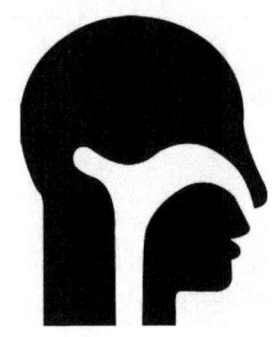

第九章 喉畸形、外伤、狭窄及异物

第一节 先天性喉畸形

一、喉蹼

(一) 概述

喉蹼为喉腔内有一先天性膜状物，大者可占喉腔之大部称为喉隔。先天性喉蹼的发生与喉发育异常有关，喉经历了喉的上皮增生，融合致喉腔关闭到封闭上皮溶解、吸收，喉腔重新建立的过程。若溶解、吸收过程受阻，则在喉膜内遗留一层上皮膜，为喉蹼。

(二) 临床表现及诊断

1. 临床表现

喉蹼较小者可无症状或出现哭声低哑，但无呼吸困难。喉蹼大者可出现：①先天性喉鸣，通常为吸气性或双重性。②呼吸困难，程度不等，吸气及呼气均有困难，夜间及运动时加剧。③声嘶或无哭声，哺乳困难。依其发生部位，临床工作中将其分为3型，即声门上型、声门型和声门下型，以声门型喉蹼最为常见。

2. 诊断

根据临床症状，行纤维或直接喉镜检查，诊断不难。

(三) 治疗

新生儿患喉蹼若发生窒息时，应立即在直接喉镜下将婴儿型硬式气管镜插入气管，吸出分泌物，给氧和人工呼吸，治疗效果颇佳，因此时喉蹼组织尚未完全纤维化，经气管镜扩张后多不再形成。择期治疗要在支撑喉镜下行喉蹼修整术，手术快捷安全，可立即解除喉梗阻和声嘶。考虑到婴幼儿的声门小，双侧声带喉蹼修整后，容易相互接触，再次粘连，目前，由于插管技术的提高及插管材料的进步，为防止双侧声带前联合的粘连，放置合适的气管插管24～48h，认为利可能大于弊。

二、喉囊肿

(一) 概述

在大约相当于喉室顶前中外处向上延展，形成一个盲袋，称之为喉小囊，是喉室附属部，开口于喉室。喉囊肿指发生于喉小囊的含气、含黏液或含脓囊肿。喉囊肿按其所在部位不同，可分为喉内、喉外和混合型3类。

（二）临床表现及诊断

1. 临床表现

①喉内型者常有语言不清，声嘶或失音，重者可出现吞咽困难，喉鸣和阻塞性呼吸困难，甚至窒息。间接喉镜下可见半侧喉突起，部位多在室带。囊肿大者可自会厌谷一直延及杓会厌襞，声带无法窥视，声门部分或完全阻塞，其表面黏膜光滑完整。②喉外型和混合型者，多在颈前三角区出现包块，触之呈囊性。气囊肿者，包块可以被压缩，穿刺有气体抽出，随之包块消失即可确诊。黏液囊肿或脓囊肿，穿刺时则可抽出黏液或脓液。

2. 诊断

值得注意的是，喉囊肿与喉癌同时存在见于报道，由于囊肿的阻挡，喉癌常被漏诊，这一点一定要引起注意。在诊断中，用喉部 CT 扫描不仅能显示囊肿的部位、大小和侵犯的范围，而且还能发现是否有喉癌的存在，因此该项技术在诊断喉癌中应给以足够的重视。

（三）治疗

主要是手术切除。喉内型尤其是混合型喉囊肿，经喉内途径包括喉裂开术在内，效果均不佳，故目前多主张经颈部径路完成手术。值得一提的是，术中一定要切除部分甲状软骨翼板，才能暴露囊肿根部，将囊肿完整摘除。

三、喉软化症

（一）概述

喉软化症是由于先天性喉软骨发育不良所致，因为喉部组织过度软弱，吸气时喉部向内塌陷，堵塞喉腔上口而发生喘鸣，以吸气时声门上组织脱垂至呼吸道产生吸气性喉喘鸣和上呼吸道梗阻为主要特点，是新生儿及儿童喉喘鸣的最常见的原因，以男性为主。

（二）临床表现及诊断

1. 临床表现

喉软化症的症状常在出生后出现，最常见的表现为喉喘鸣，多为高音调鸡鸣样的喘鸣声，也可为低音调的震颤声，一般只在吸气时发生重者呼气时也可发声。其典型临床表现是间断吸气性喘鸣，喂食、活动、激惹、哭闹或仰卧、上呼吸道感染后加重。梗阻的程度不同，喘鸣的程度、音调则不同。喂养困难是本病的第二大常见表现。患儿常出现咳嗽、窒息，气道梗阻使患儿易吞气，导致胃膨胀，从而出现食后呕吐及反流，主要发生于中重度喉软化症尤其是合并胃食管反流病（GERD）的患儿。长期的喂养困难可导致营养不良，体重下降及喂养后呕吐，严重的可出现生长发育停滞。本病的第三大常见症状为呼吸困难，表现为呼吸暂停、发绀及四凹征。而长期辅助呼吸肌如肋间肌和腹肌的使用可以导致剑突回缩，最终形成漏斗胸。此外，还可以出现肺心病等并发症，主要是由于慢性低氧血症导致红细胞增多症、血容量增加和血液黏滞度增加及慢性高碳酸血症可增加肺动脉血管阻力引起的肺动脉高压所致。肺心病如果未及时发现，可危及生命。

2. 诊断

喉软化症的诊断依赖典型病史及喉部检查，发现特征性的喉部解剖变异即可诊断。

（三）治疗

1. 保守治疗

喉软化症有自愈的倾向，经精心护理及加强喂养，约 75% 患儿的喘鸣可于 2 岁之前消失。合并有其他疾病的患儿，需同时治疗伴发疾病。抗反流治疗，如调整喂养方式、保持直立体位以及抗酸药物治疗已被证明对 GERD 相关性喉软化症有效。

2. 手术治疗

重度喉软化症（约占总体 10%）需要手术治疗。手术指征包括不能经口喂养、增重困难、生长发育停滞、神经精神发育迟缓、危及生命的呼吸道梗阻事件、肺动脉高压或肺心病、低氧血症或高碳酸血症等。

第九章 喉畸形、外伤、狭窄及异物

3. 气管切开术

1980年之前气管切开术一度为喉软化症的主要手术方式。但较易出现如感染、言语发展迟滞、气管狭窄等并发症，随着手术技术的发展，现多被声门上成形术所替代。气管切开术多在无法用声门上成形术等手术治疗的重症喉软化症或再次手术中使用。

4. 声门上成形术

声门上成形术常在支撑喉镜下进行，术前根据评估结果决定切除的区域，如切除杓会厌皱襞，过多的杓黏膜，切除楔形软骨，或将会厌舌面与舌根缝合（会厌固定术）；此外可修剪会厌外侧缘，缝合会厌。以上步骤可单独或联合进行。

第二节 喉外伤

一、概述

喉外伤（injury of larynx）可分为开放性和闭合性（包括喉内伤），前者因有伤口，易被人注意，后者如无明显骨折移位而易被忽视，有潜在生命危险。但如及时正确处理，不仅能够成功抢救患者，而且可以恢复的正常生理功能。如果处理不当，轻则引起喉瘢痕狭窄，重则危及患者生命。

二、闭合性损伤

闭合性喉外伤（closed laryngeal trauma）包括喉挫伤、软骨骨折及脱位，常见原因为外力打击、坚硬物挤压等。挫伤仅伤及软组织，骨折常发生于甲状软骨的中央部或上角处，老年人因软骨钙化更易发生骨折。脱位可发生于环甲关节或环杓关节。

（一）诊断

1. 病史采集

（1）是单纯的喉外伤还是全身复合伤。

（2）喉外伤为何物所致，力量大小如何？根据外伤的病因和受伤的力量有利于判断外伤的性质。

（3）局部疼痛情况，说话、吞咽和咳嗽加重；常伴有声嘶或失声；喉黏膜破裂则发生咳嗽及咯血情况，可发生进行性呼吸困难甚至窒息。

（4）呼吸困难和窒息的情况。

2. 体格检查

（1）一般情况：注意患者全身情况，包括意识、血压、脉搏，特别是呼吸情况。

（2）局部检查：

①挫伤时常见颈部肿胀或瘀斑，如软组织内出血及气肿，则颈部变得极为粗大。

②软骨骨折或移位，可出现甲状软骨上切迹或环状软骨弓消失，触诊有压痛和不明显的软骨摩擦音。喉部可能出现不正常的运动。

③间接喉镜检查可见黏膜下出血、黏膜破裂、喉内软组织变形或变位、喉腔狭窄和声带活动障碍。

（3）全身检查：

①特别注意有无进行性呼吸困难和喉梗阻的情况。

②可伴有发生皮下气肿、气胸和纵隔气肿。

③全身有无复合性损伤，特别是颈椎有无损伤。

3. 辅助检查

（1）喉镜检查：当呼吸道通畅时，纤维喉镜可快速了解外伤部位与程度，观察声带运动情况、气道的开放、有无喉内血肿与黏膜撕裂。尤其未排除颈椎损伤时，纤维喉镜检查特别有用，伴颈椎损伤者可用一种新的Bublard纤维喉镜检查，当上述检查不确定时可在全麻下行直接喉镜检查。如患者必须手术，术前可行直接喉镜、食管镜、气管镜检查以排除其他区域伴随的损伤。

（2）X线检查：可显示软骨骨折或脱位，以及喉狭窄的范围，了解有无胸部并发症。

（3）CT扫描：可以评价喉内肿胀、组织内血肿、喉软骨支架及环杓关节等情况。

（4）视频动态喉镜：其较高的放大倍数，较好照明和即刻的电视播放有助于评价杓状软骨或声带突的运动及位置方面的细小差异。

（5）用喉肌电图描述记录运动单位动作电位（Muaps）。有助于区分杓状软骨脱位引起声带固定及声带麻痹，声带固定不动常伴有Muaps的全部缺失。这种方法不需要局麻能较好地忍受，并有预后价值。

（二）分型

对闭合性喉外伤患者应根据其损伤严重程度进行分型。

1. Gold分型

Ⅰ型：轻微的喉内血肿，最小的气道损伤，无明显骨折；Ⅱ型：喉内血肿或水肿伴气道损伤，黏膜轻微撕裂但软骨未暴露，CT扫描显示非移位性骨折；Ⅲ型：大块喉内水肿伴气道堵塞，黏膜撕裂伴软骨暴露，声带固定；Ⅳ型：在Ⅲ型基础上，影像常诊断有2条以上骨折线；喉腔大块紊乱；Ⅴ型：喉气管分离。

2. 皇甫秀明分类

轻：无呼吸发音功能障碍；重：有轻度呼吸发音功能障碍或短时间内可导致喉水肿，术后可发生并发症者；危急：有明显呼吸发音障碍，伴喉气管挤压伤、环状软骨骨折、环杓关节脱位、甲状软骨缺损及合并邻近组织大出血，误吸等复合性外伤。

（三）治疗

处理原则：抢救生命放在首位，并尽可能恢复喉机能和防止并发症发生。其中最困难及最主要的问题是维持或恢复喉的生理功能，防止和减少喉狭窄。需要提醒的是要注意外伤后立即就诊时症状不明显，但2h后出现迟发型的呼吸困难。Schaefer提出闭合性喉外伤的处理原则：①用纤维喉镜及选择性CT扫描正确评价损伤范围。②及时使气道通畅，同时减少进一步喉损伤。③修复和喉骨折及撕裂黏膜技术标准化。④喉模的应用。

1. 药物治疗

微小喉内撕裂及单一的甲状软骨非转移性骨折的处理包括24h密切观察、床头抬高、噤声、吸入湿化空气、尽早使用类固醇药物、预防性使用抗生素。Klimek报道使用H_2受体阻断剂以防胃、食管反流。

2. 手术治疗

多主张在伤后24h内进行，对维持气道通畅和嗓音质量有重要意义。气管切开还是气管插管存在争论，目前倾向前者。高调的呼吸音可作为气管造口术的指征。巨大的黏膜撕裂，软骨暴露，明显移位骨折需切开探查。当喉前半部破坏（前联合破坏），软骨支架高度不稳定（复合骨折）。术中发现软骨骨折应予复位，并用钢丝固定，切忌摘除骨片，严格解剖复位，恢复功能。缺损的黏膜可以用梨状窝获得，会厌软骨膜也可以用皮肤移植，如颈前带蒂皮瓣。Shapshay报道一种不需要切开喉，内镜下应用CO_2激光焊接技术移植喉内大伤口的方法。手术后主要是Ⅳ型损伤时需要喉模2~4周，材料包括橡皮指套、硅胶管、聚硅酮水囊等。

（四）术后观察及处理

对喉部黏膜轻微挫伤、撕裂或小血肿形成，不影响呼吸者，可采用药物治疗，如抗生素、激素全身应用和局部雾化吸入、卧床休息等。而对黏膜水肿、血肿，喉软骨骨折合并皮下气肿及气胸者，虽然颈部无伤口，也应引起重视，必须在保守治疗的同时，随时做好气管切开的准备，以免出现迟发性喉梗阻而措手不及。同时气管切开术对喉外伤的治疗有以下优点：①解除或预防呼吸困难；②便于止血；③可防治皮下气肿及纵隔气肿；④缓解任何原因引起的压迫症；⑤便于清除吸入气管内的血液与分泌物；⑥便于给氧，防治休克；⑦减少下呼吸道继发感染；⑧如喉内出血严重，可在直接喉镜下，用纱布填塞喉腔止血；⑨可使喉部休息，防止剧咳引起缝合伤口裂开。因此，喉外伤后气管切开的护理非常重要。

（五）疗效判断及处理

疗效判定标准：①气道情况：分为良好：气道情况类似损伤前；一般：有轻度呛咳或活动后有呼吸困难；差：不能拔除气管套管。②嗓音情况：良好：嗓音类似损伤前；一般：有声嘶，但在可理解的语言标准内；差：耳语、失音或难理解的语言。③吞咽情况：根据患者主观判断进行评价。

闭合性喉外伤的研究方向是喉支架损伤的程度与嗓音的关系，而要切开复位和内固定，需要进一步工作来测量声带的位置和张力，声带正常移动波的变化。另外如何使外伤喉狭窄治疗后取得满意的效果也值得进一步探讨。

（六）出院随访

出院后定期复查，注意喉狭窄的发生。

三、开放性喉外伤

开放性喉外伤（open laryngeal trauma）是耳鼻咽喉科常见急症之一，多数患者病情危急，发展迅速，如果抢救、处理不及时，护理不得当，极易使患者遗留严重后遗症，甚至造成生命危险。常见的开放性喉外伤包括喉刺伤、切伤及贯通伤。喉刺伤伤口虽小但损伤较深，大多并发皮下气肿及咯血，若未伤及附近器官或并发感染，伤口容易愈合。喉切伤多见于刎颈者，以横切口多见，切伤后常因颈阔肌及颈前肌的收缩使伤口扩大。喉贯通伤多发生于战时，损失范围广泛，常伴有颈部大血管、颈椎、颈段气管或食道的损伤。

（一）诊断

1. 病史采集

（1）了解损伤的范围和评估损伤的程度。

（2）全身情况的评估。

（3）是否合并有其他器官的损伤。

2. 体格检查

（1）一般情况：首先注意患者的呼吸、脉搏、血压等情况，了解患者是否出现休克症状。

（2）局部检查：

①严重的咽喉开放性外伤可见唾液从伤口流出。

②检查伤口前要准备良好的照明设备和必要的抢救止血器械，通过伤口常可见咽壁及喉内组织以及血管和神经束。

③不能贸然取出伤口内的凝血块或异物，不宜用探针探查伤口，以免引起大出血。

④对局部大动脉损伤，往往在现场已经死亡，能来到医院者多已经停止出血，处于渗血状态，可根据外伤的部位、失血性休克或搏动性血肿做出诊断。

⑤大静脉外伤常在颈部及胸部早期出现瘀斑。

（二）治疗

治疗原则：喉外伤的急救应首先处理出血、呼吸困难及休克三大危急情况，并随时准备实施气管切开。严密观察生命体征，维持血压，对于失血较多的患者遵医嘱给止血药，活动性出血的患者，一方面采取有效的止血措施，做好术前准备，一方面大剂量补充各种液体、全血、代血浆等，可从多条静脉通道给入，并严密观察脉搏、血压的变化，血压不稳定者可每 0.5~1h 测血压一次，有条件者可给予心电监护，及早发现休克征象，及时做好抗休克处理。

1. 出血处理

喉外伤大出血有原发和继发两种，其危险性如下：①出血急量大，立刻引起失血性休克。②伤口与喉腔相通，可致窒息，或易发生感染，引起败血症。③有引起大脑缺氧和气栓的可能性。

（1）急救时，仔细检查伤口，寻找出血点，用止血钳止血，如出血点位置很深，不易发现，可用纱布在喉气管两侧填塞止血。有条件要进行即时的输血，如喉气管有穿通伤，应暴露伤口，用吸引器清除其中血块及喉气管内的血液，保证呼吸道通畅，必要时，可暂时由切口插入气管套管，作为急救措施，但不可超过 6 h，否则易引起软骨膜炎，以致软骨坏死，导致日后喉狭窄的恶果。故应在 6 h 内作常规气管切开术，并拔除原伤口插入的气管套管。已穿通喉腔的伤口，切忌用敷料掩盖，外加绷带包扎，这样会引起窒息死亡。此类伤口，以暴露为宜，可轻盖一单层湿纱布，以防污物进入。

（2）在无止血和输血条件下，不可贸然取出填塞物，以免发生再次大出血。在大量抗生素控制下，填塞物可留置一周，填塞止血后，有可能再度出血，应有思想和物质上的准备。

（3）出血剧烈者，在用手压迫止血的同时进行颈部血管探查术指压不能过重，以不阻断其搏动为度。颈内静脉破裂时有发生气栓之虞，在压迫同时扩大切口，于近心端予以结扎。动脉破裂可用丝线缝合，必要时尚须行血管吻合术。结扎颈内或颈总动脉死亡和偏瘫发生率较高。

2. 呼吸困难或窒息的处理

（1）取出喉部异物，吸出分泌物和血液，保持呼吸道通畅，密切观察呼吸情况，给氧气吸入，患者如无休克征象，则保持患者高枕位，颈部舒展，不可使颈部过度后仰或前曲，以防造成已受伤的喉或气管断裂或损伤加重。

（2）急救时首先使呼吸道通畅，可就地取材，迅速经伤口插入气管导管，吸净气道内的凝血块和分泌物，然后做正规的气管切开，这样可赢得宝贵的抢救时间，提高抢救的成功率。

（3）可先行环甲膜穿刺或切开，待病情稳定后再行气管切开术。

（4）气管切开术根据患者的情况考虑是否做气管切开术，但需要运送的患者应实施。气管切开术对喉外伤的治疗有以下优点：①解除或预防呼吸困难；②便于止血；③可防治皮下气肿及纵隔气肿；④缓解任何原因引起的压迫症；⑤便于清除吸入气管内的血液与分泌物；⑥便于给氧，防治休克；⑦减少下呼吸道继发感染。

（5）合并有气胸或纵隔气肿者应请胸外科协助处理。

3. 休克的处理

如患者出现烦躁不安、脉搏增快、呼吸急促、皮肤苍白、手足湿冷、出汗等休克早期表现，应立即放置静脉导管，须尽快从静脉输入高渗葡萄糖、低分子右旋糖酐、全血，补充血容量；处理伤口和止血；做好保暖，给氧。同时使用止血和多巴胺等血管活性药。加强对生命体征、尿量及中心静脉压的监测，以指导补液和观察疗效。

4. 抗生素、抗毒素治疗

给足量抗生素外，更需作皮肤敏感试验后注射破伤风抗毒素 1 500～3 000 IU 以及必要的止血药。

5. 放置鼻胃管

喉部外伤多伴有喉咽部损伤，甚至可伤及食道，为保护创面，减轻患者的吞咽痛，补充营养，需较长时间放置鼻胃管，故应保持鼻胃管的通畅、固定，避免反复插鼻胃管而损伤咽部及食道黏膜；早期放置鼻胃管，保证充分的营养，尚可避免发生咽喉或食管瘢痕性狭窄的作用。

6. 伤口的初期处理

（1）对咽喉浅表损伤，伤口小并且无感染者，用生理盐水或双氧水冲洗后，清创并初期缝合，放置引流条，1～2 d 后抽出。

（2）对有感染可疑病例，则应切除失活组织，使深部组织充分暴露，5～7 d 后再行延期缝合。

（3）对咽喉本身外伤的处理，不宜随意进行清创术。在保证呼吸道通畅的情况下，咽部切伤，如伤及舌骨、舌肌，发生舌下垂者，应将舌拉出，予以固定，然后用可吸收线缝合黏膜。对喉部切伤，应尽可能保留喉软骨，并按解剖学关系分层对位缝合，必要时喉内放置橡皮管或塑料膜，以防止狭窄。会厌软骨断裂者，须修整对位缝合。缝合甲状软骨伤口时，宜用褥式缝合法。喉组织缺损过多，不要强行缝合，可在实施气管切开后，用消毒的凡士林填塞喉腔，注意将纱布缝合于皮外固定，以免坠入呼吸道，在有条件的情况下再做进一步的处理。

（4）颈部的伤口不可环形包扎，以免发生喉水肿或加重脑水肿及脑缺氧。必要时可将健侧上肢高举过头作为支架，再用绷带将健侧上肢连同伤侧敷料一起包扎。

第九章 喉畸形、外伤、狭窄及异物

7. 异物的处理

表浅的异物可于手术中取出,有条件可 X 线拍片,以判断异物的位置。如 X 线透视下发现异物随着颈动脉搏动者,说明异物在颈动脉附近。对子弹和弹片的取出,应考虑异物的部位和引起组织的反应,同时还要考虑手术的危险性和复杂性。

(三)并发症

局部感染、皮下气肿、纵隔气肿、吸入性肺炎、气管瘘、气管食管瘘、喉麻痹和喉狭窄等。

(四)术后观察及处理

1. 注意呼吸,保持呼吸道通畅

密切观察呼吸情况,给氧气吸入,患者如无休克征象,则保持患者高枕位,颈部舒展,不可使颈部过度后仰或前屈,以防造成已受伤的喉或气管断裂或损伤加重。已行气管切开的患者,注意保持气管套管的通畅,及时吸出套管内的分泌物。常规应用生理盐水 50 mL 加 α-糜蛋白酶 2 万 U 超声雾化吸入或术后微量泵持续气管内滴药,以稀释呼吸道内的分泌物,防止细菌感染。注意患者气管切口周围有无皮下气肿及皮下气肿是否增大,如有增大,则应将局部消毒后用无菌注射器抽出气体,然后用无菌敷料包扎,防止气肿压迫气管及胸部引起呼吸困难。如患者气管套管通畅,无分泌物堵塞,而呼吸困难愈来愈严重,则应注意可能有纵隔气肿发生。对于闭合性喉外伤行保守治疗的患者,注意颈部有无肿胀及肿胀是否继续加重,防止因颈部软组织损伤、内出血等压迫喉、气管,引起呼吸困难。对喉外伤患者,禁用吗啡、哌替啶、可待因、阿托品等抑制咳嗽及分泌的药物,应给予祛痰药如氯化铵合剂,以利于下呼吸道分泌物的排出,预防并发肺炎,如情况良好,一般于术后 1 周考虑拔管。

2. 密观察生命体征,维持血压

对于失血较多的患者遵医嘱给止血药,活动性出血的患者,一方面采取有效的止血措施,做好术前准备,一方面大剂量补充各种液体、全血、代血浆等,可从多条静脉通道给入,并严密观察脉搏、血压的变化,血压不稳定者可每 0.5～1 h 测血压一次,有条件者可给予心电监护,及早发现休克征象,及时做好抗休克处理。

3. 管道处理

根据喉外伤的部位、程度等不同,患者往往需要置"T"管、胃管、气管套管等,必须做好各种管道的护理。如置"T"管是支撑喉软骨、防止喉狭窄的关键,因此应保持其位置固定,切勿拉脱、移位;喉部外伤多伴有喉咽部损伤,甚至可伤及食道,为保护创面,减轻患者的吞咽痛,补充营养,需较长时间放置鼻胃管,故应保持鼻胃管的通畅、固定,避免反复插鼻胃管而损伤咽部及食道黏膜;气管切开是喉外伤最常见的抢救措施,保持气管套管通畅是维持呼吸的保证,应注意观察套管系带的松紧是否得当、位置有无错动,管腔有无堵塞,特别是对烦躁不安、精神错乱、幼儿等,要防止抓脱套管,必要时可给予适当的约束。

4. 伤口观察

每日检查伤口,如发现伤口红肿、化脓或气肿,须拆除部分皮肤缝线,以利脓液或气体排出。给予红外线照射局部,或超短波理疗,对伤口有消炎和促进愈合效果。为防止伤口再次裂开,在伤口未完全愈合前不宜行直接喉镜检查,可用间接喉镜或纤维喉镜来观察喉内情况,以防加重喉黏膜、软骨损伤。

5. 备好各种急救器械

喉外伤患者床头应常规备有给氧装置、吸引器、血管钳、气管切开包、照明灯等,以防气管阻塞、脱出或窒息时急用。

6. 心理护理

喉外伤后,患者发声功能受到影响,多数患者因不能正常表达自己的感受而表现为烦躁、易怒。因此,护理此类患者应耐心、细致,为患者准备好笔、纸,嘱患者用手势或文字表达自己的意愿。另外,部分喉外伤患者为自伤(刎颈等),应多注意患者的思想状态,多与患者交流和沟通,做好家属的思想工作,动员社会的力量,帮助患者正确面对人生,珍爱生命,勇敢地迎接各种挑战。

第三节 喉狭窄

一、概述

喉狭窄（laryngeal stenosis）系由各种原因所引起的喉部瘢痕组织形成，以致喉腔变窄，影响呼吸和发声功能。

二、临床表现及诊断

1. 诊断要点

喉狭窄的诊断主要是了解狭窄的部位与性质。颈侧位 X 射线摄片是最基本的方法，可了解喉结构、气道狭小的情况。通过间接喉镜、直接喉镜或纤维喉镜检查，可了解喉狭窄的具体部位、形状与程度，但无论何种喉镜检查都有可能加重喉狭窄而引起更明显的呼吸困难，所以，对未做气管切开的患者有一定危险性，要密切注意观察。CT 已被广泛应用，它能极好地分辨气体组织界面，但在准确地评估狭窄的长度与形状方面较为困难。喉气管体层摄影能较好地显示狭窄的长度、直径与大小。MRI 结合了上述两者的优点。

2. 临床评估

喉狭窄的患者常有其他呼吸道阻塞性病变，所以一个完整的评估需包括对整个喉气管气道的估计。Me-Caffrey（1992 年）总结评估包括以下 4 个参数。①部位：分声门上、声门、声门下或联合性狭窄；②形状：分完全或不完全环状狭窄，薄蹼状或长条状狭窄；③性质：分成熟的、硬的瘢痕，软的、新生的瘢痕或肉芽组织，缺乏软骨支撑的塌陷部分，牢固而弯曲的软骨结构；④狭窄严重程度的分级：Ⅰ级 < 70%，Ⅱ级 70% ~ 90%，Ⅲ级 > 90%，但可以看到管腔，Ⅳ级为完全阻塞。对狭窄的评估相当重要，可以指导采用何种治疗方法，并可以此为依据对各种治疗方法进行比较。上述 4 个参数中，以狭窄的部位和狭窄的直径对手术治疗的效果最具决定性意义。

三、治疗

喉狭窄的病情复杂各异，必须选择最合适的治疗方法，应根据病变的性质、范围、狭窄的长度以及术中所见选择合适的处理方法及术式。

1. 探条扩张术

比较陈旧，由于其不能解决瘢痕问题，所以效果较差，患者最终还是需要行开放性手术来松解或切除瘢痕组织。目前国内外已基本淘汰了这种手术方法。

2. 喉内激光手术

多在内窥镜下进行，对狭窄部位进行气化和扩张。激光的种类主要有 CO_2 激光、Nd-YAG 激光、KTP 激光等。CO_2 激光很精确，并且与气道内所发生的大多数损伤组织之间的相互作用相当理想，可作为黏膜切割用，但凝固作用较差。喉内激光手术有其限制性。

3. 喉气管成形术

对环状的瘢痕性狭窄，缺少软骨支撑的，长度超过 1 cm 或累及气管隆凸的狭窄，最好采用开放性外科手术。开放性手术能提供很好的手术视野，有利于解决广泛的狭窄，手术包括 2 种类型：①扩大狭窄部位的周缘以开放狭窄。②切除气道的狭窄部位。

第九章 喉畸形、外伤、狭窄及异物

第四节 喉异物

一、概述

喉异物指异物卡于喉部声门区,是一种非常危险的情况,可以引起喉梗阻致窒息死亡。多发生于学龄以前的儿童、学龄儿童,成人患者多见于老年人。

儿童因玩耍时将异物放入口中,于哭喊时吸入异物所致。经常是由于跌倒和其他人扭斗等原因,神经精神病患者、昏迷患者、醉酒等原因使喉部保护性反射活动丧失,也是产生异物的一部分原因。

二、临床表现及诊断

1. 临床表现

(1) 咳嗽:病前玩耍正常的小孩,突然发生阵发性呛咳。由于异物的活塞作用(上下移动时可拍击声门,可引起反射性咳嗽),当其嵌留于喉内某一部位后,咳嗽可随之得到改善。

(2) 呼吸困难:一般取决于两方面的因素:第一看异物所在部位管道的粗细;第二看异物的大小及位置。特别当异物卡入声门时,可引起呼吸困难或窒息,脱离后呼吸困难随即缓解。

(3) 嗓音破坏:有时凭借听到患儿嗓音改变的特点,即可明确诊断。如异物卡在声门,则有声嘶或完全失音,且呈犬吠样咳嗽;卡于声门下,可以使嗓音接近正常。

(4) 咯血:由尖锐异物损伤喉膜所致。异物长期停留,刺激局部组织,使其产生炎性变化而产生肉芽组织增生,也经常咯血。

一般异物较大者可阻塞喉部,可致呼吸困难、发绀,甚至窒息。较小异物常有声嘶、咳嗽、咯血、呼吸困难、喘鸣和疼痛感。

2. 诊断

X 射线透视、摄片、CT,对诊断异物有很大参考价值,有条件的单位不应放弃这一方法。金属性异物,通过 X 射线透视能发现所在部位,并立刻可以得出定位诊断。塑料物质、植物性异物等物质,透视下无法显影,确定诊断就必须收集详细病史。

三、治疗

1. 确诊异物后,要及时地取出异物

经诊断后应立即行直接喉镜检查,有异物则下异物钳取出。如就诊时已有呼吸困难,可先做气管切开术缓解喉梗阻,然后再下喉镜取异物。身边准备好气管切开包、氧气、各种急救用品(如麻醉喉镜、各种型号的气管插管和气管套管,负压吸引器、人工呼吸机、强心升压和中枢兴奋药物等)。

2. 现场急救及自救

当患者病情较危重时往往需要现场急救及自救,可酌情采取以下方法:①患者站时,术者应于患者身后,两臂绕至患者腰前抱紧,一手握拳以拇指顶住患者腹部,可略高于脐上、肋缘下,另一手与握拳的手紧握,并以突然的快速向上冲力,向患者腹部加压(必要时可反复数次),异物可从喉喷向口腔,冲出体外(注意勿挤压胸部);②患者坐位时,术者可在椅子后面取站立或跪姿,施用上述手法;③患者卧位时,先将其翻至仰卧位,然后术者跪姿跨于患者两胯处,以一手置于另一手之上,下面手的掌根部按于患者腹部(脐上胸肋缘下),以快速向上冲力挤压患者腹部;④患者自救时,以自己握拳的拇指侧置于腹部,另一手紧握这只手,同样快速向上冲压腹部,将异物喷向口腔而排出体外。

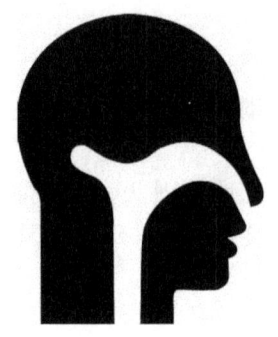

第十章 喉部炎性疾病

第一节 急性喉炎

急性喉炎是病毒和细菌感染所致的喉黏膜急性炎症，常为急性上呼吸道感染的一部分，占耳鼻喉科疾病的 1% ～ 2%。此病常继发于急性鼻炎及急性咽炎。男性发病率较高。发生于儿童则病情较严重。此病多发于冬春二季。根据其起病较急，卒然声嘶失声的特点，属于中医"急喉喑""暴喑""卒喑"等症的范畴。

一、病因

现代医学认为本病发病主要与以下因素有关：①感染：多发于感冒后，先有病毒入侵，继发细菌感染。常见细菌有乙型流行性感冒杆菌、金黄色葡萄球菌、溶血性链球菌、肺炎链球菌、奈瑟卡他球菌等。②职业因素：过多吸入生产性粉尘，有害气体（如氯、氨、硫酸、硝酸、一氧化氮、二氧化硫、毒气、烟熏）等。使用嗓音较多的教师、演员、售票员等，如发声不当或用声过度，发病率较高。③外伤异物、检查器械等损伤喉部黏膜，剧烈咳嗽和呕吐等，均可继发本病。④烟酒过多、受凉、疲劳致机体抵抗力降低时，易诱发本病。此外，本病也常为麻疹、百日咳、流感、猩红热等急性传染病的并发症。

二、病理

初期为喉黏膜血管充血，有多形核白细胞及淋巴细胞浸润，组织内渗出液积聚形成水肿。晚期由于炎症继续发展，渗出液可变成脓性分泌物或结成伪膜。上皮有损伤和脱落，也可形成溃疡。若未得到及时治疗，则有圆形细胞浸润，逐渐形成纤维样变性，成为永久性病变，且其范围不仅限于黏膜层，也能侵及喉内肌层。

三、临床表现与诊断

（一）症状

急性喉炎多继发于上呼吸道感染，也可为急性鼻炎或急性咽炎的下行感染，故多有鼻部及咽部的炎性症状。起病时有发热、畏寒及全身不适等。

1. 声嘶

声嘶是急性喉炎的主要症状，轻者发音时音质失去圆润、清亮，音调变低、变粗，重者发音嘶哑，严重者只能耳语，甚至完全失声。

2. 喉痛

患者喉部发痒不适、干燥、灼热、异物感，喉部及气管前有疼痛，发声时喉痛加重，但不妨碍吞咽。

3. 咳嗽多痰

因喉黏膜炎症时分泌物增多，常有咳嗽，初起干咳无痰，至晚期则有黏脓性分泌物，因较稠厚，常不易咳出，黏附于声带表面而加重声嘶。

（二）体征

喉镜检查可见喉部黏膜急性弥漫性充血肿胀，声带呈粉红或深红，间或可见有点状或条状出血，其上可有黏稠分泌物附着。声带边缘肿胀，发音时声带闭合不全，声门下黏膜亦可充血肿胀，鼻及咽部黏膜亦常有急性充血表现。

根据患者症状结合喉镜所见，诊断不难。但诊断时须注意与特异性感染如梅毒、喉结核、喉白喉、喉异物及恶性肿瘤初起相鉴别。

四、治疗

（一）西医治疗

原则是禁声休息，可使用抗生素控制感染。禁烟酒及祛除致病因素。

1. 抗生素治疗

可选用如青霉素类、红霉素、头孢拉啶等以控制感染。声带红肿显著者加用类固醇激素，如泼尼松或地塞米松等。

2. 局部治疗

可将10%的薄荷酒精加入蒸汽吸入器中，进行喉蒸汽吸入，或将糜蛋白酶、庆大霉素、地塞米松、蒸馏水加至适量，行喉部超声雾化吸入。

（二）其他中医治疗

1. 蒸汽或雾化吸入

风热者，用野菊花、金银花、薄荷、蝉衣水煎，行蒸汽吸入。或用鱼腥草注射液加生理盐水以超声雾化吸入。风寒者，用苏叶、佩兰、藿香、葱白适量，水煎，行蒸汽吸入。

2. 针刺

取合谷（手阳明所过为原，主治喉痹、喉喑等症）、尺泽（手太阴所入为合，肺实泻之，主治喉痹）、天突（主治喉痹、咽喉暴喑等症），用泻法，以泻肺利喉开音。

3. 耳针

以神门、咽喉、肺为主穴，耳屏下部外侧缘为配穴，每次取穴2～3穴，针刺留针15～20 min。

五、预防与调护

由于急性喉炎的发病与各种因素有关，因而要增强身体抗病能力，避免各种致病因素对身体的侵袭，注意饮食调理，勿过食辛辣厚味，戒除烟酒等不良嗜好。勿滥用嗓音，注意声带的休息，并采用正确的发声方法。

六、预后与转归

急性喉炎预后良好。但若治疗不当，可以转变为慢性，缠绵难愈，甚而形成声带小结或息肉。体质虚弱或过敏者，邪毒易于壅盛而发展为急喉风，故临证应注意。

第二节 小儿急性喉炎

小儿急性喉炎是小儿以声门区为主的喉黏膜的急性炎症，多在冬春季发病，常见于6个月~3岁的婴幼儿。由于小儿喉部的解剖特殊，如喉腔狭小，喉软骨柔软，会厌软骨舌面、杓状软骨、杓状会厌襞、室带和声门下区黏膜下组织松弛，黏膜淋巴管丰富，故发炎后易肿胀发生喉阻塞。小儿咳嗽功能不强，不易排出喉部及下呼吸道分泌物，更使呼吸困难加重。因此，小儿急性喉炎的病情常较成人严重，若不及时诊治，可危及生命。根据其发病急、发展快、病情重的特点，本病属于中医学"急喉风"的范畴。

一、病因

现代医学认为本病的病因同成人急性喉炎，可同时或继发于急性鼻炎、咽炎、气管支气管炎之后，亦可与麻疹、流行性感冒、水痘、腮腺炎、百日咳或猩红热等急性传染病并发。大多数由副流感病毒、腺病毒、麻疹病毒引起，继发感染的细菌为金黄色葡萄球菌、乙型链球菌、肺炎链球菌等。小儿营养不良、抵抗力低下、变应性体质及腺样体肥大、慢性鼻炎、鼻旁窦炎、扁桃体炎易诱发本病。

二、病理

主要为喉黏膜充血、水肿，有多形核白细胞浸润，病理改变主要以声门下区为甚，炎症向下发展可延及气管。声门下肿胀区的黏膜表面可形成较薄的点状假膜，拭去后见有渗血点，重者黏膜下有蜂窝组织炎性、脓肿性或坏死性病变。

三、临床表现与诊断

（一）症状

起病较急，多有发热、声嘶、咳嗽等上呼吸道感染症状。初起以喉痉挛为主，声嘶多不严重，哭闹时有喘声，继而炎症侵及声门下区，则成"空""空"样咳嗽声，夜间症状加重。病情较重者可出现吸气性喉喘鸣，吸气期呼吸困难，胸骨上窝、锁骨上窝、肋间及上腹部软组织吸气期内陷等喉阻塞症状。严重患儿口鼻周围发绀或苍白，指趾发绀，有不同程度的烦躁不安，出汗。如不及时治疗，则面色苍白，呼吸无力，循环、呼吸衰竭，昏迷，抽搐，甚至死亡。

（二）体征

喉镜检查可见喉黏膜充血、肿胀，声带亦充血呈红色，上有扩张血管，声门常附有黏脓性分泌物，声门下黏膜肿胀向中间突出而成一狭窄腔。

（三）实验室和其他辅助检查

对较大能配合的儿童可行间接喉镜或纤维喉镜检查。直接喉镜检查须特别慎重，以防诱发喉痉挛。血氧饱和度监测对诊断亦有帮助。

（四）鉴别诊断

临床上根据其特有症状，如声嘶、喉喘鸣，"空空"样咳嗽声，吸气性呼吸困难，诊断多无困难。必要时可行喉镜检查。但应注意与以下疾病相鉴别：

1. 呼吸道异物

多有异物史，呛咳，呼吸有痰鸣，吸气期呼吸困难等症。颈侧位X线片对不透X线的异物，可明确诊断。其喉部一般无炎症表现。

2. 喉白喉

起病较缓，常有全身中毒症状。咽喉检查可见片状灰白色白膜。涂片和培养可找到白喉杆菌。

3. 喉痉挛

常见于较小婴儿。吸气期喉喘鸣，声调尖而细，发作时间较短，症状可骤然消失。无声嘶。

四、治疗

急性喉炎为急症、重症,可发生喉梗阻而有窒息,危及生命之虞。发病初期可行中医治疗,若病情发展,呼吸困难严重,应立即配合西医治疗。

(一)西医治疗

一般治疗与成人急性喉炎相同。本病治疗的关键是解除喉阻塞,故须立即使用抗生素,静脉注入肾上腺皮质激素以控制炎症及消除喉水肿,可大大减少气管切开术的必要性。呼吸急促者应给予氧气吸入。

1. 抗生素和肾上腺皮质激素治疗

抗生素和肾上腺皮质激素治疗要及早使用足量、有效的抗生素控制感染,给药途径以静脉滴注为宜。氨苄青霉素,儿童50~100 mg/(kg·d),分2次静脉滴注;或用头孢呋辛钠(西力欣),儿童新生儿30~100 mL/(kg·d),分2~3次静脉滴注。以上疗程2~3 d。肾上腺皮质激素能抑制炎症反应,减轻血管和结缔组织的渗透作用,使血管张力增强,减轻喉水肿的发生和加剧。对出现吸入性呼吸困难者可首先静脉推注地塞米松2 mg,然后继续静脉滴注地塞米松0.2 mg/(kg·d),维持24~48 h减量或停药。短时间内大剂量激素配合足量抗生素,15~60 min后呼吸困难可明显缓解。

2. 局部治疗

超声雾化吸入可增加呼吸道湿度,液化黏稠的分泌物,促进呼吸道黏膜水肿的消退,并吸入治疗药物。可用庆大霉素4万U,糜蛋白酶4 000 U,地塞米松2 mg联药物雾化吸入。或可将三联药物加入玻璃雾化吸入器中,通过中流量水氧雾化吸入。

3. 支持疗法

治疗中要保证足够的入液量和营养,注意水、电解质平衡,保护心脏功能,避免发生急性心力衰竭。

4. 镇静疗法

适量的镇静药物可减低患儿的恐惧和烦躁,增加有效呼吸和降低氧耗量。可口服苯海拉明每次0.5~1 mg/kg,每天3次;或水合氯醛1 mL/(岁·次),每天2~3次。

5. 气管切开术

对严密观察下使用足量抗生素和激素等综合方法治疗,若经2~4 h病情无缓解,出现进行性呼吸道梗阻者,应尽早行气管切开术,以挽救生命。婴幼儿气管切开术最好在先插入支气管镜和高频给氧下进行,以减少手术并发症的发生。

(二)其他中医治疗

1. 擒拿法

有疏通经络,减轻症状作用。

2. 提刮法

有透热祛邪,疏通脉络作用。

五、预防与调护

小儿急性喉炎常因感冒受凉等诱因而诱发,其发病常继发于急性鼻炎、咽炎、气管和支气管炎之后,故本病的预防应注意流感、麻疹等传染病及鼻腔、咽部、气管和支气管的急性炎症,并积极治疗鼻炎、咽炎、气管和支气管炎等疾病。

六、预防与转归

小儿急性喉炎是急性喉炎中较危急的病证,若处理不当,可有危及生命之虞,故治疗上应予以足够的重视。若治疗及时得当,一般预后较好。

第三节 急性会厌炎

急性会厌炎是由细菌或病毒引起急性会厌感染。亦称急性声门上喉炎。主要表现为会厌黏膜水肿、充血，重者可形成脓肿或溃疡；有时发病甚急，短时间内发生窒息，如不及时治疗，可危及生命。此病全年都可以发生，但以秋天多见；成人儿童都可发生。本病属于中医学"急喉风""紧喉风"或"缠喉风"的范畴。

一、病因

现代医学认为本病的发生与病毒、细菌或细菌病毒联合感染有关。多数学者倾向于病毒性原发感染和细菌性续发感染的理论。细菌感染多由乙型流行性感冒杆菌致病，也可为链球菌、葡萄球菌、肺炎链球菌、卡他球菌混合感染。亦有人认为以局部的变态反应为基础，会厌易受吞咽食物的摩擦创伤，因而容易引起继发感染而骤然发病。受凉、过劳、咽外伤、吸入热气或化学药品、会厌囊肿或新生物继发感染、邻近组织的急性感染等，可能为其诱因。

二、病理

炎症始发于会厌，渐延及杓状软骨、喉室带。声带及声门下区则少有侵及者。因会厌的静脉血流均通过会厌根部，故会厌根部如受到炎性浸润的压迫，使静脉回流受阻，会厌将迅速发生剧烈水肿，且不易消退。会厌软骨舌面黏膜下组织疏松，因此该处肿胀最明显，会厌部可增厚至正常五六倍左右，黏膜充血水肿，并有白细胞浸润。炎症剧烈者局部可形成水肿。

三、临床表现与诊断

对急性喉痛、吞咽时疼痛加重，口咽部检查无特殊病变，或口咽部虽有炎症但不足以解释其症状者，应考虑到急性会厌炎，并做间接喉镜检查。

（一）症状

1. 局部症状

突然咽痛，吞咽时咽痛更甚，吞咽困难和呼吸困难，说话语言含糊不清，犹如口中含物，但无声嘶。

2. 全身症状

多有发热、畏寒、体温可高达40℃，儿童及老年患者，症状多较严重。病情进展迅速，甚至很快衰竭，四肢发凉，面色苍白，脉细弱，血压下降，发生昏厥休克。

（二）体征

患者呈急性病容，常有呼吸困难表现。唾液不能下咽，多向外溢。咽部检查可无病变。间接喉镜下见会厌明显充血、水肿，或水肿如球状，多以一侧为重。有时可伴有溃疡，如已形成会厌脓肿，则见局部隆起，其上有黄色脓点。炎症累及构会厌襞和杓状软骨，可见该处充血、肿胀，加上会厌肿胀不能上举，往往不易窥清声带。双颌下淋巴结肿大并有压痛。

（三）实验室和其他检查

（1）为细菌感染，血常规检查血白细胞计数总数升高，核左移。

（2）喉部侧位X线片或CT扫描检查可见肿大的会厌和喉腔变窄，有一定诊断价值。

（3）自咽部或会厌部做拭子细菌培养及血培养检查可为阳性，其药物敏感试验可指导用药。

（四）鉴别诊断

临床上需要与以下疾病鉴别。

1. 喉水肿

由于某种刺激而至喉水肿，可见声音嘶哑，呼吸困难。但咽喉疼痛，全身症状较轻。

2. 儿童急性喉炎

发热、呼吸困难、声音嘶哑、"空空"样咳嗽，喉部检查会厌正常。

3. 喉白喉

发病缓慢，体温不高，全身症状重。喉假膜涂片或培养可发现白喉杆菌。

急性会厌炎病情严重发展迅速者，可引起急性喉梗阻，危及生命。

四、治疗

急性会厌炎较危险，可迅速发生急性喉梗死，应密切观察和治疗，必要时行气管切开或气管插管。治疗以抗感染及保持呼吸道通畅为原则。

1. 一般治疗

密切观察呼吸及支持疗法。保持患者安静，吸入氧气，补充液体，注意口腔清洁。

2. 药物治疗

静脉滴注有效足量的抗生素。如青霉素类、头孢菌素类静脉滴注，应用糖皮质激素静脉滴注，如地塞米松。

3. 局部治疗

目的是保持气道湿润，稀化痰液及抗炎消肿。常用药物组合有：庆大霉素 8 万 U，地塞米松 2 mg，加生理盐水 10 mL，或再加糜蛋白酶 4 000 U，用喷雾器或超声雾化吸入，每天 2~4 次。

4. 切开排脓

如急性会厌炎已演变成脓肿，可采用平卧头低位，在直接喉镜下用活检钳将脓肿咬破，并用吸引器吸除，使脓肿得到充分引流。

5. 气管切开术

起病急骤，进展迅速，且有Ⅱ度以上吸气性呼吸困难者应考虑行气管切开术，以防止窒息；出现烦躁不安，发绀、三凹征、肺呼吸音消失，发生昏厥、休克等严重并发症者应立即进行紧急气管切开术。

五、预防与调护

积极锻炼身体，增强体质，防治外感；饮食清淡，忌辛辣燥热之品；密切观察病情变化，做好充分准备，随时进行抢救；戒烟酒，避免刺激咽喉，加重病情。

六、预后与转归

本病病情较急重，变化迅速，严重可瞬间引起窒息死亡。若治疗恰当，抢救及时，则可转危为安。

第四节 喉软骨膜炎

喉软骨膜炎为喉软骨膜及其下隙的炎性病变。急性及原发性者较少，慢性及继发性者居多，常使软骨坏死形成脓肿。

一、病因

喉软骨膜炎的原因很多，可概括为如下 3 类：

（一）喉部外伤

喉部各种外伤如切伤、刺伤、裂伤、烧伤和挫伤等均极易伤及喉软骨膜和软骨。喉裂开术或其他喉部手术，如过多分离甲状软骨膜时，可发生甲状软骨膜炎；高位气管切开术常损伤环状软骨，麻醉插管及喉部内镜检查，如损伤杓状软骨，或插管时间太久，压迫杓状软骨，均可引起杓状软骨膜炎；喉部吸入较大而硬的异物直接损伤喉软骨亦可引起本病。

（二）放射线损伤

喉部软骨对各种放射线的耐受性极低，在颈部用深度 X 线、镭锭、放射性核素或其他高能量放射治疗和进行治疗时，常出现一些放射性喉软骨反应，引起喉软骨膜炎及软骨坏死等并发症。并发症发生的时间与放射剂量的关系，并非完全一致。有些患者在放疗期间或结束时发生反应，多数患者为延迟反应，常在放疗后3～6个月，甚至1年至数年之后才发生，故应详细追问病史。

（三）全身疾病

罹患上呼吸道感染、伤寒、白喉、猩红热、麻疹、天花、结核、梅毒以及糖尿病等疾病时，病菌或毒素可累及喉部各软骨，引起喉软骨膜炎；或因病菌感染，损害喉黏膜形成溃疡，溃疡深达喉软骨膜而致病。

（四）喉部恶性肿瘤

喉部恶性肿瘤晚期发生深部溃疡，继发感染，也可引起喉软骨膜炎及软骨坏死。

二、病理

喉软骨膜炎多发生于杓状软骨，环状软骨及甲状软骨次之，会厌软骨膜感染者最少。外伤性喉软骨膜炎，常累及多个喉软骨。软骨膜发生炎症后，渗出液积留于软骨膜下隙，渐成脓液，使软骨膜与软骨分离，软骨缺血而坏死。病变之初，喉内部显现水肿或红肿，有时喉外部亦有肿胀。喉软骨膜炎亦有不化脓者，愈后瘢痕生成较多，明显增厚。喉结核最易侵及杓状软骨，并常波及环状软骨，使其强直。喉部梅毒病变，则多侵及甲状软骨。

三、症状

（一）疼痛

吞咽痛及喉部压痛为此病的主要症状。当颈部运动或压迫喉部时均发生疼痛或钝痛，吞咽时疼痛加剧，有时疼痛放射到耳部或肩部。

（二）声嘶

早期发声易疲劳，进一步发展，声调变低变粗，言语厚涩，渐至声音嘶哑。

（三）吞咽困难

杓状软骨及环状软骨发生软骨膜炎时，杓状软骨高度肿胀，梨状窝亦肿胀，引起吞咽困难。

（四）呼吸困难

如喉内黏膜高度充血水肿，使声门窄小，严重者发生吸入性呼吸困难，并可发生窒息。

（五）全身症状

体温多正常或低热，急性病例及混合感染，其体温可高达40℃，少数患者有乏力、畏寒等不适。如因全身疾病引起者，则有明显的全身原发病症状。

四、检查

（一）颈部检查

甲状软骨膜炎患者，颈前部多有肿胀发硬，并有明显的压痛，有时颈部出现红肿，淋巴结也常肿大。

（二）喉镜检查

检查所见视病变位置和范围不同而异。如病变限于一侧杓状软骨，则患侧杓状突明显肿胀，表面光滑发亮。甲状软骨喉腔面软骨膜发炎时，喉室带、声带、杓状突均发生肿胀。如病变在环状软骨板时，常于梨状窝处发生肿胀，环杓关节多被侵及发生强直，致患侧声带固定。

五、诊断

根据病史及检查所见，一般诊断较易，但宜查出其原因，以便确定治疗方法。喉软骨膜炎与喉脓肿有时不易辨别。喉软骨膜炎极易演变为喉脓肿，必要时可进行穿刺检查，以便确诊。

六、治疗

治疗原则：防止炎症的扩散及喉软骨坏死化脓。因为喉部软骨为各自的软骨膜所包绕，互相分隔。

如果病变蔓延发展，或处理不当（如切开或穿刺），可使炎症迅速扩散。如没有明显的喉脓肿形成，一般不主张施行探查性穿刺或切开。

（1）早期应用足量的抗生素及激素治疗。

（2）局部理疗或热敷，有减轻疼痛，促使感染局限化之功效。

（3）患者尽量少说话，进流质饮食。

（4）针对病因，积极治疗，如有异物，应尽早取出。

（5）严密观察病员的呼吸情况，如有明显的呼吸困难，应行气管切开术。

（6）喉软骨坏死化脓，则按喉脓肿治疗。

第五节　喉部脓肿

喉部脓肿较咽部脓肿少见，男性较女性多，多发于20～60岁之间。

一、病因

（一）继发于喉部疾病

（1）急性会厌炎，急性喉炎，喉部水肿等。病菌可侵及喉黏膜下层，形成局部脓肿。

（2）喉结核、梅毒等，如继发感染形成溃疡，喉软骨也容易坏死化脓而形成喉脓肿。

（3）喉软骨膜炎，可演变为脓肿。

（二）外伤

任何机械性、物理性和化学性刺激都可以伤及喉黏膜及喉软骨，感染后可形成脓肿。手术外伤如喉裂开术、气管切开术、喉内插管及喉内镜检查等，可损伤喉黏膜，继发感染，则可形成脓肿。

（三）邻近器官疾病的蔓延

（1）口腔龋齿、牙槽脓肿、急性化脓性扁桃体炎、咽部脓肿等，炎症均可直接向下扩散和蔓延至喉部，或经淋巴和血行播散至喉部引起喉脓肿。

（2）颈部急性蜂窝织炎，炎症局限形成脓肿，脓液直接腐蚀甲状软骨而继发喉脓肿。

（四）放射线损伤

喉部放射治疗如照射野太广，短期内所用剂量较大，可并发喉软骨膜炎，软骨坏死及化脓。

（五）深部真菌感染

深部真菌感染原发者少见。常在喉部慢性特种传染病及喉部恶性肿瘤等长期应用广谱抗生素、肾上腺皮质激素及抗肿瘤药物或放射治疗之后发生。致病真菌多为隐球菌、念珠菌、放线菌等。

喉脓肿常为混合性感染，致病菌为溶血性链球菌、葡萄球菌、肺炎链球菌、绿脓杆菌、大肠杆菌等。由烧伤、放射线所引起的喉脓肿则以绿脓杆菌、金黄色葡萄球菌多见。

二、症状

（一）全身中毒症状

大多数患者起病急骤，常有寒战、发烧、全身不适、食欲不振，脉搏、呼吸快速。

（二）局部症状

视脓肿的位置，范围及性质，有不同程度的喉痛、吞咽痛、声嘶及呼吸困难等症状。脓肿未形成前，局部充血水肿较明显，常有声嘶，呼吸困难，喘鸣。如脓肿已形成，因疼痛较局限而明显，有时可发生反射性耳痛，体温下降正常或为低热。

喉脓肿如发生在喉后部，则有吞咽疼痛及吞咽困难，或至少有喉部梗阻感。喉脓肿如发生在杓状软骨，可早期引起杓状软骨坏死，继而发生环杓关节固定。喉脓肿如发生在环状软骨，常致一侧或双侧环杓关节固定，呼吸困难，吞咽困难较明显。喉脓肿如发生在甲状软骨，常引起声带、室带、喉室、声门下区同时肿胀。喉脓肿向颈部穿破，或喉脓肿由颈部感染引起者，在颈部有时可出现坚硬木板样浸润块。如脓肿较大，可压迫整个喉体向一侧移位，并可压迫颈交感神经节，出现 Horner 综合征。

三、检查

（一）喉外部及颈部检查

颈部常有压痛，活动喉体则疼痛加剧。脓肿可引起甲状软骨坏死，炎症扩散蔓延至颈部，使颈部红肿发硬，以后逐渐软化有波动感，穿刺可抽出脓液。脓肿穿破颈前皮肤，可形成瘘管，瘘口周围有肉芽组织增生。颈部及颌下可触及肿大的淋巴结。

（二）喉镜检查

应注意观察喉腔黏膜有无充血、水肿，环杓关节是否固定，梨状窝有无积液及瘘管形成等。

浅而小的脓肿多局限于会厌舌面、杓会厌襞及杓状突等处；范围较大的脓肿，表示喉深部已受感染。

（三）X线检查

应常规行胸部透视检查，注意有无纵隔影增宽及肺结核。摄颈部侧位片，以检查有无异物存留及喉软骨软化或骨化等；亦可观察会厌，喉室及梨状窝有无变形。CT扫描、MRI 更有助于诊断。

四、诊断

一般诊断喉脓肿不困难。但在早期，喉黏膜呈弥漫性充血、水肿，喉部压痛亦不明显，易误诊、漏诊。必须严密观察病情之发展。必要时可行穿刺抽脓，以便确诊。

五、并发症

（一）窒息

喉脓肿破裂或喉内黏膜高度肿胀均可引起窒息，需立即进行气管切开术。

（二）炎症

向下蔓延扩展可致喉气管支气管炎，炎症向下直接侵入纵隔，可引起纵隔炎及纵隔脓肿，脓液如被吸入肺部可发生肺脓肿。

（三）感染

可向上循颈动脉鞘传入颅内发生脑膜炎、脑脓肿或引起颈内静脉栓塞及颅内血栓性静脉炎。

（四）喉狭窄

脓肿如破坏喉软骨及喉内组织，治愈后常有瘢痕收缩及粘连，引起喉狭窄。

六、治疗

（1）切开引流术：喉内脓肿多在直接喉镜下进行切开排脓。脓肿切开前，先用无菌技术穿刺抽取脓液，留作细菌培养及药物敏感试验。在脓肿最突出处切开，脓液排除后，用吸引器头或用闭合之异物钳细心探触脓腔，注意有无异物存留或坏死软骨，如有发现，应立即取除。

喉外部肿胀者，可于颈部施行手术引流脓液。要注意保护颈部重要血管、神经、喉部肌肉及正常的喉软骨膜，以防止后遗瘢痕狭窄。切口置橡皮引流条，每日检查伤口引流情况。喉脓肿消退后，如有喉狭窄可能时，应及时行喉扩张术。

（2）应用足量的抗生素：脓肿切开引流后，仍需应用足量的抗生素治疗。

（3）全身支持疗法：对体温较高者，可应用药物或物理降温；有呼吸困难者，应予输氧，及时纠正酸中毒，并做好气管切开术的准备，必要时进行气管切开术。病情较重者，应进食高热量易消化的饮食，及时输液，必要时可少量输血。

（4）因放射线引起的喉软骨广泛坏死，并形成多发性喉脓肿者，还须考虑施行喉全切除术；但术后并发症较多，医师、患者及其家属都必须有充分的思想准备，相互配合，以期取得最佳的疗效。

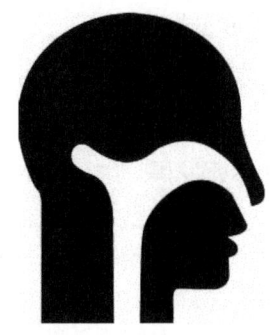

第十一章 颈部疾病

第一节 颈部浅层组织急性化脓性炎症

一、疖和疖病

1. 定义

疖是毛囊及其所属皮脂腺的急性化脓性炎症。致病菌为金黄色和白色葡萄球菌。颈部是疖的好发部位，特别是后颈部近发际处，毛囊和皮脂腺丰富，多汗，易受刺激、摩擦，更易发生。全身几个部位同时或先后发生的多个疖肿，称为疖病。颈疖也可彼此融合而发展成痈。

2. 症状

发病初期，局部出现红、肿、痛的小硬结，呈锥形突起，此时若积极治疗，疖可消散，若病变进展，数日后硬结中央坏死变软，呈现黄白色小脓栓，红肿痛范围扩大，继之周边组织也坏死液化而变软，出现波动感，最后脓头溃破脱落，排出脓液，炎症便逐渐消退，局部淋巴结肿大有压痛。颈疖病最常见于后颈部，经治疗疖肿消退后，不久又可在同一部位反复发作，病程迁延，不易痊愈。颈疖一般无明显全身症状。疖病则可有发热不适、厌食等。

3. 治疗

（1）局部治疗：保护局部免受刺激，严禁挤压。早期，可在局部涂抹2%碘酊；或用局部热敷、理疗（超短波、红外线等）；亦可外敷鱼石脂软膏、红膏药。出现脓头后，还可在其顶部涂以少许苯酚，或挑开，促其引流。如脓头已松动而未脱落，可用无菌钳细心将脓头拔出，使其引流通畅。有明显波动者应及时切开引流。在疖肿未形成脓肿时，切勿挤压或切开，以防感染扩散。

（2）全身治疗：为了防止并发症和复发，可早期应用磺胺类药物、抗生素，或中药五味消毒饮。颈部疖病易于复发，但常可自身局限，经过一段时间后，自行消散吸收而愈。对反复发作经久不愈者，可根据脓液细菌培养的药物敏感试验选用有效抗生素，或自体菌种疫苗注射等治疗（即在无菌条件下取出脓液做培养，将致病菌制成灭活疫苗，每星期肌内注射一次，共3次）。采用丙种球蛋白治疗慢性疖病亦有疗效。

二、痈

1. 定义

痈是多个相邻的毛囊和皮脂腺的急性化脓性炎症。常见致病菌为金黄色葡萄球菌。痈多见于成人，最常发生在后颈部厚韧皮肤处。感染通常从一个毛囊的底部开始，由于局部的皮肤及筋膜组织较厚，感染不易向表面穿透，而沿皮下脂肪柱向深部的疏松皮下组织蔓延，随后沿着深筋膜向四周扩散，侵犯附近的许多脂肪柱；最后向上侵犯毛囊群而成为痈。故痈的病理特点是皮下深部组织的浸润性化脓性炎症，在皮肤表面有多处开口，其开口处都是由毛囊伸出皮肤表面处。

2. 症状

发病初期，病灶中心可出现单个脓头，脓头周围皮肤肿胀发硬，微隆起，界限不清，呈紫红色或鲜红色，有时可呈橘皮样改变，触痛明显而发热。随之红肿逐渐加剧，病灶表面中央出现多个黄白色脓头，破溃后呈蜂窝状，排出较多的血性脓液，脓头和脓头之间的皮肤常坏死发黑。继而痈的整个中央部逐渐坏死、溶解、脱落，形成"火山口"状，含有大量坏死组织和脓液。局部淋巴结肿大有压痛。在病变未局限以前，痈极易向四周和深部扩散，波及范围广，最后可形成一个很大的溃疡面。颈痈范围常较大，由于颈部皮肤厚韧致密，较固定，水肿时组织压力大，故患者常感剧痛，影响睡眠。且局部易发生坏死，毒素吸收，而多伴有明显的全身症状，如寒战、高热、头痛、厌食等。白细胞计数增高。痈易并发败血症、脓毒血症等全身性感染。

3. 治疗

（1）全身治疗。①支持疗法。局部或全身症状严重者，应卧床休息，给予高热量和易消化的饮食。②抗生素治疗。早期选用青霉素、头孢类抗生素、红霉素等。感染严重、全身症状明显者，应考虑静脉滴注抗生素。

（2）局部治疗。早期治疗与颈疖同，并可用4%高渗盐水或50%硫酸镁溶液浸透无菌纱布，加温至37℃~40℃做局部温湿热敷，每日2~4次，每次半小时，效果较好，能加速炎症的消散和脓液排出。也有用含青霉素普鲁卡因溶液，做病灶底部扇形封闭取得良好效果者。如痈红肿的范围较大，或经过消炎治疗仍继续向周围扩展，或全身症状较严重者，宜及时行手术引流。做"+"字或"++"形切口切开，手术刀应由外向内切，切口深度要达痈的底部，四周应稍许超过痈的边缘。切开后用组织钳提起皮瓣，在皮瓣下用剪刀进行潜行游离，尽量剪去坏死组织，伤口内用于纱布填塞止血，术后48~72 h开始换药，每日1~2次。如创面过大不能自行愈合，待健康肉芽组织成长后，再行植皮。

三、颈浅部蜂窝织炎

1. 定义

颈浅部蜂窝织炎是颈浅筋膜疏松结缔组织（蜂窝组织）的急性弥漫性化脓性炎症。常见致病菌为溶血性链球菌，其次为金黄色葡萄球菌，亦可为厌氧菌。炎症可因颈部皮肤和软组织损伤后感染，或邻近部位和颈深部的化脓性感染灶直接扩散，或经淋巴、血流播散所引起。因此，在处理颈浅部蜂窝织炎时，应注意邻近器官有无急性炎症，特别要注意有无颈深部感染。

2. 症状

病变区有明显红、肿、热、痛，与周围正常组织无明显分界。因疼痛而有不同程度的颈部活动受限制，但无呼吸、吞咽或发声等功能障碍。病变发展时，扩散较快，不易局限，其中心部分组织常因缺血、坏死、液化而形成脓肿。颈浅部淋巴结肿大，有压痛。病变范围较广者可有轻度发热或全身不适等，如有明显高热、畏寒、头痛、不适等全身中毒症状，或有剧烈疼痛及呼吸、吞咽和发声障碍，则应警惕有颈深部炎症或其他并发症存在。

3. 治疗

与疖和痈相同。主要为休息、应用抗生素（应含对厌氧菌有效的红霉素、头孢菌素、甲硝唑等）或中药五味消毒饮等。早期局部可用热敷、硫酸镁湿热敷或理疗。有脓肿形成时，应及早切开引流。有颈深部炎症或其他并发症者，应积极处理。

四、颈部丹毒

1. 定义

丹毒是一种皮内或黏膜内网状淋巴管及浅表疏松结缔组织的急性化脓性炎症，致病菌为甲型溶血性

第十一章 颈部疾病

链球菌（丹毒链球菌），偶有为金黄色葡萄球菌所致者。当皮肤、黏膜因轻微损伤或病变破损时，病原菌乘机侵入引起感染。尤以全身抵抗力降低时，如营养不良、糖尿病、慢性肾炎等，或小儿、老人较易发病，春秋两季丹毒链球菌繁殖较快，故发病率较高。丹毒链球菌毒力强，扩散快，但很少引起局部组织化脓或坏死。丹毒常发生于面部和小腿，颈部少见。

2. 症状

起病急骤，常先有头痛、全身不适、寒战、高热等全身中毒症状，随后受累皮肤发红，色泽红艳如玫瑰，压之褪色，松压后迅速复红，病变处皮肤稍隆起，形状不规则。与周围正常皮肤分界明显，呈现"地图状红斑"，疼痛较轻，但有灼热感。若炎症迅速向四周扩散，有时可出水疱，一般不化脓。局部淋巴结常有肿大压痛。在炎症蔓延的同时，其中心部位却逐渐褪色，转为棕黄色，脱屑而愈，周围部分也随之逐渐恢复。丹毒链球菌毒力强，扩散快，但很少引起局部组织化脓或坏死。

3. 治疗

原则与蜂窝织炎相同，包括对症治疗，卧床休息（采取半卧位）；局部理疗、热敷或湿热敷。丹毒链球菌对青霉素及磺胺类药物敏感，治疗效果好，且很少产生耐药性。红霉素类药物治疗效果亦好。用药一般应至红斑消失，体温正常，否则易于复发。丹毒一般不化脓，故不需手术切开。

五、面颈部炭疽病

1. 定义

炭疽病是由炭疽杆菌引起的急性特异性传染病，其传染力极强。炭疽病本来是牛、马、羊等食草动物的传染病。人的感染是由于直接接触病畜或污染的皮毛及制品，吸入污染的尘埃，或食入病畜肉类所致。潜伏期 2~7 d。炭疽杆菌可通过轻微的皮肤黏膜损伤侵入体内。炭疽病常见于畜牧、屠宰、皮革、毛织等专业人员，有称本病为"羊毛工人病"。炭疽病依其发生部位分为三型，即皮肤型、肺型、肠胃型。皮肤型炭疽病最常见。

2. 症状

皮肤型炭疽病亦称恶性脓疱，最为多见，多发生于体表裸露部位。有一半在头面部，其次为颈部，再次为前臂、手部。初起，感染部位出现一个很痒的红色小丘疹，很快增大，并变成含血的暗色水疱，水疱破溃形成溃疡。溃疡底部有明显炎症，中央覆盖暗棕色或黑色干性坏死性焦痂，似炭样，故名炭疽。焦痂深面有肉芽组织，并有大量炭疽杆菌。除非合并化脓性感染，溃疡面很少有脓液。溃疡周围有多个含淡黄色或淡棕色液体的小水疱，并有广泛的浸润性、非凹陷性的硬性水肿。水肿区其色虽红，但局部温度不高，疼痛不明显，是本病特点，可与一般化脓感染相鉴别。局部淋巴结肿大，压痛轻。合并感染时，肿大淋巴结有明显压痛，并可出现淋巴管炎。病灶位于眼眶、下颌或颈部者，水肿严重时范围广，可上至眼眶，下达乳房，甚至可压迫气管产生呼吸道梗阻、全身症状一般较轻，可有低热、头痛、寒战，常在病程早期出现。如有高热或体温不升，常表示感染有全身性播散，是预后差的表现。本病病程较短。通常在 1~2 周内焦痂脱落，水肿逐渐消退。再过 1~2 周溃疡自行愈合。

3. 诊断

根据患者职业、接触史和局部典型病变，一般不难做出诊断，对有怀疑者，应取分泌物涂片或培养，发现典型而具有荚膜的大肠杆菌，诊断即可基本成立。荧光抗体染色、特异性噬菌体试验、动物接种等可进一步确定诊断。

4. 预防

严格管理病畜及其制品，病畜要进行严格隔离治疗，病畜死亡后不要解剖，应予火化或深埋。对与病畜有接触的动物亦应隔离观察治疗，并进行预防接种。对有污染的动物皮毛及其制品，应进行严格灭菌处理。有关专业人员应加强劳动保护。对有可能接触病畜或在污染环境中工作的人员，可每年接种炭疽杆菌减毒活疫苗一次，或接种"保护性抗原"，是有效的预防措施。

5. 治疗

（1）一般治疗。患者应予隔离，卧床休息，给予一般支持疗法和对症治疗。

（2）抗生素治疗。炭疽杆菌对青霉素、红霉素、磺胺类药物敏感。常用剂量：青霉素240万～600万U/d，肌内注射，连续7～10 d，或至体温正常后1周。并发败血症者应增加至1 200万～2 400万U/d静脉滴注，并合并用庆大霉素16万～24万U/d，疗程延至2周以上。对青霉素过敏者，可用红霉素。

（3）局部治疗。病灶局部可用高锰酸钾液洗涤或用含有青霉素的生理盐水纱布妥善保护。除取标本活检外切忌做任何手术切除或切开引流，亦忌用局部注射药物或涂敷刺激性药物，否则，有形成局部顽固性瘘管、溃疡及增加全身性感染的可能。

第二节　颈深部的急性化脓性炎症

一、咽后间隙感染

（一）病因

（1）最常见原因是鼻腔、鼻窦、腺样体和鼻咽部的感染经淋巴系扩散，引起咽后间隙急性化脓性淋巴结炎，转化成为脓肿。

（2）异物、外伤等所致咽后壁或食管后壁穿破。

（3）耳部感染中耳炎蔓延至颞骨岩部，直接破坏骨质，或间接形成硬膜外脓肿后，再经颅底的破裂孔穿入咽后间隙。耳源性颈深部贝佐尔德脓肿也可经咽旁间隙穿入咽后间隙。

（4）颈椎结核或结核性咽后淋巴结炎蔓延发展成寒性脓肿。

（二）症状

本病多发生在冬春两季，最常见于4岁以下的婴幼儿，半数以上在1岁以内。起病较急，发病早期，患儿多有发热、哭闹、烦躁等上呼吸道感染症状。数日后，出现高热等全身感染症状，且因咽喉部水肿逐渐出现进行性呼吸困难、喘鸣和吞咽困难，入睡后加重。患儿常因吞咽困难而拒食。此时小儿语音及哭声特殊，发声含混不清而带鼻音，哭声似鸭叫。患儿常诉颈痛，颈部有不同程度的强直，开始后仰，以后偏向健侧，借以减轻疼痛和呼吸困难。有流涎，但通常无牙关紧闭。因进食及呼吸困难，患儿常有失水、衰竭等表现。咽部检查可见咽后壁中线一侧小范围的局限性肿胀或咽后壁明显红肿隆起，患侧腭咽弓及软腭可被推向前方。如脓肿延及咽喉，患侧构状会厌襞可发生水肿。偶有脓肿位置较低，需借直接喉镜检查方能发现者。触诊局部软，有压痛或波动。明显隆起者穿刺抽吸可获脓液，但触诊有引起脓肿破裂的危险，不宜轻易试行。穿刺抽吸时，亦应慎重，以防脓肿突然破裂而致窒息。故检查前应做好急救准备并取仰卧头低位，以防万一。X线检查颈侧位摄片可见椎前有隆起的软组织阴影。本病在成人罕见，常为结核性感染所致的寒性脓肿。症状和体征均直接表现在咽喉部，常见为疼痛、吞咽困难、呼吸困难、喘鸣、厌食、反胃等。

（三）并发症

（1）呼吸道梗阻、窒息是引起死亡的主要原因。常为咽后脓肿自发性穿破或切开不当，脓液涌至呼吸道所致，有时也可为咽部肿胀或气管受压所引起。

（2）感染扩散，向下扩散至纵隔引起纵隔炎，表现为胸痛、严重呼吸困难、高热；脓肿压力过高时，感染也可扩散至咽喉间隙、腮腺间隙或下颌间隙；向上扩散至颅内可引起脑膜炎；可并发败血症、脓毒血症等全身性感染。

（3）腐蚀颈动脉引起致命性大出血，侵犯颈静脉引起颈静脉栓塞。

（四）治疗

治疗原则：给予有效抗生素，对症治疗和及时切开引流。一旦确诊，应及早切开排脓，对婴儿可在无麻醉下进行，手术开始前准备好气管切开及气管插管器械、氧气、吸引器等，取仰卧头低脚高位，注意头部不可过度后仰，以免加重呼吸困难，或导致脓肿突然破裂。切开引流有经口进路、颈前外侧进路和颈外侧进路。

第十一章 颈部疾病

1. 经口进路

最常采用，适用于早期未并发呼吸道梗阻或其他并发症而又能用局麻者。取仰卧垂头位以预防脓肿切开后脓液流入气管，应用开口器，在备有良好照明及抽吸的条件下，以压舌板将舌根压于口底，看清脓肿部位，在最隆起处进行穿刺抽吸，尽量抽出脓液后，再用长柄小尖刀（先用胶布或细纱条将刀片缠好，使仅露出 1 cm 长的刀尖），在脓肿低位（接近喉咽一端）做一 1～2 cm 的垂直切口（不可横切，以免伤及颈侧大血管），边抽吸，边切除。再用弯血管钳插入脓腔，扩大切口，排出并吸尽脓液，切口不置引流。注意：经口内手术时，应避免未经穿刺直接快速切开，以防大量脓液骤然涌入气管而致窒息。若切开时脓液大量涌出抽吸不及时，则需将患者立即翻转俯卧，或使头足倒置，便于吐出脓液，使之不致吸入下呼吸道。使用压舌板或麻醉喉镜显露脓肿时，切忌用力过大过猛，以防引起迷走神经反射而致心搏呼吸骤停。因此，术前应给予阿托品类迷走神经抑制剂，特别是对于不用任何麻醉的患者更应注意。

2. 颈前外侧进路

适用于较大或过低的咽后间隙脓肿、咽后间隙蜂窝织炎及并有咽旁间隙感染、纵隔炎、败血症等并发症者。在局部麻醉或全麻下，仰卧、头部偏向健侧。在患侧胸锁乳突肌前缘、舌骨和胸骨之间的适当平面做一横形切口，将胸锁乳突肌、颈动脉鞘牵向外侧，甲状腺、甲状腺上血管和喉上神经牵向内侧。通常在喉咽部平面显露脓肿。为了暴露良好，可切断甲状腺中静脉、甲状腺下动脉和肩胛舌骨肌，保留舌下神经、舌动脉和面动脉。穿刺抽脓后，在颈动脉鞘和下咽缩肌之间开放脓肿。如脓肿已扩展至颈部，此时可沿颈动脉鞘向下扩大分离至胸骨，并暴露气管和食管，用手指沿食管伸入纵隔，并在适当位置另行切口作低位引流。如感染已扩散至锁骨下进入胸腔，则可能要行胸膜外切开引流术。

3. 颈外侧进路

适应证与颈前外侧进路同。在局麻或全麻下，患者仰卧，头偏向健侧，使神经血管束白脊柱牵开。沿胸锁乳突肌后缘做皮肤切口，以避免损伤颈部大血管和神经。分离胸锁乳突肌后方脓肿表面的筋膜，避免附着于椎前筋膜的交感神经丛。在肩胛舌骨肌的上方，相当于喉咽平面暴露脓肿，以免损伤臂丛神经。患者如有呼吸困难，在切开排脓前应先行气管切开术。

术后应保持口咽部清洁，继续应用抗生素控制感染。每日观察伤口，如仍有积脓，再用血管钳撑开切口排脓，直到未见有积脓为止。

结核性脓肿：除全身抗结核治疗外，局部可间断穿刺抽脓，并在脓腔内注入链霉素等抗结核药。如经上述治疗无效，则需行切开引流，宜采取颈侧进路，如属颈椎结核，应同时清除死骨及肉芽组织，一般由骨科医师施行。

二、咽旁间隙感染

（一）病因

1. 邻近组织急性炎症的直接侵袭

如下颌智齿冠周炎、急性扁桃体炎、急性咽炎、急性鼻炎及鼻窦炎。其他如颈椎、乳突、颞骨乳突或岩部的急性感染也可引起。

2. 邻近组织脓肿的直接蔓延或穿破

如位于后、下方的扁桃体周脓肿、咽后脓肿、腮腺脓肿、磨牙区脓肿、贝佐尔德脓肿等。

3. 咽或口腔手术时操作不当

如扁桃体切除术或拔牙时，注射麻醉剂时将致病菌直接带入咽旁间隙；施行扁桃体周脓肿切开排脓时，误将咽上缩肌穿破，致使脓液进入。

4. 其他

器械损伤或异物损伤咽侧壁。

（二）症状

除有喉痛、吞咽困难、颈部强直固定及高热、头痛、食欲缺乏等全身症状和白细胞计数升高外，因感染所在部位不同，其症状和体征也不相同。

1. 茎突前部分感染

由于翼内肌受炎症刺激，故有明显的牙关紧闭。下颌下区肿胀、坚硬、压痛。严重者肿胀可上达腮腺，下沿胸锁乳突肌伸延，前达颈前中线，后至颈深部将咽侧壁和扁桃体推向咽腔中央，类似扁桃体周脓肿，但扁桃体不肿大，仅有轻度炎症。所谓典型的咽旁间隙感染三联症（扁桃体突出、牙关紧闭、腮腺区肿胀），实际上只有茎突前部分感染时才会出现。因牙关紧闭、张口困难，咽部病变常不易看清，检查时须加注意，以免误诊。

2. 茎突后部分感染

由于翼内肌未受刺激，无或仅有轻度牙关紧闭，亦无扁桃体突出。因感染常累及腮腺间隙，故可有腮腺区、咽侧壁和腭咽弓肿胀。如茎突前、后两部分同时感染，则上述症状可同时出现。

（三）并发症

颈动脉鞘感染是茎突后部分感染的最严重并发症，可产生以下严重后果。

1. 感染

直接沿大血管鞘向上进入颅内而致颅内感染；向下进入纵隔而致纵隔炎。

2. 颈内静脉栓塞

表现为败血症、高热，颈部偏向健侧，患侧颈部出现凹陷性水肿，胸锁乳突肌深面压痛、发硬。眼底检查可见视神经盘水肿，静脉扩张及视网膜静脉栓塞。如脓性栓子经血行扩散，可发生全身败血症。因颈内静脉已有栓塞，故破裂出血者极为少见。

3. 颈动脉出血

颈动脉出血是颈动脉壁被炎症腐蚀破裂所致，最常发生于颈内动脉。动脉受腐蚀后，先有血管外血液聚集，形成假性动脉瘤。颈动脉一旦向咽部破裂出血，预后严重。在发生大出血前，常有反复少量的耳道或咽内出血，这是常见的早期危险信号，应予高度重视。因此，凡咽旁间隙感染并发外耳道流血或咯血者，均应怀疑有颈血管腐蚀，应立即进行颈血管探查手术。

（四）治疗

咽旁脓肿初期可仅为蜂窝织炎，尚无脓液形成，宜采用足量广谱抗生素治疗，颈部施用热敷，或可使其消退。如脓肿已形成，则应施行切开排脓术。手术途径可采用：

1. Mosher 进路

在患侧下颌下区做"T"形切口，横切口距下颌骨下方 1～2 cm 并与之平行，直切口恰在胸锁乳突肌前缘。如感染不严重，也可采用单纯横切口，按层切开颈部组织，找到舌骨大角尖部，这很重要，因颈动脉鞘即在其外侧，如遇有面静脉和舌静脉可予结扎。切开颌下腺包膜，将其与颈外动脉一并提起。然后用手指伸入颌下腺深面沿着茎突舌骨肌后腹向茎突方向分离，直达乳突尖部，并沿茎突分离至颅底。排尽脓液后，于切口两端置放引流，部分缝合伤口。如感染已向下扩散，可沿颈动脉鞘向下分离，在最低位做辅助切口引流。

2. 直接进路

做下颌角下缘切口，达翼内肌深面后，向上作钝性分离直至茎突，即可引流咽旁间隙。如并发颈内静脉栓塞，应给予静脉输液、静脉注射抗生素和抗凝剂。如治疗 48～72 h 症状仍无改善，则需手术探查。若发现颈静脉内有血栓形成或有严重脓毒血症，应行颈内静脉结扎。疑有颈动脉腐蚀出血者，应立即手术探查，若有破裂，则需行颈动脉结扎术。

三、颌下间隙感染

（一）病因

颌下间隙的感染 80% 起源于牙齿或牙周的感染，也可由口底部、舌根部、舌扁桃体、唾液腺等处的感染所引起。常见致病菌为溶血性链球菌和金黄色葡萄球菌，樊尚螺旋体、口腔的普通螺旋体和厌氧菌也可成为原发或继发性感染的病原体。

（二）症状

1. 舌下间隙感染

通常发生在拔牙3～4d后，原发灶附近的口腔组织局部疼痛和触痛明显，并渐出现口底部肿胀，肿胀可扩展至舌，将舌推向上方。有渐进性张口困难，甚至牙关紧闭。在颏下三角向上向后扪诊时触痛明显，但颈部无肿胀。这种局限性的脓肿，如能及时从口底或牙槽突引流，可很快恢复。如未及时引流，感染加重，一旦穿透下颌舌骨肌，累及颌下间隙和颈部，即成为口底蜂窝织炎。

2. 口底蜂窝织炎

感染由舌下间隙穿透蔓延；或为第二迟牙的感染直接扩散所引起，其特点是感染发展非常迅速，主要表现为颌下间隙的蜂窝织炎，而无脓肿形成。蜂窝织炎的边界清楚，常为双侧性。蜂窝织炎产生坏死伴浆液血性脓性浸润，脓液很少或不明显。蜂窝织炎侵犯结缔组织、筋膜和肌肉，但不侵犯腺体组织。炎症是直接蔓延扩散的，而不是通过淋巴途径扩散。临床表现是在舌下间隙感染的基础上，病情急速发展。舌后部更推移向上向后，涉及腭部，致舌运动不灵，舌部可见到牙齿的压痕，口底部亦肿胀充血，但咽部无明显变化。下颌弓外的软组织肿胀和坚硬，下颌几乎不能活动；舌根部和舌骨的任何活动都可引起剧烈疼痛。患者口腔呈微张开状态，且不能吞咽，唾液和黏液积于咽部并外溢。严重者可发生喉部水肿，出现声嘶和呼吸困难，甚至呼吸道阻塞。当感染扩散至颈部时，颈前部及两侧呈弥漫性肿胀，向下可达锁骨处，肿胀严重且蔓延较广，皮肤呈暗红色，触之甚硬，按压有凹迹，无波动感。穿刺多无脓液，患者有寒战、高热、头痛、全身不适等全身中毒症状。

（三）并发症

1. 纵隔感染

此区感染可沿茎突舌骨肌向背侧扩散进入颌咽间隙，继之侵犯咽后间隙的疏松结缔组织而达上纵隔。

2. 喉阻塞、窒息

舌根后移、咽喉部的炎症水肿均可引起，常需行气管切开术。

3. 吸入性肺炎

积于咽部的唾液和黏液吸入呼吸道所致。

4. 其他

包括败血症、咽旁脓肿、颈内静脉栓塞、下颌骨骨髓炎等。

（四）治疗

除早期应用足量有效的抗生素和对症治疗外，其基本要点是早期减除张力和充分引流，特别是对咽峡炎、舌下间隙感染早期亦可试行局部热敷及理疗，无效时则应及时手术。如出现呼吸困难，应及早做气管切开术，保证呼吸道通畅后，再进行局部切开引流。手术进路：

1. 舌下间隙感染

当感染局限在下颌舌骨肌以上的口底部时，可经口内在牙槽突内侧或口腔底部切开引流在局麻下，先用小刀切开脓肿上方的口底黏膜，然后用钝头弯血管钳插入脓腔，以扩大切口引流。但应注意避免损伤舌血管和舌神经。如经口腔引流后，症状持续存在或患者牙关紧闭，或感染严重，则应行经舌骨上区的外引流手术。

2. 口底蜂窝织炎的手术引流

在局麻和全麻下进行。如有喉阻塞，应及时进行气管切开手术，全麻通常经过气管切开处插管进行。在下颌骨下方做一中线直切口或作两下颌角间连线的横切口。沿切口垂直切开颈阔肌及下颌舌骨肌筋膜，暴露颈外动脉颏下分支并结扎之。在二腹肌前后腹相交成角处从内侧游离颌下腺深面筋膜，并将腺体向外上方牵开，暴露颌下腺三角区和舌动脉，然后沿肌纤维方向垂直分开下颌舌骨肌，扩大并置入引流。口底黏膜可以切开或不切开，皮肤切口敞开不缝，以改进厌氧环境和充分引流。并用过氧化氢溶液或高锰酸钾液冲洗创口。

手术引流时必须注意：①应避免切断二腹肌、颏舌肌或颌下腺。②必须切开舌骨上筋膜和下颌舌骨肌，以达到最好的减压效果。③下颌舌骨肌可做多处切开，以保证引流通畅。④引流应于手术后第3日取出，以防压迫血管引起出血。⑤切开组织时，切面可呈冰冻状，有浆液血性渗出物，有恶臭，但很少有脓液或无脓液。

四、气管前间隙感染

（一）病因

1. 外伤

包括异物、鱼刺和内腔镜检查时器械损伤等所致喉咽部或颈段食管前壁穿破。

2. 甲状腺炎症的直接蔓延

较少见，急性甲状腺炎患者可发生甲状腺脓肿和气管前脓肿。但在抗生素广泛应用以后，由甲状腺炎症所引起者已属罕见。

（二）症状

喉咽部及喉部炎症水肿所引起的症状，当视其部位及程度不同而异。最初，患者因轻度喉头水肿而出现声嘶、发声不清或呈喉鸣，随着炎症水肿的范围扩大和程度加重，则可出现不同程度的吞咽困难和呼吸困难，严重者可发生窒息。喉镜检查，可发现一侧喉咽、喉部水肿、发红，开始在喉咽部和梨状窝，随后累及会厌部、杓状软骨区，最后累及室带、喉室和声带。颈部检查可发现患侧颈上部前方舌骨区及其附近有不同程度的肿胀、压痛或出现炎性肿块。如为器械损伤所引起，常可发现颈前有积气征象。如出现凹陷性水肿，应警惕有脓肿形成，但很少出现波动感。患者可有发热、食欲减退、乏力等全身症状。

（三）并发症

并发症主要有呼吸道阻塞、窒息、肺部和纵隔感染等。气管前间隙感染易向咽后间隙扩散。

（四）治疗

注射足量有效抗生素、局部理疗及对症治疗，如有明显呼吸困难，或颈部一侧出现炎性肿块或凹陷性水肿，应及时进行引流手术。脓肿局限肿胀明显者，可在局麻下直接行脓肿切开引流术。如感染广泛或未局限，则需行Dena手术：自患侧胸锁乳突肌前缘开始。向内侧在水肿、压痛最明显处做一横形切口（或沿胸锁乳突肌前缘作一斜形切口），依次切开颈部各层组织，分出颈总动脉鞘，连同胸锁乳突肌一并牵向侧方。寻找喉、气管、食管并牵向内侧经穿刺证实脓肿后，用血管钳开放脓腔，排脓后，沿脏器轴向放置引流。对因器械损伤，破口较大而有明显漏气者，应予禁食及行胃造瘘手术供给营养。

第三节　颈部慢性淋巴结炎

颈部慢性淋巴结炎很常见，多由于头、面、颈部的化脓性感染，继发于淋巴结急性炎症的反复发作或治疗不彻底；也可无急性炎症发作过程，而由毒力较低的细菌（或毒素）反复感染，逐渐形成淋巴结肿大。

一、症状

颈侧或颊下、颌下区出现散在的肿大淋巴结，多如绿豆至蚕豆样大小，较扁圆，硬度中等，表面光滑，能推动，压之不痛或稍痛。经长时间观察，其性质可无明显变化，或稍有增大，不久又缩小。检查时应注意肿大淋巴结的淋巴引流区内的器官有无病灶。

二、鉴别诊断

颈部慢性淋巴结炎须与颈淋巴结结核、恶性淋巴瘤、颈部转移性肿瘤等鉴别，对鉴别有困难者，应考虑切除肿大淋巴结做病理检查。

三、治疗

主要治疗原发感染病灶，慢性淋巴结炎无须特殊处理。

第四节 颈动脉瘤

一、病因

常见由动脉硬化、创伤、细菌感染、梅毒或先天性动脉囊性中层坏死所引起的动脉壁损害变薄，在血流压力作用下逐渐膨大扩张，形成动脉瘤。颈动脉瘤可发生在颈总动脉、颈内动脉、颈外动脉及其分支。由颈动脉硬化所致者，多发生在双侧颈动脉分叉处，由创伤所致者多位于颈内动脉，颈外动脉较少见。

二、临床表现

主要症状为发现颈部肿块，有明显的搏动及杂音，少数肿块因瘤腔内被分层的血栓堵塞，搏动减弱或消失。发生在颈总动脉、颈内动脉的动脉瘤可影响脑部供血，瘤体内血栓脱落可引起脑梗死，患者可出现不同程度的脑缺血症状，如头痛、头昏、失语、耳鸣、记忆力下降、半身不遂、运动失调、视力模糊等。瘤体增大压迫神经、喉、气管、食管，可出现脑神经瘫痪、Horner征、吞咽困难、呼吸困难等。

三、诊断

肿块位于颈侧部，有明显搏动及收缩期杂音，压迫肿块近心端动脉时，搏动减弱或消失，即可做出诊断。但遇肿块搏动及杂音不明显者，诊断较困难。DSA检查对确定诊断具有重要意义。由于动脉瘤形成的原因不同，DSA显影也略有不同。先天性动脉瘤，瘤体一般较小，自绿豆到黄豆大小，呈囊状，有蒂与动脉干连接；动脉硬化形成的动脉瘤可见到瘤动脉纤细弯曲，动脉腔变窄或粗细不均，瘤体呈梭形；外伤性动脉瘤为囊性或多房性构成。近年来，应用磁共振血管显影（MRA）诊断动脉瘤的价值日益受到重视。MRA是一种无创性检查方法，患者可免于动脉或静脉穿刺之苦，MRA诊断动脉瘤较DSA更具优势。

四、鉴别诊断

颈动脉瘤与颈动脉体瘤的鉴别，前者为膨胀性搏动，常伴杂音，压迫颈动脉近心端，肿块明显缩小，搏动及杂音减弱或消失。而后者为传导性搏动，DSA显示颈动脉分叉增宽，并且见肿块将颈动脉分叉推向前。

五、治疗

颈动脉瘤除瘤体堵塞血管，或血栓脱落引起脑梗死，影响脑供血外，更为严重的并发症是瘤体增大破裂，起致死性大出血，故颈动脉瘤一旦确诊，宜尽快手术。根据瘤体大小及部位采取不同的手术方式。①较小囊性动脉瘤：游离瘤体，于颈部放置钳子，切除瘤体，缝合。梭形动脉瘤，可切除动脉瘤及病变动脉后，作动脉端端吻合，必要时用人工血管或同种动脉替换切除的动脉。②夹层动脉瘤：切除病变动脉，用人造血管重建血流通道。对于高龄、严重心血管疾病无法耐受手术者，可行介入治疗。

第五节 颈动-静脉瘘

一、病因

颈动-静脉瘘分为先天性和后天性。先天性者为胚胎发育过程中，动脉与静脉间保留不正常的通道，即形成了动静脉瘘，此型较为少见。后天性者较多见，多由钝器、刺伤、高速子弹引起，医源性因素亦可引起。上述创伤如引起相邻的动、静脉在同一平面受损后,由于动、静脉之间压力差较大,彼此吸附在一起形成直接瘘。若动、静脉创口不能直接对合,而在二者之间形成血肿,血肿机化后形成贯通动、静脉之间的瘘,则称间接瘘。

二、临床表现

先天性者,常伴有胎痣,在婴幼儿时期无任何症状,多表现为局限性隆起或扩散性病变,至青春期病变发展,表现局部隆起。可触到震颤,有时还能听到血管杂音,局部皮肤温度增高。后天性者,其特殊症状为搏动性耳鸣,"嗡嗡"声、"咝咝"声或高音调嘈杂声,常影响睡眠,压迫颈总动脉可使耳鸣减轻或消失。其他症状为头痛、头晕、错觉、谵妄、视觉及听觉障碍、反复口腔及鼻腔出血等。心血管系统的症状视动-静脉瘘的大小及距离心脏远近而定。远离心脏的小的动-静脉瘘无明显症状,靠近心脏的大的动-静脉瘘可引起动、静脉及心脏明显改变,即动脉收缩压无明显变化,舒张压下降,脉压增大,动脉供血减少,心率增快,心排血量及血容量增加,瘘口远近两端静脉压升高,皮肤温度增高,久之引起心脏扩大,最后导致心衰。局部重要的体征为杂音及震颤,肿块处可听到粗糙的咆哮音,收缩期明显,舒张期逐渐减弱,杂音沿受累血管传导,瘘愈大,杂音愈明显。触诊可触及连续粗糙震颤。用手压之,杂音及震颤均消失。

三、诊断

出生后或外伤后颈部出现肿块,有明显的杂音及震颤,即应考虑为颈动-静脉瘘。静脉压及静脉血氧测定发现浅静脉压升高,静脉血含氧增高。DSA检查可了解瘘口的部位及大小,有助于进一步明确诊断。

四、治疗

手术切除为主。原则是切除瘘,然后分别修复动脉和静脉。其他疗法如放射治疗及硬化剂注射,其疗效不佳,复发率高。

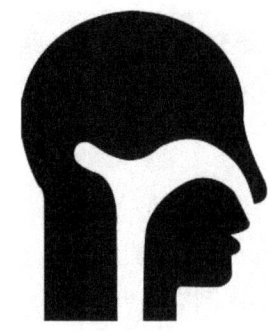

第十二章 睡眠呼吸暂停综合征

第一节 睡眠呼吸暂停低通气综合征的流行病学

睡眠呼吸暂停低通气综合征（sleep apnea hypopnea syndrome，SAHS）是一种睡眠期疾病，患者在睡眠中出现打鼾、呼吸暂停或呼吸变浅，引起低氧血症/高碳酸血症，日间出现嗜睡、记忆减退等。近年来，随着对人群患病率的流行病学调查不断进行，该病发病率之高、并发症之严重越来越引起人们的关注。已有的流行病学研究资料有助于进一步探讨病因和发病机制，提高人们对该病的认识水平，满足健康教育的需求，合理分配医疗资源并进行有效防治。

一、SAHS 的患病率

（一）患病率概述

国外报道的患病率为 2%～4%，男性远多于女性，发病率随年龄的增加而增加。国内外在进行相关流行病学调查时采用的方法有差异，诊断标准也不尽相同，这对患病率的评估会产生影响。Davies 等回顾分析西方人群的 12 个研究估计，在西方成年男性中有 1%～5% 符合临床诊断。在我国上海市进行的一项大样本人群调查保守估计，30 岁以上成年人有 3.6% 符合临床诊断。另外 4 个大样本流行病学调查资料显示，以呼吸暂停低通气指数（apnea-hypopnea index，AHI）大于或等于 5 估计患病率男性为 17%～26%，女性为 9%～28%；以 AHI 大于或等于 15 估计患病率男性为 9%～14%，女性为 2%～7%。可见在预估该病对社会造成的负担时，至少有 5% 的中年人需要受到重视并接受治疗。尽管目前有关日间嗜睡的临床意义及其对人群健康的影响尚存在争议，但是不应忽略其对社会保健的影响效应。

（二）地区与种族差异对患病率的影响

对不同地域患病率的研究有利于对病因线索的探讨，但是很难区别环境危险因素（包括饮食习惯和生活方式）和遗传因素的作用。由于不同国家患病率不同，对移民及其后代的研究就显得相当重要。人群研究提示 65 岁以上非洲裔美国人的 SAHS（AHI 大于或等于 30）患病率是白种人的 2.5 倍。

在亚洲，Ip 等采用问卷和多导睡眠图（poly somno graphy，PSG）监测的方法对我国香港地区 784 名中年男性和 854 名女性职员（30～60 岁）的睡眠呼吸障碍问题进行调查，以 AHI 大于或等于 5 作为诊断标准，则患病率分别为 8.8% 和 3.7%，如以 AHI 大于或等于 5 加上白天过度嗜睡症状诊断，其患病率分别为 4.1% 和 2.1%。上海市一项对 6 826 名 30 岁以上居民的调查显示，有不同程度打鼾者占 57.1%，中重度打鼾者占 23.7%，根据中重度打鼾人群的 AHI 情况，保守估计人群的患病率分别为

20.3%（AHI 大于或等于 5）、17.1%（AHI 大于或等于 10）和 13.4%（AHI 大于或等于 15），这一结果与西方国家相似，略高于香港的报道。但结合夜间打鼾、日间嗜睡情况和 PSG 结果来判断，则患病率为 3.6% ~ 9.9%。

肥胖是 SAHS 的高危因素之一，西方人群中肥胖似乎更为多见。Ip 等研究发现，香港人群的体重指数（BMI）与阻塞性睡眠呼吸暂停低通气综合征（obstructive sleepapnea-hypopnea syndrome，OSAHS）的相关性不如白种人那样明显。推测亚洲人患病可能存在其他因素，比如上气道的结构问题等。不同种族人群颌面部的结构存在差异。

（三）对疾病进展和发病率的流行病学研究

目前的资料均仅提示了 SAHS 的患病率，而有关发病率和病情进展情况尚不清楚。威斯康星州人群队列研究对 282 人 8 年的追踪分析显示，AHI 平均增加了 2.6（由基线的 2.5 到随访的 5.1）。依性别、年龄、BMI 和打鼾程度分层后，平均 AHI 也都明显增加。小样本 3 ~ 8 年的随访研究绝大多数也提供了 AHI 随时间进行性增加的证据。临床和人群资料均显示轻中度者多数呈现进展趋势。习惯性打鼾和肥胖可看作是进展的危险性标志。建立识别疾病进展的有效方法对采取干预措施减少或逆转 SAHS 的发生以防止并发症的出现有指导作用。

二、SAHS 的危险因素

（一）肥胖

大量临床及流行病学研究证实肥胖是导致 OSAHS 的重要危险因素之一。美国的 Young 等对 600 名年龄在 30 ~ 60 岁的男女受试者进行调查发现，BMI 增加一个标准差，则出现睡眠呼吸紊乱的危险性增加 4 倍。相对于全身性肥胖，脂肪的分布起更加重要的作用。其实肥胖本身对呼吸系统也有着显著的影响，可造成肺活量、肺容量和功能残气量减少，补呼气量下降，呼吸功增加以及上气道阻力增加等。这些都增加了 OSAHS 发生的机会。

（二）性别

OSAHS 在中年男性中的发病率为 4% ~ 9%，在中年女性中发病率为 1% ~ 2%。有人认为，这是由于女性在绝经前的体内激素环境有维持睡眠时通气量、防止气道塌陷的作用。最近有研究发现，女性颏舌肌的肌电图活动性在清醒时呈现较高的水平，这可以起到防止部分气道塌陷的作用。

（三）年龄

随着年龄的增长，鼾声和呼吸紊乱指数（RDI）会增高，但到一定年龄后指数将不再升高，甚至会有所下降。Oslen 等研究发现，以 RDI 大于 15 为诊断标准，RDI 从 35 岁到 54 岁有增高的趋势，当年龄到达 64 岁以后将相对恒定。许多研究都表明，OSAHS 在 55 岁左右多发，而此后随着年龄的增长，OSAHS 的发生以及严重程度将有所下降。最近对美国老人的调查提示，白天嗜睡症状在年老时加重，而鼾声会变轻。此外，Lindberg 等调查发现，有鼾声和白天嗜睡症状的中年患者如不加以治疗，在最初确诊后的 10 年里病情将随着年龄有所发展。关于儿童 SAHS 的流行病学资料有限，对于相关危险因素也只能部分推断。研究证实儿童发病的高峰年龄在 2 ~ 5 岁，与有关鼾症的流行病学资料一致。大多数研究报道儿童 10% ~ 14% 有频繁的打鼾。年纪稍大的孩子更容易出现打鼾。接近 5% 的儿童有已证实的呼吸暂停（0.5% ~ 9%）。我国上海市一项对 1 812 名 1 ~ 6 岁儿童的调查显示鼾症发生率为近 17%。

流行病学调查和临床数据显示男孩和女孩的鼾症及 SAHS 患病率相似。与成人相比，尽管肥胖对儿童发病显得不那么重要，但是肥胖儿童中出现打鼾和睡眠相关呼吸暂停引起其他症状者比非肥胖者要高出 2 ~ 3 倍。一项研究证实，PSG 证实的中重度患者中，肥胖儿童是不肥胖者发生可能性的 4 ~ 5 倍。

（四）遗传因素

有关 SAHS 的家族聚集性已有报道，但和肥胖发生率相似。对非肥胖家族的研究也证实了遗传因素的存在，在与身高、体重、性别均匹配的对照人群相比较时，存在颜面结构异常、上气道狭窄和悬雍垂增大等。这些结构异常是否是遗传性的，以及是异常睡眠呼吸障碍的原因还是结果尚需证实。

第十二章 睡眠呼吸暂停综合征

第二节 病因与发病机制

目前认为 SAHS 病因众多、机制复杂。

一、病因

（一）阻塞性睡眠呼吸暂停的病因

睡眠时上气道软组织松弛、舌根的后置等使上气道狭窄，在吸气时相胸腔负压的作用下，软腭、舌根坠入咽腔紧贴咽后壁，造成上气道阻塞，是引起 OSA 的主要原因。多见于：肥胖；鼻部疾患，如鼻瓣弹性下降、过敏性鼻炎、鼻中隔偏曲、鼻息肉、鼻中隔血肿和鼻咽部肿瘤等；腺样体增殖、淋巴瘤、咽壁肥厚、扁桃腺肥大；内分泌疾病：肢端肥大症、甲状腺功能减退症、巨舌；颈部肿瘤的压迫：头和颈部烧伤、Hunter 综合征、Hurler 综合征；咽部的异常如会厌的水肿及声带麻痹、喉功能不全等；颅底发育异常、下颌僵硬、先天性或获得性小颌、咽肌张力减退等。

（二）中枢性睡眠呼吸暂停的病因

病理性 CSA 可见于多种疾患：①神经系统病变：脊髓前侧切断术、脊髓的病变。②自主神经的功能异常：如家族性自主神经异常、Shy-Drager 综合征、脑炎。③肌肉病变：如膈肌病变、肌强直性营养不良等。④脑脊髓的异常：如 Ondine curse 综合征、枕骨大孔发育畸形、外侧延髓综合征。⑤某些肥胖者、充血性心力衰竭、鼻阻塞等。⑥发作性睡病和一些 OS-AHS 气管切开或悬雍垂腭咽成形术后等。

二、发病机制

SAHS 发病机制复杂，OSAH 和 CSAH 既有相近的病理过程，又有自身特定的发病机制。时至今日，尚未能阐明。

（一）睡眠、上气道狭窄和呼吸调节功能异常

清醒和睡眠是两个截然不同的生理状态。咽部开放关键取决于咽部外展肌的活动，后者在吸气相能防止上起道闭合。上气道的翼状肌、腭帆张肌、颏舌肌、颏舌骨肌和胸骨舌骨肌等外展肌群均接受吸气相神经控制。睡眠时吸气等原因使咽部的负压增加、外展肌群张力减低等均易发生上气道阻塞。且上气道肌群属于中等疲劳肌，易发生肌疲劳和肌松弛。在呼气相，上气道表面张力使得气道发生阻塞。控制上气道的自主和随意神经系统控制不协调；上气道解剖缺陷，如扁桃腺肥大、悬雍垂粗长、黏膜和腺样体组织增生和睡眠时对抗上气道内阻力增加时的补偿用力呼吸减弱等均可使上气道狭窄和阻塞。神经肌肉反射和上气道感受器在维持上气道开放中起重要作用。睡眠相腭帆张肌和颏舌肌肌张力降低是上气道塌陷的主要因素。OSAHS 患者在清醒时口腔阻断压（P0.1）高于正常人，颏舌肌的基本活动水平可高达最大活动能力的 40%，远较正常人的 12% 为高，可能是上气道狭窄、上气道阻力增高的一种代偿机制。清醒时，大部分 OSAHS 患者的呼吸中枢对低氧和高 CO_2 刺激的反应与正常人没有明显差异，部分伴白天 CO_2 潴留患者的中枢敏感性有所降低。在 N-REM 睡眠的 Ⅰ、Ⅱ 期和 REM 睡眠时，P0.1 明显降低，呼吸驱动明显减弱。特别是伴有白天 CO_2 潴留的患者，呼吸中枢对低氧和高 CO_2 刺激的反应几乎消失。而进入 Ⅲ、Ⅳ 期睡眠后醒觉次数明显减少，P0.1 有所恢复，呼吸调节趋于稳定。消除 OSA 后，P0.1、肌电活动和呼吸中枢的敏感性均可恢复正常。提示呼吸中枢反应性增高是继发于 OSA 引起的低氧、高 CO_2 和睡眠紊乱，而并非是 OSA 的始动因素。

临界压（critical pressure，Pcrit）能定量表示上气道塌陷的趋势。Pcrit = 0 时气道内压等于大气压，Pcrit > 0 会导致上气道狭窄或完全阻塞，发生呼吸暂停。而 Pcrit < 0 则有利于气道开放。正常人在醒觉时 Pcrit < -21 cmH_2O，而睡眠时 Pcrit 平均为 -13 cmH_2O。OSAH 患者醒觉时 Pcrit 在 $-41 \sim -17$ cmH_2O 之间，而睡眠时 Pcrit 在无症状打鼾者中升至 -6.6 cmH_2O，在 OSH 和 OSA 患者中分别为 -1.6 cmH_2O 和 2.5 cmH_2O。

普遍认为上气道狭窄部位在咽部，NREM 睡眠时，约一半的患者有腭后塌陷，其余发生在口咽部。

但在 REM 睡眠时，大多数患者的塌陷可延伸至下咽部。

苯丙二氮类药物和酒精的摄入能增加呼吸暂停的时间和频率，同时加重减氧饱和度程度，以第一小时睡眠最为显著。酒精一方面抑制中枢神经系统使口咽部肌张力下降，增加呼吸暂停次数，另一方面抑制中枢唤醒机制，延长呼吸暂停时间。因此具有双重抑制作用。

OSAHS 多见于男性、绝经期妇女、肥胖、肢端肥大症、甲状腺功能减低症或注射睾酮者，雄激素能诱发和加重睡眠呼吸障碍。可能是雄激素对颈部脂肪沉积或上气道肌肉功能的长期影响所致。而黄体酮在一定程度上降低女性发生呼吸暂停的机会。有人认为周期性呼吸暂停的发生与颈动脉体化学感受器介导、低 PO_2 与高 PCO_2 的相互作用有关。切除双侧颈动脉体的患者，睡眠呼吸暂停的时间较正常人延长、呼吸暂停时 PO_2 下降、PCO_2 增高更明显。

（二）阻塞性睡眠呼吸暂停

上气道狭窄、塌陷引起上气道阻力增高、增加呼吸功和胸腔负压增高，是引起上气道进一步塌陷、阻塞的始动因素。引起 OSA 的三个基本特征：①上气道阻塞的位置是在咽部。②咽腔的大小在于咽肌使咽腔关闭的压力和使咽腔开放压力两种力的平衡。③阻塞性睡眠呼吸暂停的患者通常有咽解剖和/或伴随咽结构的异常。

咽气道是缺乏骨性结构支撑的软组织管道，具有可塌陷性。入睡后，呼吸中枢驱动降低，咽扩张肌的活动减弱，上气道阻力增加；呼吸驱动降至一定水平时，膈肌等吸气肌产生负压占优势，当超过咽气道壁所能承受的临界压力（Pcrit）时，气道塌陷，发生呼吸暂停。然后血氧逐渐下降、CO_2 逐渐升高，咽腔内负压增加，通过刺激相应的化学和压力感受器，兴奋脑干网状激活系统而引起短暂觉醒。咽扩张肌张力恢复，上气道开放，呼吸气流恢复。如此周而复始，循环发生。

（三）中枢性睡眠呼吸暂停

CSA 的发生机制不甚清楚，下列因素均可能参与发病：①由醒觉转入睡眠时，呼吸中枢对各种刺激（如对高 PCO_2、低 PO_2、肺、胸壁和上气道的机械受体和呼吸阻力负荷等）的反应性减低，即反应性阈值升高，尤以在 NREM 的 Ⅰ、Ⅱ 期睡眠和 REM 期睡眠明显。②中枢神经系统对低氧等病理状态下引起的呼吸反馈控制的不稳定。③呼气与吸气转换机制异常等。

入睡后，呼吸中枢对高 PCO_2 和低氧的反应性下降，$PaCO_2$ 和 PO_2 水平不足以兴奋中枢驱动呼吸，而发生 CSA。随着呼吸暂停时间的延长，$PaCO_2$ 逐渐升高，缺氧逐渐加重，最后达到呼吸中枢的反应阈值，兴奋呼吸驱动，甚至发生觉醒，恢复呼吸，较高的 $PaCO_2$ 和较低的 PO_2 能引起过度通气，缺氧缓解和 $PaCO_2$ 降至较低水平时，则再次发生 CSA。如此反复发生周期性的 CSA。可见，睡眠时呼吸中枢对高 CO_2、低氧的敏感性愈差，反应阈值愈高，越容易发生 CSA。

综上所述，睡眠呼吸障碍在人群中有较高的发病率。其发病机制复杂，影响因素众多，深入研究其发病机制对认识该病选择治疗至关重要。

第三节　睡眠呼吸暂停低通气综合征的遗传学

阻塞性睡眠呼吸暂停低通气综合征是一种慢性睡眠呼吸疾病，其特征是睡眠中反复发生上气道完全或不完全阻塞，伴有间断的低氧及高碳酸血症、睡眠结构紊乱等。OSAHS 患病率较高，是多种全身疾病的独立危险因素。国外流行病学调查显示 OSAHS 的患病率为 2%～4%，患病率随年龄的增加而升高。流行病学调查显示在香港地区，中年男性 OSAHS 的患病率为 4.1%，上海地区人群 OSAHS 的患病率为 3.62%。另一方法，遗传流行病学调查还发现，OSAHS 的发病存在着明显的家族聚集性。在美国、芬兰、丹麦、冰岛、英国和以色列的研究均发现无论是 OSAHS 的症状还是呼吸暂停低通气指数（apnea and hypopnea index，AHI）均存在明显的家族聚集现象，当有一位直系亲属为鼾症患者时，鼾症发病危险性增加 3 倍，而当父母亲均为鼾症患者时，鼾症的发病危险性增加 4 倍。基于 OSAHS 明显的遗传倾向，学界对此开展了大量的研究。

第十二章 睡眠呼吸暂停综合征

一、OSAHS 全基因组学研究

目前，已有少数利用微卫星标记对 OSAHS 家系进行全基因组扫描的研究结果。Palmer 等对美国 66 个白人 OSAHS 家系 349 个个体进行全基因组扫描，发现白人家系中 4 个染色体区域（1p、2p、12p、19q）与呼吸紊乱指数存在连锁关系，3 个染色体区域（2p、7p、12p）与体重指数存在连锁关系，提示 OSAHS 和肥胖的易感性上存在着一些共享和非共享的遗传因素，特别是 2p16、19q13 以及 2p22、7p22 和 12q21 可能存在 OSAHS 的易感基因。Palmer 等进一步对 59 个 OSAHS 黑人家系进行全基因组扫描，显示黑人家系中只有 1 个染色体区域（8q）与呼吸紊乱指数存在连锁关系，但却有多个染色体区域与体重指数存在连锁关系，最明显的两个染色体区域为 4q 与 8q。这些研究表明不同种族间 OSAHS 相关基因在染色体上的特定区域存在很大差异，而且参与 OSAHS 与肥胖形成的基因既有共同基因，又有各自的特定基因，因此这为 OSAHS 的基因定位研究带来了很大的挑战。

二、OSAHS 候选基因研究

（一）候选基因关联研究与单核苷酸多态性

候选基因关联研究是研究多基因疾病与遗传因素之间存在可能致病通路的第一步。比较候选基因突变体在 OSAHS 患者与正常人群之间是否存在频率差异，若频率分布差异具有统计学意义，则该基因突变体就可能是 OSAHS 易感基因，或与其连锁不平衡的基因位点。OSAHS 候选基因关联研究中，这种基于连锁不平衡的相关分析需利用一套高密度的多态标记进行系统的基因组扫描来寻找疾病的相关区域。真核生物基因组在种属或个体间存在相当大的 DNA 序列变化，DNA 分子标记则能特异性地显示这种多态性。第一代分子标记限制性片段长度多态性，主要研究对象是由限制性酶切位点的差异造成的 DNA 片段长度多态性；第二代分子标记是数目可变的串联重复序列，即微卫星（mierosatellite）；而第三代遗传标记单核苷酸多态性（single nucleotide polymorphisms，SNPs）是近几年发展起来的第三代 DNA 分子标记，在基因组中具有数量巨大、高密度和高保守的特点，用于基因定位研究时其分辨率优于微卫星。高分辨率的 SNPs 基因图推动 OSAHS 基因精细定位。SNPs 检测和分型技术的不断完善和发展，可以对多个 OSAHS 候选基因的 SNPs，甚至全基因组的 SNPs 实现一次性、大规模检测。候选基因的 SNPs 筛查为 OSAHS 易感基因的研究提供了新的方法。近期，在欧洲裔和非洲裔美国人 OSA 基因组关联研究中，Patel 等采用基因芯片技术发现两个基因位点与炎症通路相关，由于样本量和种族等原因，该研究结论需进一步确认。

（二）OSAHS 候选基因相关研究

1. 肥胖和糖脂代谢异常候选基因

OSAHS 和肥胖合并存在，相互影响，构成恶性循环。研究发现肥胖症的候选基因与 OSAHS 密切相关，这不仅是因为 OSAHS 表现型中多存在明显的肥胖，而且这些基因对于 OSAHS 的其他潜在相关特征（如胰岛素抵抗、高血压、心血管疾病）也有着潜在的影响。潜在候选基因包括：瘦素基因、胰岛素生长因子基因、胰岛素受体底物基因、肿瘤坏死因子 α 基因、β 肾上腺素能受体基因、血管紧张素转换酶基因、糖调节蛋白基因、葡萄糖激酶基因、腺苷脱氨酶基因、饥饿激素基因、联脂素基因、抵抗素基因、agouti 蛋白和蛋白相关肽基因、前阿片黑素细胞皮质激素基因、增食欲素基因（orexins）、黑色素皮质素受体 3 基因、组织纤溶酶原激活物抑制物 1（PAI-1）等。OSAHS 发病常常伴有糖脂代谢异常，在 OSAHS 基因学研究中，与糖脂代谢相关基因成为研究的重点。OSAHS 患者空腹胰岛素和胰岛素抵抗稳态模型评价（HOMA-IR）水平均显著升高，与 AHI、最低氧饱和度均呈显著相关。Vgontzas 等发现，OSAHS 患者血浆胰岛素水平显著升高，胰岛素敏感性下降，指出 OSAHS 是独立于肥胖致高胰岛素血症及胰岛素抵抗的重要危险因素。Bayazit 等进行 50 个 OSAHS 患者和 143 个正常人的病例对照研究，认为胰岛素受体底物基因（IRS-1）在 972 编码子的单核苷酸多态性 SNPs（Gly972Arg）与 OSAHS 男性患者发病相关，与 OSAHS 严重程度无关。我们在近期研究中发现，糖脂代重要基因之一的 PPARG 基因 Pro12Ala 多态性与 OSAHS 患者血脂紊乱相关，表明一些基因可能并未增加 OSAHS 易感性，但参与

OSAHS 表型多样性，增加 OSAHS 研究复杂性。瘦素（leptin）在脂肪代谢中起重要作用，可促进脂肪与糖的代谢。瘦素即肥胖基因产物消脂素，是一种脂肪组织源激素，由 167 个氨基酸组成，作用于中枢神经系统和外周组织中的相应受体，具有脂肪调节功能，可限制食物摄入并增加能量消耗。瘦素通过减少脂肪酸和甘油三脂的合成来直接抑制细胞内脂肪聚集，同时使脂肪氧化分解增加。它对脂肪代谢的作用是通过瘦素对乙酰辅酶 A 的抑制作用完成的。因为 OSAHS 与肥胖的关系密切，而瘦素具有脂肪调节作用，OSAHS 患者体内瘦素水平的变化引起了人们的关注。OSAHS 患者随着 AHI 的增加，瘦素水平呈递增趋势，且瘦素浓度与体重指数、血清总胆固醇和低密度胆固醇、胰岛素抵抗及动脉血氧饱和度降低密切相关。瘦素受体基因多态与 OSAHS 密切相关。OSAHS 患者中瘦素受体基因 Arg 等位基因的存在使患肥胖和高血脂的风险增加。Hanaoka 等用 130 个 OSAHS 患者和 50 个正常人进行病例对照研究，其研究了瘦素基因和瘦素受体基因的多个多态性性位点 Lys109Arg、Gln223Arg 和 Lys656Asn 多态性与日本人 OSAHS 患者无相关性，并认为需要进一步研究 Gln223Arg 和 Lys656Asn 多态性改变与 OSAHS 严重程度相关性。

2. 心血管系统候选基因

血管紧张素转化酶（ACE）是一种与高血压心脏病密切相关的转换酶，可在肺内将血管紧张素 I 转换为收缩血管作用更强的血管紧张素 II。OSAHS 患者血浆 ACE 的活性高于正常对照组。ACE 基因多态性涉及一个 287bp 的 Alu 重复序列的插入（I）和缺失（D）。在许多病例对照研究发现，ACE（I/D）基因多态性与 OSAHS 发病及高血压等表型相关。荟萃分析显示，ACE 基因 I/D 与 OSAHS 的风险增加没有统计学上的显著差异，但 ACE II 基因型可能是 OSAHS 合并高血压的亚洲患者的一个危险因素。在 OSAHS 患者 β_1 肾上腺素受体基因型与表型相关研究，尽管 β_1 肾上腺素受体基因的 R389G 多态性位点与未经过治疗的 OSAHS 患者心率和血压无关，但对 CPAP 治疗有正面影响。β_2 肾上腺能受体基因型与表型相关研究中发现，其多态性改变并不影响心率、血压和血脂，但影响心脏病的发生，其杂合子有更高心血管患病风险。OSAHS 患者的发病遗传因素与心脏病发病的候选基因关系需进一步研究。

3. 炎症候选基因

在 OSAHS 基因学研究中，与炎症分子机制如血管内皮细胞 TNF-α、IL-6、黏附分子等炎症蛋白的表达成为相关研究的重点。同时这些细胞因子（如 IL-1 及 TNF-α）与睡眠有关，被称为内因性睡眠因子的 IL-1 与 TNF-α 在人体对睡眠和觉醒的作用非常相似，它们都可增加慢波睡眠，抑制快动眼（REM）睡眠，延长非快动眼（NREM）睡眠。OSAHS 患者 TNF-α 分泌的生理昼夜节律与正常人不同，正常人的 TNF-α 分泌夜间达到最高峰，但 OSAHS 患者的 TNF-α 分泌夜间减小，表现为夜间睡眠时 III 期、IV 期及 REM 睡眠的减少，而白天其分泌达到最高峰，表现为白天嗜睡。另外，TNF-α 也可降低食欲，调节机体的能量代谢及脂肪分布。在对肥胖印度人群的病例对照研究中，分析 TNF-α 基因启动子区（308G/A）多态性发现，OSAHS 患者携带 308A 等位基因比例明显高于对照组，血清中 TNF-α 较对照组也有显著增高。并在欧洲研究 206 个患者和随机 192 个人血样的病例对照研究得到证实。由于 TNF-α 是各种代谢通路调节因子，作用机制复杂，其多态性位点在 OSAHS 的作用机制也在研究中。我们在 TNF-α 基因多态性与 OSAHS 发病相关研究中发现，TNF-α 基因多态性还可能是 OSAHS 与 Met S 共同致病机制之一。

4. 中枢神经递质候选基因

中枢神经递质在睡眠紊乱的发生中扮演重要角色，5-羟色胺（5-HT）和 γ-氨基丁酸是其中两个重要递质。由于发现 5-HT 与舌下神经核的 2A、2C 受体结合后，通过作用影响舌下神经的兴奋性，对颏舌肌的收缩具有重要的调节作用，直接影响着上气道的塌陷性和 OSAHS 的发生。人们关注 5-羟色胺的受体基因多态性与 OSAHS 患者发病的关系，研究显示，5-羟色胺 2A 受体基因 T102C 的 SNPs 与 OSAHS 无关，而 1438G/A 的多态性与 OSAHS 男性患者发病有相关关系。同时，人们也在研究 5-HT 代谢通路的其他相关基因如转运体基因，在对 5-羟色胺转运体基因病例对照研究发现，OSAHS 发病与 5-羟色胺转运体基因短串联重复序列多态性（STin2. VNTR）相关（P = 0.007；OR = 1.72，95%CI = 1.15-2.58），而与 5-羟色胺转运体基因连锁多态性区域无关，在男性患者两基因多态性均与 OSAHS 发病相关。我们的荟萃分析显示，5-HTR2A1438G/A、5-HTTLPR、STIN2VNTR 与 OSAHS 易感性增加明显相关，OR 值分别为 2.33（A 和 G，95%CI = 1.48-3.66），1.24（L 和 S，95%CI = 1.04-1.49）和 2.87（10 比 12，95%CI = 1.38-5.97）。在 γ-氨基丁酸受体（GABA BRI）基因多态性病例对照研究中发现，Ala20Val 多态性与 OSAHS 发病有关而与 Gly489Ser 多态性无关，Phe658Phe 多态性可能与觉醒指数和 NREM 占总睡眠百分数有关。

三、OSAHS 遗传学研究应用展望

随着基因芯片和测序技术发展，必将推动 OSAHS 遗传学研究进步。OSAHS 遗传学研究的重要意义在于采用遗传学方法筛查 OSAHS 遗传易感人群，进行分子病因学诊断，从而进行早期预警和干预，为个体化治疗提供病因学依据，最终达到降低疾病发病率和危害的目的。

第四节　OSAHS 相关炎性因子及治疗

阻塞性睡眠呼吸暂停低通气综合征（OSAHS）在成年男性中的发病率为 3%~7%，在成年女性中的发病率为 2%~5%。大量研究显示，OSAHS 与多种疾病的发生发展关系密切，如心脏疾病、糖尿病、性功能障碍、认知功能障碍及慢性阻塞性肺疾病等。OSAHS 是心血管疾病的独立危险因素，与心脑血管疾病的发病率及死亡率密切相关，炎性反应是其重要的病理生理过程。研究发现 OSAHS 与 C 反应蛋白（C-reactive protein，CRP）、肿瘤坏死因子 α（tumor necrosis factor α，TNF-α）、白介素 6（interleukin-6，IL-6）等多种炎性因子密切相关。OSAHS 患者出现的慢性间断缺氧症状，会导致活性氧激活，进而引起核因子 κB（nuclear factor-κB，NF-κB）通路的激活，增加下游分子的表达，如使细胞因子（TNF-α、IL-6、IL-8 等）、黏附分子、凝血因子及炎性趋化因子的分泌增加，从而导致动脉粥样硬化、血管内皮损伤，最终导致心脑血管并发症的发生。但通过有效的治疗［如减肥、手术治疗、持续正压通气（CPAP）］后，多数 OSAHS 患者临床症状得到改善，但长期效果不明显。然而这些有效治疗是否能影响炎性因子的表达水平仍存在争议。

一、OSAHS 与炎性因子

（一）OSAHS 与 CRP

CRP 是一种由肝脏合成的急性时相反应蛋白，是一种重要的炎性因子，与冠状动脉粥样硬化密切相关，目前认为可能是通过激活 IL-6 发生作用。Basoglu 等研究发现，在 OSAHS 合并肥胖的患者中，CRP、瘦素及胰岛素抵抗均明显高于未患有 OSAHS 的患者。YardinrAkaydin 等研究也发现，OSAHS 患者血清中 CRP 水平明显高于对照组，并与缺氧时间、氧减指数相关；此外，该研究还发现血清中 CRP 的表达与性别有关，在女性中的表达水平要明显高于男性，这表明炎性反应在女性 OSAHS 的发生发展中起着重要作用；同时，该研究还提到合并代谢综合征的 OSAHS 患者 CRP 的表达水平明显高于未合并代谢综合征的患者。但是 Van Eyck 等却发现 OSAHS 患儿血清 CRP 水平与肥胖的严重程度有关，与 OSAHS 及其严重程度无关，这点与成人不同。

可能是因为以下几个原因：①在 Van Eyck 等研究中，120 例患者中重度患儿仅有 15 例。②儿童 OSAHS 患者患病时间较成人短，可能是 OSAHS 的早期阶段。③CRP 的分泌受 IL-6 的影响，而 IL-6 由脂肪组织分泌，在 Van Eyck 等及 YardinrAkaydin 等研究中 CRP 的表达与肥胖有关，这表明肥胖是增加 CRP 水平的有力预测指标。

（二）OSAHS 与 TNF-α

TNF 系统属于炎症系统的一部分，主要包括 TNF-α、TNF-β 及其跨膜受体和可溶性受体。TNF-α 是由单核细胞、巨噬细胞或淋巴细胞分泌产生的一种多功能细胞因子。Qian 等研究发现，OSAHS 患者血清中的 TNF-α 水平明显高于正常人，且 OSAHS 合并高血压组的水平更高。一项动物实验研究发现，在慢性间断缺氧的老鼠中，促炎性因子 TNF-α、IL-6 的表达水平明显升高，且与慢性缺

氧的严重程度密切相关，这些炎性反应与胰岛素抵抗及糖耐量亦关系密切，Gozal 在儿童 OSAHS 患者中也发现血清 TNF-α 水平明显高于正常对照组，且与严重程度相关。而 Alexopoulos 等在对希腊儿童的研究中却发现 TNF-α 与 OSAHS 的严重程度无明显相关关系，但是与体质指数（BMI）相关，这表明肥胖与 TNF-α 在 OSAHS 患者中的表达有关。

（三）OSAHS 与 IL-6

IL-6 是单核巨噬细胞、血管内皮细胞、T 细胞参与分泌的一种多基因、多效应的促炎性因子。一项多种族队列研究显示，IL-6 与血管内皮损伤密切相关，增加 IL-6 的水平，可能促进血管炎性改变及促进动脉粥样硬化形成。一项对 18 个研究进行的 Meta 分析发现，OSAHS 患者血清中 IL-6 水平明显高于对照组。Arnardottir 等对冰岛 454 例 OSAHS 患者进行研究，同时发现 BMI 比内脏脂肪体积对 IL-6 及 CRP 的影响更大，血清 IL-6 水平与 OSAHS 的严重程度和缺氧程度更相关，而不是呼吸暂停低通气指数（apnea hypopnea index，AHI）的大小。当对患者按肥胖程度分组时发现，BMI ≤ 30 kg/m^2 时，IL-6、CRP 与 OSAHS 严重程度相关，但是这种相关性在 BMI < 30 kg/m^2 的 OSAHS 患者中表现如何目前还缺乏相关研究。这些结果表明，肥胖与 OSAHS 及炎性因子的关系复杂，仍需进一步研究。

二、OSAHS 的治疗

（一）一般治疗

OSAHS 的一般治疗主要包括减肥、改变体位等。在 OSAHS 的诊疗指南中，减肥被认为是一种基本而重要的治疗手段。研究显示，肥胖与多个炎性递质密切相关，如 CRP、IL-6 等，且参与 OSAHS 心血管疾病的进展。那么通过减肥能否下调 OSAHS 体内炎性因子水平，改善临床症状，降低 AHI 呢？Sahlman 等研究发现，OSAHS 患者体内的炎性因子 CRP、IL-6 与体质量有关，随着体质量的下降体内炎性因子水平下降。非肥胖 OSAHS 患者在进行 2 个月的减肥锻炼后，AHI 未见明显改善，CRP 也无明显改变，且在参考范围内，而体质量正常是导致 CRP 无明显变化的原因。虽然该研究仅进行 2 个月的减肥锻炼，较之前的研究时间短，但两个研究说明肥胖可能是导致体内炎性因子增加的原因，OSAHS 疾病本身可能不会导致 CRP 变化。然而 Kardassis 等通过对 19 例行减肥手术后的肥胖 OSAHS 患者进行 10 年的随访研究，证实肥胖型 OSAHS 患者经过减肥手术后体质量减轻，AHI 及 IL-6、TNF-α、CRP 水平均明显下降，临床症状改善，心脏功能增强，但是后期随访患者临床症状改善效果不理想。减轻体质量对于 OSAHS 是重要的治疗方法，通过改善体质量下调炎性因子的水平，从而改善内皮功能。OSAHS 机制复杂多样，虽然通过单纯的减轻体质量可改善 OSAHS 症状，但是仍需更多的研究阐明不同的炎症机制及作用途径。

（二）手术治疗

目前手术治疗不作为 OSAHS 患者的首选治疗方法。但对于儿童 OSAHS 患者，扁桃体肥大是其产生此类疾病的重要原因，通过手术治疗可以有效改善 OSAHS 患儿 AHI 及临床症状，那么其对体内炎性因子的影响如何呢？Chu 等对 90 例患有 OSAHS 的肥胖儿童进行扁桃体切除术后，发现术后 6 个月 AHI 明显下降，BMI 未见明显变化，而 IL-6 及 TNF-α 水平也未见明显变化，这可能是因为 IL-6 及 TNF-α 水平受肥胖因素的影响。Eun 等对 51 例确诊为 OSAHS 的成人患者进行腭咽成形及舌根射频消融术，术后 4 周，患者临床症状改善，神经功能缺损度（ESS）评分下降，虽 BMI 没有改变，但体内炎性因子 IL-6、TNF-α 水平较术前下降，且改变的比例与 OSAHS 的严重程度无关。这与 Chu 等研究不同，可能是因为成人合并其他疾病，其炎性因子的改变可能与其他疾病相关，因此需要进一步研究。

（三）持续正压通气（CPAP）

CPAP 是 OSAHS 首选的治疗方式。CPAP 可以明确改善 OSAHS 患者的临床症状及降低 AHI。近年来，越来越多的研究表明，OSAHS 患者通过 CPAP 治疗减轻了全身炎性反应。Schiza 等对 528 例新诊断 OSAHS 患者通过 6 个月有效的 CPAP 治疗，分别在治疗后 3、6、12 个月测定 CRP 水平，均下降。Friedman 等对 10 项研究，共 325 例患者进行 Meta 分析，发现 OSAHS 患者在接受平均 4 个月的 CPAP 治疗（1~6 个月）后，CRP 明显下降。这与之前 Schiza 等研究相似。有研究也持相反观点，Drummond

第十二章 睡眠呼吸暂停综合征

等对98例男性OSAHS患者进行前瞻性研究，发现OSAHS患者血清中CRP水平明显高于正常人，但是无论是短期还是长期的CPAP治疗，血清CRP及IL-6水平均未见明显改善。那么CPAP治疗对于炎性因子TNF-α影响如何呢？Hegglin等对12例女性及54例男性OSAHS患者进行研究，发现OSAHS患者的TNF-α水平较正常人高，且经过8个月的CPAP治疗后，TNF-α水平在男性患者中明显下降，而在女性患者中却没有改变，然而这种性别差异也可能是因为女性患者例数较少，最终影响结果。有趣的是在男性患者中，尽管CPAP治疗的依从性不高，但仍能降低TNF-α水平。但是Karamanli等研究显示，35例OSAHS患者经CPAP治疗后血清中TNF-α无明显改变，这与Hegglin等研究不一致，可能是由于病例标本较少，且患者可能合并心血管等其他疾病，最终影响结果。Kohler等将100例OSAHS患者随机分为治疗组（4周的CPAP治疗）及亚治疗组进行研究，发现经CPAP治疗后，血清中IL-6及超敏C反应蛋白（hs-CRP）水平未见明显改善，这可能是由于CPAP治疗时间不够，且可能有其他因素影响结果，如肥胖等。而Xie等对35个研究，共1985例患者进行Meta分析，发现OSAHS患者通过CPAP治疗后IL-6、CRP、TNF-α等炎性标志物水平可下降。OSAHS患者发生的上气道阻塞所致的慢性间断缺氧是激活炎性通路的重要机制，通过CPAP治疗可以改善气道阻塞症状，但是现在仍有较多研究表明，CPAP只能短期改善临床症状及炎性反应，远期效果仍不满意，在持续有效的CPAP治疗后，仍存在全身炎性反应，从而影响患者预后。主要原因有以下3点：①影响炎性因子的因素众多，如肥胖等，有很多病例可能有并发症，最终影响结果。②部分研究样本较少，且随机对照试验不多。③CPAP治疗的依从性低，但是经CPAP治疗多久能改善炎性反应，尚不可知，仍需进一步研究。

（四）其他治疗

上述一些常规治疗的疗效及依从性等不尽如人意，人们在积极寻找新的治疗方法，如下颌肌电刺激、口腔矫正器、牙托、局部手术矫形等。研究发现通过下颌电刺激、口腔矫正器等治疗后可以有效缓解患者嗜睡、睡眠紊乱等临床表现，并可以改善血压，降低心血管疾病等并发症发病率。但对于炎性因子的影响如何，目前国内外相关的研究较少，需要更深入的研究。

综上所述，OSAHS与炎性因子的关系密切，炎性因子参与OSAHS患者心脑血管并发症的发生及发展。通过积极有效的治疗，可以改善患者症状及降低体内炎性因子水平，减少后期并发症。但由于OSAHS致病的病理生理机制的复杂性，临床上治疗手段的有限性及患者对此类疾病的认识不足，炎性反应作为OSAHS形成的主要病理生理过程，在OSAHS的发病中具体影响尚未被阐述清楚，有待进一步研究。通过对OSAHS的积极治疗，能否改善炎性反应仍存在一些争议，需进一步证实。

第五节 睡眠呼吸暂停生物学标志物

阻塞性睡眠呼吸暂停低通气综合征（obstructive sleep apnea hypopnea syndrome, OSAHS）因其发病普遍性及对心血管及代谢的影响越来越受到重视，其成人患病率为2%~4%，未经治疗的OSAHS患者5年病死率可达11%~13%，全球每天约有3000人的死亡与OSAHS有关。近年来，随着对OSAHS研究的深入和认识的提高，人们开始探索OSAHS的生物学标志物，以利于改进睡眠呼吸暂停的诊断和评估方法。按照美国NIH的定义，生物学标志物是指可以反映和评价正常生理过程、疾病状态以及对治疗反应的客观指标。"理想"的生物标志物应具备以下特点：安全，简单，价廉，无明显性别或种族差异，患者自己可以直观判断；敏感性及特异性高，有助于筛查及诊断；与疾病严重程度相关，能够帮助患者评估治疗效果。对于OSAHS患者来说，研究其生物学标志物的必要性表现在两个方面。其一，临床诊断的需要。作为OSAHS诊断金标准的多导睡眠图（PSG）也存在一定的局限性，例如由于其检查过程烦琐，需要耗费大量人力、物力及时间，因此不能用于大规模流行病学调查、筛查等；另外，对于依从性较差的患者，如儿童、阿尔兹海默病患者、精神障碍患者等，PSG检查基本无法实施。其二，判断疾病进展和治疗评估的需要。持续气道正压通气（CPAP）是治疗OSAHS的首选治疗，CPAP的依从性并不高，仅为30%~60%。从临床角度出发，及时进行CPAP疗效评估，指导后续治疗方案制定无疑是提高依从性的策略之一。然而，研究表明有效的CPAP治疗后2年呼吸暂停低通气指数（AHI）方可明显改善。显然，以反复的PSG检查来判断疗效似乎并非好的选择。因此，从OSAHS病理生理过程及多系统损伤的层面出发，寻找变化显著并简便易行的生物学标志物来判断疗效将成为研究重点之一。目前"可能的"睡眠呼吸暂停生物学指标来自于对疾病病理生理过程和并发症的研究，其中包括氧化应激指标、炎症指标以及代谢紊乱指标等，可检测的途径包括血清学、尿液、唾液、呼出气冷凝液等。

一、血清学和呼出气冷凝液指标

（一）氧化应激指标

OSAHS患者夜间睡眠时发生的反复低氧再复氧过程——慢性间歇低氧（chronic intermittent hypoxia，CIH）是OSAHS的重要病理生理机制，是造成OSAHS患者心血管系统以及其他脏器损害的基础。此过程类似缺血再灌注损伤，可引起氧化应激反应，产生过多的活性氧基团（ROS），可通过直接破坏大分子结构物质和作为信号分子启动靶基因转录表达等多种方式造成血管内皮细胞急性和慢性功能损害。Simiakakis等虽然发现肥胖、吸烟、性别仍然是OSAHS中氧化应激途径的最重要的决定因素，但是还认为OSAHS所造成的低氧可能会加重氧化应激的程度。OSAHS氧化应激相关标志物如8-异前列腺素、氮氧化物是研究的热点。Carpagnano等研究发现OSAHS患者呼出气冷凝液中8-异前列腺素的浓度较对照组显著升高，8-异前列腺素的浓度与AHI、颈围正相关。随后的研究显示这种差异同样存在于血清中，经CPAP治疗后血清8-异前列腺素的水平显著下降。CIH暴露后的交感神经兴奋性和血管反应性改变被认为与氮氧化物水平的下调相关。Ip等报道中重度OSAHS患者血清中氮氧化物的含量较对照组明显降低，并且在接受CPAP治疗后氮氧化物水平明显上升。另一些研究也显示CPAP治疗能够使8-异前列腺素、氮氧化物水平恢复正常。35例OSAHS患者接受CPAP治疗3个月后，血清及呼出气冷凝液检测肿瘤坏死因子α（TNF-α）、白细胞介素6（IL-6）、8-异前列腺素、硝基酪氨酸、C反应蛋白（CRP），呼出气冷凝液中所有指标及血清中8-异前列腺素、硝基酪氨酸在CPAP治疗后明显下降，同时发现硝基酪氨酸与OSAHS严重程度有较好的相关性。血清中脂质过氧化的标志物——硫代巴比土酸反应物质（TBARS），以及羰基应激标志物——晚期糖基化终末产物（AGEs），分别可反映OSAHS的氧化应激及代谢异常，一些研究也表明了其与CPAP治疗的相关性。硫氧还蛋白（thioredoxin，TRX）是机体抗氧化系统重要组分，是反映氧化应激的指标之一。Guo等比较不同严重度OSAHS患者血浆TRX水平，结果显示TRX与OSAHS的严重程度密切相关，以TRX≥9.39 ng/mL为临界值，预测OSAHS的敏感性为90.7%，特异性为77.8%，准确率为88.7%，以TRX≥11.79 ng/mL为临界值，鉴别轻度与中重度OSAHS的敏感性为75.0%，特异性为65.2%，准确率73.1%。动物实验研究也有类似发现，周伟等研究证实OSAHS模式的CIH可导致血管内皮系统TRX mRNA的表达水平增加，其增加程度与间歇低氧程度有关。不过，目前TRX与OSAHS相关性临床研究仍较少，并且缺乏CPAP治疗前后变化的研究。OSAHS的慢性间歇低氧过程使三磷酸腺苷（ATP）生成减少或加速ATP降解使得核酸嘌呤代谢紊乱，易导致高尿酸血症；而组织缺氧最终可导致高乳酸血症。有研究证实血清尿酸与OSAHS严重程度相关，但似乎肥胖等因素影响了结果。另一研究发现OSAHS患者的血清尿酸、乳酸水平较对照组均有显著升高，但是在控制年龄、体重指数（BMI）、腰臀比等因素后，血清尿酸与AHI并无显著相关，因此认为乳酸水平对评估OSAHS低氧状态氧化应激程度较尿酸更为敏感。结果可能与两者半衰期有关，尿酸的半衰期为0.85 d，而乳酸仅为20 min。

（二）炎症性指标

OSAHS的最主要病理生理变化为低氧血症和高碳酸血症。CIH通过激活p38丝裂原活化蛋白激酶导致促炎性转录因子生成，如核因子κB（NF-κB）激活，进一步促使TNF-α、IL-6、IL-8等炎症标记物表达上调，以及由肝细胞受IL-6、TNF-α等刺激而活化合成CRP。IL-6及CRP独立于肥胖与OSAHS的严重程度相关，Lui等对111例受试者的随机研究证实中年男性CRP独立于内脏型肥胖而与OSAHS发病及严重程度呈正相关，并且可以在CPAP治疗之后获得改善。另有相反的结论表示IL-6、CRP并不独立与OSAHS相关。威斯康星州的一项大样本量的研究表明，长期习惯的睡眠持续时间长度与CRP水平并无相关性。其中可能的混杂因素是肥胖，血清CRP增高OSAHS患者中有相当一部分

第十二章 睡眠呼吸暂停综合征

患者存在肥胖。Hotamisligil 首次提出肥胖是由不同炎症因子诱导产生的一种全身性的慢性低度炎症状态。研究证实脂肪组织同样能分泌炎症因子，如 TNF-α、IL-6 等，参与机体的多种生理病理过程。而 Arnardottir 等对 454 例未经治疗的患者根据 BMI 分层，发现 IL-6 水平仅在 BMI > $30kg/m^2$ 时与 OSAHS 的严重程度正相关。炎症指标的变化表现为 OSAHS 患者 TNF-α 较 IL-6 有明显且快速的升高。总睡眠时间也影响炎症指标的变化，研究证实 PSG 所示的睡眠持续时间每减少 1 h，CRP 及 TNF-α 升高 12%，IL-6 升高 9%。但是校正肥胖等混杂因素后，睡眠持续时间每减少 1 h，TNF-α 升高 8%，而 CRP 及 IL-6 与睡眠持续时间不再相关。OSAHS 缺氧启动了炎症瀑布，使炎症因子升高。CPAP 治疗后改善了缺氧状态，理论上可使炎症因子水平下降。研究证实 CPAP 治疗 6 个月后依从性良好的 OSAHS 患者 TNF-α 及尿酸都有明显下降，CRP 明显下降。中性粒细胞明胶酶相关载脂蛋白 Ngal 已被证实参与心血管疾病、慢性肾脏病的炎症过程。Murase 等研究发现血浆 Ngal 与 OSAHS 的严重程度正相关，但在进一步分析了肥胖等其他代谢综合征相关因素后，Ngal 在 OSAHS 患者中的显著升高被归因于代谢综合征，并且 CPAP 治疗后 OSAHS 的改善也并不能在 Ngal 水平得到体现。钙结合蛋白作为一种新的炎症因子，曾被提出用于炎症性肠病的诊断和严重程度的评估。Cholidou 等对 74 例受试者研究发现钙结合蛋白与 CRP 均与 AHI 呈正相关，在对中、重度患者进行 CPAP 治疗后，钙结合蛋白含量均有显著的下降。同时提出，钙结合蛋白联合 CRP 的改善可以预测 OSAHS 患者心血管风险下降。虽然许多相关试验已经说明了炎症因子与 OSAHS 之间的相关性，但 OSAHS 多并发其他疾病，如心血管疾病、糖尿病等，这些疾病的病理生理过程同样有炎症的参与，因此尚需要进一步的研究来支持炎症因子与 OSAHS 的直接关系。对于 CPAP 的治疗效果是否能用炎症因子去评估，也同样需要多中心大样本量的研究去支持。另外，是否存在尚未被关注到的参与 OSAHS 发展过程并更具特异性的炎症因子，也有待进一步研究。

（三）代谢性指标

糖代谢异常与 OSAHS 也有密切联系，OSAHS 患者中糖尿病的患病率大于 40%，而糖尿病患者中 OSAHS 的患病率可达 23% 以上。一些大样本量的横断面研究提示了胰岛素抵抗或糖尿病与 OSAHS 之间的密切联系。在 SleepAHEAD 研究中，306 例 2 型糖尿病患者罹患 OSAHS 的比例达 86%，BMI 及腰围被认为是 OSAHS 的主要预测因子。美国临床内分泌医师学会（ACCE）于 2011 年公布了最新糖尿病综合治疗方案指南（以下简称指南），建议成人尤其是 50 岁以上的男性 2 型糖尿病患者应该常规进行阻塞性睡眠暂停筛查。肥胖与糖尿病密切相关，而大部分的 OSAHS 患者存在肥胖，那么肥胖是不是糖尿病与 OSAHS 的中介将两者联系起来呢？研究显示 OSAHS 中存在的糖耐量异常独立于肥胖。Aronsohn 等研究发现 60 例糖尿病患者中 77% 存在不同程度的 OSAHS，在控制了年龄、性别、种族、BMI、糖尿病病程长短、总睡眠时间后，轻、中、重度 OSAHS 患者的糖化血红蛋白（HbA1c）较非 OSAHS 患者分别提高 1.49%、1.93%、3.69%，提示 HbA1C 与 OSAHS 的严重程度呈正相关。Lindberg 等在一项 400 例受试者研究中发现，控制了年龄、腰臀比等混杂因素后，重度 OSAHS 人群较非 OSAHS 的人群胰岛素敏感性明显降低。HbA1c 对 CPAP 的反应性也得到证实，Shpirer 等发现 HbA1c 的水平与 OSAHS 的严重程度呈正相关，重度 OSAHS 患者在 CPAP 治疗 3 ~ 5 个月后 HbA1c 水平明显下降。一项 86 例 OSAHS 患者参与的双盲试验中，与对照组比较，3 个月的 CPAP 治疗可明显逆转代谢异常，HbA1c、总胆固醇、甘油三脂、低密度脂蛋白均有明显下降，OSAHS 与高血糖、胰岛素抵抗具有一定的相关性独立于肥胖因素。基于上述研究，Hb A1c 可能为糖代谢异常合并 OSAHS 的患者的 CPAP 疗效判定提供依据，但是对 OSAHS 是否具有直接诊断价值尚需探讨。典型的肥胖 OSAHS 患者表现为脂质三联征：甘油三酯升高、低密度脂蛋白胆固醇升高、高密度脂蛋白胆固醇（HDL-C）降低。Coughlin 等和臧淑妃等研究发现肥胖 OSAHS 患者比肥胖非 OSAHS 者 HDL-C 更低。Tan 等研究也显示 OSAHS 患者中高密度脂蛋白（HDL）水平明显降低，并提出 AHI 是引起 OSAHS 患者 HDL 异常的主要原因。叶亮等对 231 例受试者（包括肥胖 OSAHS 组 89 例，非肥胖 OSAHS 组 62 例，单纯肥胖组 40 例，正常对照组 40 例）进行多元分析，并排除肥胖等混杂因素后，发现尚不能认为 OSAHS 是引起血脂代谢紊乱的独立危险因素。国外的一些研究中也有相似的结论。不过，CPAP 治疗后评价研究表明，良好的依从性以及一定的疗程能够使治疗前的脂代谢异常得到改善。但是对于短期的 CPAP 治疗或治疗前血脂正常的 OSAHS 患者，以血脂水平作为治疗评价似乎并不理想。同型半胱氨酸（Hcy）一直被认为与心血管疾病（CVD）有密切联系，与OSAHS之间是否存在独立于心血管疾病、肥胖等并发症之外的联系？诸多研究证明单纯OSAHS并不引起Hcy升高。但是，研究却发现半胱氨酸（Cys）本身具有一定的意义。在Cintra等的研究中，OSAHS患者组及对照组各75例，两组年龄、性别、基础心率、动脉血压并无显著差异，Cys及Hcy代谢中相关维生素含量也无显著差异，OSAHS患者的血浆Cys水平高于对照组，而两组间Hcy水平并无明显差异；控制了BMI等混淆因素后，两组间Cys的显著差异仍然存在，在6个月的CPAP治疗后Cys水平明显下降。需要注意的是，Cys的影响因素很多，比如吸烟、动脉粥样硬化均可以造成Cys升高，肌酐水平也能影响结果。另外，诸如中枢性睡眠呼吸暂停、慢性呼吸衰竭、充血性心脏衰竭、严重贫血等可引起组织缺氧的疾病理论上也可引起Cys升高，在设计此类试验时应该加以排除。Cys作为一个近来被新提出来的潜在OSAHS标志物，还需要重复的、大量的、随机对照研究来说明其与疾病间的相关性以及作为疗效评价的可靠性。

（四）内分泌指标

OSAHS患者睡眠中反复出现呼吸暂停以及睡眠片段化、睡眠周期紊乱均可破坏激素分泌节律；低氧使内啡肽、谷氨酰胺等中枢神经递质变化进而影响下丘脑垂体性腺轴；另外OSAHS合并肥胖的患者瘦素水平下降对性激素也有一定影响。丁少芳等研究30例OSAHS男性患者，发现控制年龄及肥胖因素后，血清黄体生成素（LH）、促卵泡激素（FSH）与AHI呈显著相关；LH、FSH、睾酮水平与最低血氧饱和度（$LSpO_2$）呈正相关。另一些相关性研究也得到类似结论，睾酮替代治疗并不能缓解夜间低氧，而CPAP治疗后睾酮的水平也没有明显下降。另外，一项多囊卵巢综合征（PCOS）相关研究中，在同样肥胖的女性中，患有PCOS人群OSAHS的发病率是没有PCOS人群的5~10倍。Mokhlesi等则表示PCOS患者合并OSAHS仍与肥胖有关。可见，在男性中，睾酮与OSAHS有一定的相关性，但似乎并不能作为疗效评价的依据，也缺乏其具有诊断价值的依据；在女性中，PCOS所介导的睾酮升高与肥胖、OSAHS是否有关联？它们之间的关系仍不明确。

（五）血液流变学指标

OSAHS可导致高凝状态，包括反复低氧致促红细胞生成素（EPO）增多、交感神经兴奋、RAS系统激活以及呼吸道水分蒸发导致相对红细胞增多及血液黏稠。P-选择素——反映血小板活化程度的特异性分子标志物，在中重度OSAHS患者中有明显升高，但是并未表现为决定性的因果关系，一些学者认为可能是肥胖及高脂血症导致了血小板活化。OSAHS患者中存在纤溶与凝血系统的失衡。Rangemark等研究发现OSAHS患者组织型纤溶酶原激活剂（t-PA）活性下降而纤溶酶原激活物抑制剂I（PAI-I）活性明显增高，当控制年龄因素后仍有显著差异，如果同时考虑BMI和血压因素则仅有统计学上的趋势意义。OSAHS患者有更高的凝血酶-抗纤维蛋白酶复合物（TAT）水平，其反映凝血酶活性程度。而反映抗凝系统的活化蛋白C-抗凝血酶复合物（APC-AT）、血栓调节蛋白水平等似乎与OSAHS并无相关性，但是目前仍没有相关证据表明TAT与OSAHS严重程度的相关性。

二、尿液指标

尿液的Lipocalin型前列腺素D合成酶（L-PGDS）在急性肾脏损害时有明显升高，是评估继发性肾损害的预测因子，包括高血压、糖尿病等疾病，被认为与心血管疾病及睡眠调节有密切联系。Chihara等研究了L-PGDS在OSAHS患者尿液中的水平，结果显示L-PGDS与OSAHS严重程度有一定相关性，同时在对患者进行2周的CPAP治疗后L-PGDS有显著的下降。尿L-PGDS或许能够反映OSAHS患者的睡眠质量，但是尚没有证据支持其诊断OSAHS的特异性。尿液中的8-异前列腺素2α（8-iso-PGF2α）对OSAHS的诊断有一定的价值。DelBen等针对138例受试者的研究中，重度OSAHS患者尿8-iso-PGF2α水平较非OSAHS患者显著升高，同时血清呈现sNOX2-dp升高、氮氧化物水平下降趋势。CPAP治疗6个月后OSAHSS患者的尿8-iso-PGF2α和sNOX2-dp均显著下降。

三、唾液指标

唾液检测因其取样方便且无创的优点近来多被应用于皮质醇增多症及糖代谢异常的诊断及评估。Akpinar 等研究证实唾液中髓过氧化物酶（MPO）的水平与 AHI 水平存在线性相关，且提出其或许可以作为反映 OSAHS 患者喉咽部炎症的标志物之一。Celec 等观察了在 CPAP 治疗 1 个月后及 6 个月后 OSAHS 患者唾液中 TBARS 与 AGEs 的含量变化，并与血浆中的含量作比较，发现两者在唾液及血浆中的含量均表现与治疗时间正相关的显著下降，其中 AGEs 唾液含量的下降幅度要明显大于血浆含量的下降幅度；另外，果糖胺——另一反映羰基应激的指标，血浆中含量的变化未提示治疗的反应性，但其唾液中的含量在治疗后却显著下降。OSAHS 患者低氧、睡眠节律紊乱影响下丘脑 - 垂体 - 肾上腺轴，进而导致激素水平紊乱。Raff 等比较分析了经过 2 周 CPAP 治疗的 OSAHS 患者的唾液皮质醇含量，结果显示未治疗前早晨 OSAHS 的唾液皮质醇水平升高与对照组相比无显著差异，晚 11 点唾液皮质醇含量显著高于对照组；治疗后首日 OSAHS 患者早晨唾液皮质醇水平下降，显著低于对照组，但余下治疗之后的唾液皮质醇水平较对照组均无显著差异。可见，CPAP 治疗对于改善 OSAHS 患者的下丘脑 - 垂体 - 肾上腺轴的紊乱是短暂的。另一些研究也得出类似的结果，发现 OSAHS 患者早晨与夜晚的唾液皮质醇水平与正常对照组并无显著差异。

四、其他指标

（一）视网膜病变的程度

研究表明同时有肥胖的 2 型糖尿病患者合并 OSAHS 似乎能够加重糖尿病的视网膜病变程度。反过来，在同时具有肥胖、2 型糖尿病的 OSAHS 患者中，视网膜病变的程度能够为评估 OSAHS 严重程度、治疗效果带来一定依据。

（二）外周神经病变

慢性阻塞性肺疾病患者的慢性低氧导致外周神经病变，并且不易发生缺血性神经传导障碍。Mayer 等研究发现 OSAHS 患者的神经传导功能对缺血的耐受程度与夜间低氧的程度有部分相关性。对照组的神经传导功能对缺血完全不能耐受，缺血前可引起神经反射的基础刺激阈值明显低于 OSAHS 患者，平均缺血 30min 出现神经对刺激无应答，而 OSAHS-RICF（resistance to ischemic nerve conduction failure）患者仍然对刺激应答，提出 OSAHS 合并糖耐量异常或其他代谢异常导致神经病变并不能通过该试验得到区分，需要实验室模型及病理生理依据进一步探究。

（三）血栓弹力图

Othman 等研究 OSAHS 动物模型血栓弹力图，结果提示 3 h 的反复气道闭塞升高血液高凝风险。虽然实验并未明确低氧是引起高凝状态的独立因素，但是该检查手段或许可以应用于 OSAHS 严重程度及 CPAP 治疗效果的评估，还可能用于指导 OSAHS 患者的抗凝治疗。另外，多种无创动脉检测技术对 OSAHS 心血管损伤的评估也有一定价值。颈动脉内膜中层厚度（IMT）、肱动脉血流介导性血管组织扩张（FMD）均是目前临床上公认的反映动脉硬化程度的良好指标，但对于 OSAHS 全身血管的损害仍存在一定的局限性。心踝血管指数避免了臂踝脉搏波速度易受血压波动而影响的局限，可能是判断 OSAHS 严重度、预测心血管损害及评估 CPAP 疗效的指标之一。

OSAHS 的病理生理过程涉及多种疾病状态，比如心血管疾病、肥胖、糖脂代谢紊乱等，这些疾病的发生发展还存在共同通路。因为这些状态之间存在复杂的交互关系，要提出特异性与敏感性俱佳的生物学标志物绝非易事，目前的研究显示"理想的 OSAHS 生物学标志物"尚不存在。而且，对已知的"候选标志物"，大部分仅为相关性研究，缺乏对量效关系、治疗反应性的研究。OSAHS 的发展进程是多系统、多机制的，在低氧负荷、交感神经兴奋、氧化应激等一系列通路中势必还潜藏着更加"理想"的生化指标，仍需要进行更多的探索性研究。

参考文献

[1] 许庚. 耳鼻咽喉科疾病临床诊断与治疗方案［M］. 北京：科学技术文献出版社，2010.

[2] 孔维佳. 耳鼻咽喉头颈外科学［M］. 北京：人民卫生出版社，2010.

[3] 王玉明，卫俊英，单瑞英，等. 五官科常见疾病诊疗与护理［M］. 上海：第二军医大学出版社，2010.

[4] 迟放鲁. 耳鼻咽喉头颈外科临床技能［M］. 北京：人民军医出版社，2011.

[5] 刘大新. 中医临床诊疗指南释义耳鼻咽喉疾病分册［M］. 北京：中国中医药出版社，2015.

[6] 许庚，王跃建. 耳鼻喉科临床解剖学［M］. 济南：山东科学技术出版社，2010.

[7] 农辉图. 耳鼻咽喉头颈外科学实用教程［M］. 北京：人民卫生出版社，2011.

[8] 纪宏志. 实用耳鼻咽喉疾病诊疗学［M］. 北京/西安：世界图书出版公司，2013.

[9] 王永钦. 中医耳鼻咽喉口腔科学［M］. 北京：人民卫生出版社，2010.

[10] 王启华. 实用耳鼻咽喉头颈外科解剖学［M］. 北京：人民卫生出版社，2010.

[11] 李凡成，蔺新春. 实用眼耳鼻咽喉口腔科手册［M］. 长沙：湖南科学技术出版社，2010.

[12] 方天海. 五官科学［M］. 西安：第四军医大学出版社，2014.

[13] 张亚梅. 实用小儿耳鼻咽喉科学［M］. 北京：人民卫生出版社，2011.

[14] 张庆丰，佘翠平，周成勇. 耳鼻咽喉等离子手术学［M］. 北京：人民卫生出版社，2014.

[15] 王亮. 实用耳鼻咽喉头颈外科急诊学［M］. 郑州：郑州大学出版社，2016.

[16] 王家伟. 眼科耳鼻咽喉头颈外科用药咨询标准化手册［M］. 北京：人民卫生出版社，2016.

[17] 何清湖，周慎. 中西医临床用药手册耳鼻咽喉口腔科分册［M］. 长沙：湖南科学技术出版社，2010.

[18] 田理，张燕平. 中西医临床耳鼻咽喉科学［M］. 北京：中国医药科技出版社，2012.

[19] 任基浩，殷团芳. 简明耳鼻咽喉头颈外科手术图解［M］. 长沙：湖南科学技术出版社，2010.

[20] 华清泉，许昱，屈季宁，等. 耳鼻咽喉－头颈外科急诊诊断与处理［M］. 北京：人民军医出版社，2014.

[21] 李仲智. 眼耳鼻喉口腔皮肤科诊疗常规［M］. 北京：人民卫生出版社，2010.

[22] 杨仕明. 耳鼻咽喉科诊疗常规［M］. 北京：中国医药科技出版社，2012.

[23] 杨桦，黄德亮. 实用耳鼻咽喉头颈外科临床治疗学［M］. 郑州：郑州大学出版社，2012.

[24] 肖国士，潘开明. 耳鼻咽喉病集锦［M］. 北京：人民军医出版社，2014.

[25] 郭裕，王丽华. 常见眼耳鼻咽喉科中成药手册［M］. 北京：科学出版社，2016.